1カ月で身につく！

ひとりで学ぶ
大腸内視鏡挿入法

身近な素材で練習できる、スコープ挿入上達のポイント

仲道孝次

羊土社
YODOSHA

謹告

　本書に記載されている診断法・治療法に関しては，発行時点における最新の情報に基づき，正確を期するよう，著者ならびに出版社はそれぞれ最善の努力を払っております．しかし，医学，医療の進歩により，記載された内容が正確かつ完全ではなくなる場合もございます．

　したがって，実際の診断法・治療法で，熟知していない，あるいは汎用されていない新薬をはじめとする医薬品の使用，検査の実施および判読にあたっては，まず医薬品添付文書や機器および試薬の説明書で確認され，また診療技術に関しては十分考慮されたうえで，常に細心の注意を払われるようお願いいたします．

　本書記載の診断法・治療法・医薬品・検査法・疾患への適応などが，その後の医学研究ならびに医療の進歩により本書発行後に変更された場合，その診断法・治療法・医薬品・検査法・疾患への適応などによる不測の事故に対して，著者ならびに出版社はその責を負いかねますのでご了承ください．

推薦の言葉

　私が大学を卒業した1980年当時，大腸内視鏡検査は越え難いベルリンの壁のように消化器内視鏡医の眼前にそびえ立っていた．そして，その様は今もあまり変わっていない．このように30年以上もの長い間，大腸内視鏡検査が難しい検査としてあり続けてきたのは，レッスン法をマンツーマン法（大腸内視鏡検査を行っている最中に直接指導する方法）に頼りすぎていたことに原因があったと考えている．というのも，マンツーマン法には「直接指導できる」という大きなメリットがある反面，「場所や研修人数に制限がある」だけでなく「指導医が間違っていると修正できない」という致命的な問題点があるからである．そこで，私が2000年7月に発足させた「二木会（にきかい，http://home.att.ne.jp /kiwi/nikikai/index.html）」という大腸内視鏡挿入法の勉強会では，ビデオカンファレンス法（スコープ挿入中のモニター画面を録画したビデオをもとに多くの指導医と研修医が一堂に会して挿入法を勉強する方法）によるレッスンを積極的に行っている．そして，この二木会の中心メンバーの1人が仲道先生である．

　ところで，私と仲道先生との出会いは，2000年10月に神戸で開催されたJDDWで私が大腸内視鏡挿入法について発表した際にフロアから仲道先生が質問したときに遡るが，当時から仲道先生は他の先生方とは異なった独特な感性で大腸内視鏡挿入理論を構築していた．ただ，仲道先生の大腸内視鏡挿入理論はやや難解で，二木会会員をして"仲道ワールド"と言わしむるほどのものであるが，仲道先生の挿入理論の正しさは仲道先生の指導を受けた研修医が驚異的な速さで上達することで充分に証明されている．本書はこの"仲道ワールド"をインターネット上に公開した「NACKの大腸内視鏡講座」が源となっているが，書中には仲道先生特有の表現や模式図を使った解説とともに高価なコロンモデルの代わりに紙コップやペットボトルを使ったユニークなトレーニング法がふんだんに掲載されている．そのため，本書をみて「これで大腸内視鏡挿入技術が本当に上手くなるのか？」との疑いをもつ方もいると思うが，この突飛な内容こそが"仲道ワールド"の真髄である．最初はわかりにくいと思うが，じっくりと読み込んでいくうちにいつの間にか"仲道ワールド"への門が開き，大腸内視鏡挿入法マスターへの近道を歩み始めることができるようになるのである．

　本書は，これから大腸内視鏡検査を始めようとする初心者の先生から大腸内視鏡挿入法の習得に悩んでいる初級者・中級者の先生，そして研修医を教える機会のある上級者の先生を含めたすべてのコロノスコピスト必携の書であると，私が自信をもって推薦出来る一冊である．

2011年7月吉日

松島病院大腸肛門病センター 松島クリニック
鈴木康元

序

　「ブログのおかげで，ブレイクスルーできました」
　「毎日，感謝，感激，感嘆，感動してみています．お体にはくれぐれもお気をつけて連載を続けてください」
　「目から鱗が何枚も落ちたような気がしました」
　「簡単なドリルですが，これを生み出すまでに費やした先生の努力を思うと涙が出てきます」
　これらは1年間連載を続けた私のブログ「NACKの大腸内視鏡講座」にいただいた読者からのコメントです．このブログは大腸内視鏡の効率的な習得法を追求するもので，超初心者でも理解できるように，日頃は説明されない基本的な内容を主に解説しています．ブログの記事に対していただいたコメントは，いずれも私の宝物になっています．
　本書はこのブログの記事から特に初心者にとって重要な内容を精選し，新たに多くの説明や図解を加えてまとめたものです．
　本書の特徴は2つあると考えています．すなわち厳選された動画と自作のセルフトレーニングです．今回出版にあたり，ブログに掲載した約550本のビデオのうち，特に好評であった104本をDVDに収めています．ご紹介するセルフトレーニングは，すべて研修医が飛躍的に成長した実績のあるトレーニングばかりです．大腸内視鏡検査では習得すべき独特な感覚があります．言葉で言い表しにくいこの感覚を日常のありふれた感覚に置き換えることにより，挿入手技をより早く習得してもらえると考えています．ブログではコロンモデルなども使っていますが，そのような教材がない施設が多いために，身近なものでトレーニングできるように工夫しました．
　優秀な指導医のいる施設は限られています．また，優秀な指導医がいたとしても，その多くは自分自身もどうしてうまくなったかわかっていないようです．上達する過程で，どんなテクニックを身につけたのか自覚がないのです．そのため，「自分と同じように上達するには自分が経験した件数を体験するしかない」と研修医に指導する方も多いようです．こうした点から，研修に要する時間は今も昔もほとんど短縮できていないのが現状です．
　私は多くの研修医を指導していくなかで，必ずぶち当たる壁をいくつも見つけ出しました．そして，私と研修医の操作を1つ1つ比較することにより，その壁を克服するテクニックの抽出に成功しました．それを効率的に習得可能なセルフトレーニングとしてまとめたのです．
　この本のトレーニングを着実に行えば，上級者が数年かけて身につけるテクニックをひとりでごく短期間（平均1カ月程度）で習得することができます．
　当面の目標は，挿入率90％・平均挿入時間10分です．
　さあ，一緒にがんばりましょう．

2011年7月吉日

仲道孝次

1カ月で身につく！ひとりで学ぶ大腸内視鏡挿入法

身近な素材で練習できる、スコープ挿入上達のポイント

CONTENTS

推薦の言葉 ……………………………………………………………………………… 鈴木康元
序 ………………………………………………………………………………………… 仲道孝次
DVDのメニューと内容 ……………………………………………………………………… 13
【付録①】 セルフトレーニング用イラスト一覧 ……………………………………………… 16
【付録②】 全大腸内視鏡検査に必要な解剖の知識 …………………………………………… 18

第1章 ◆ はじめに

§1 軸保持短縮法とループ形成解除法
A．それぞれの挿入法の特徴と違い ………………………………………………………… 20

§2 最もシンプルなパターンの挿入法
A．直腸から盲腸までの挿入イメージ ……………………………………………………… 24
B．スコープ画面のイメージ ………………………………………………………………… 26

第2章 ◆ わかりやすい軸保持短縮法

§1 ホバリング
A．ホバリングとは ……………………………………………………………………………… 30
B．ホバリング操作の実際 ……………………………………………………………………… 33
　　Self-Training 01 アングルがかかっていないターン操作を身につけるトレーニング
　　　　　　　　　　　（ホバリングの準備運動）………………………………………… 37

CONTENTS

| | Self-Training | 02 | アップアングルをかけてターンするトレーニング（ホバリング） | 39 |

§2 スコープの構え方
A．構えのポイント …… 41
　　Self-Training 03　右ターンをスムーズに行うトレーニング …… 45

§3 スコープコントロール
A．操作部の握り方 …… 47
B．アングル操作 …… 49
　　Self-Training 04　上下，左右アングルの基本を身につけるトレーニング① …… 52
　　　　　　　　 05　上下，左右アングルの基本を身につけるトレーニング②
　　　　　　　　　　（長方形の外周を1周する） …… 54
C．ターン操作 …… 57
　　Self-Training 06　ボールペンを使った120°ターンのトレーニング …… 60
　　　　　　　　 07　アングル操作とターン操作を組み合わせたトレーニング …… 62

§4 間合いのとり方
A．腸管の粘膜に対する間合い …… 64
　　Self-Training 08　ターン操作とアップアングルで直線上を移動するトレーニング …… 69
　　　　　　　　 09　ターン操作とアップアングルでV字状に移動するトレーニング …… 72
　　　　　　　　 10　ターン操作とアップアングルで曲面を移動するトレーニング …… 74
B．屈曲を利用した挿入での間合い …… 77
　　Self-Training 11　スコープが「抜けそうで抜けない」感覚を身につけるトレーニング
　　　　　　　　　　（ヘアゴムを使って） …… 80
　　　　　　　　 12　スコープの押し引きの感覚をつかむトレーニング（右手と左手を使って） …… 83

§5 屈曲を越えるテクニック
A．アップアングルを使って12時方向の屈曲へ挿入 …… 85
　　Self-Training 13　アップアングルで12時方向の屈曲へ挿入するトレーニング …… 87
B．フッキングザフォールド …… 89
　　Self-Training 14　フッキングザフォールドの間合いをつかむトレーニング …… 92
　　　　　　　　 15　フッキングザフォールドの基本動作を身につけるトレーニング …… 95
C．左ターンでの挿入 …… 97
　　Self-Training 16　スコープを引きながら左ターンするトレーニング …… 99
　　　　　　　　 17　左ターンでの挿入を身につけるトレーニング（挿入が簡単な腸管） …… 101
　　　　　　　　 18　左ターンでの挿入を身につけるトレーニング（挿入がやや困難な腸管） …… 103
　　　　　　　　 19　左ターンでの挿入を身につけるトレーニング（挿入がかなり困難な腸管） …… 105

§6 管腔を見失わずに挿入するコツ
A．3つの粘膜との間合い …………………………………………………… 109
Self-Training 20 管腔を見失わずに挿入するためのトレーニング
（トライアングルを使って） ……………………………………… 112

§7 屈曲をスムーズに越えるコツ① スラロームテクニック
A．スラロームテクニック …………………………………………………… 117
Self-Training 21 スラロームテクニックのトレーニング（スキー板のイラストを使って） ……… 119

§8 屈曲をスムーズに越えるコツ② 2時方向に整える
A．座標平面を利用して ……………………………………………………… 122
Self-Training 22 2時方向の屈曲を第1象限に整えるトレーニング（座標平面を使って） ……… 125
B．座標平面とホバリングの融合テクニック ……………………………… 127
Self-Training 23 さまざまな屈曲を第1象限の2時方向に整えるトレーニング
（座標平面とホバリングを使って） ……………………………… 129
Self-Training 24 術者の視点を変えるトレーニング（2枚の白い紙を利用して） ……… 131
C．最小のライトターンショートニング …………………………………… 132
Self-Training 25 画面中央上方にある2時方向の屈曲を越えるトレーニング ……… 135

§9 軸保持短縮法によるTCS
A．直腸から脾彎曲までの挿入 ……………………………………………… 137
B．脾彎曲から肝彎曲までの挿入 …………………………………………… 140
C．上行結腸への挿入 ………………………………………………………… 144

第3章 ◆ 軸保持短縮法ができないときの挿入法

§1 困難例に対する効率的なアプローチ
A．軸保持短縮法で挿入できない理由 ……………………………………… 148
B．土管がみえたときの対処法 ……………………………………………… 151
C．困難例に対するアプローチの優先順位 ………………………………… 154

§2 体位変換
A．長い腸管での体位変換 …………………………………………………… 156
B．右側臥位の利点 …………………………………………………………… 158

CONTENTS

§3　ループ解除のテクニック
- A．ライトターンショートニング …… 160
  - Self-Training 26　Nループ解除のトレーニング …… 164
  - 27　αループ解除のトレーニング …… 166
  - 28　γループ解除のトレーニング …… 168
  - 29　SDJ付近での短縮操作を身につけるトレーニング …… 171

§4　閉じた屈曲への挿入
- A．閉じた屈曲への挿入 …… 174
  - Self-Training 30　閉じた屈曲に挿入する際のスコープコントロールを身につけるトレーニング …… 176

§5　短縮できないS-topからSDJまでの挿入
- A．S-topで10時半方向への挿入 …… 178
- B．S状結腸後半の挿入 …… 180
  - Self-Training 31　10時半方向への挿入とホバリングのトレーニング …… 182

§6　2時方向以外の屈曲に挿入するテクニック
- A．4時半方向の屈曲への挿入法 …… 183
  - Self-Training 32　4時半方向の屈曲を12時方向にもってくるトレーニング（膿盆を使って）…… 186
  - 33　4時半方向の屈曲を12時方向にもってくるトレーニング（紙コップを使って）…… 189
- B．12時方向の屈曲への挿入法 …… 191
  - Self-Training 34　12時方向の屈曲に挿入するトレーニング …… 193

§7　土管短縮後の挿入テクニック
- A．2時方向以外への挿入の組み立て …… 195

§8　屈曲の向きを自在に変えるテクニック
- A．やじろべいのテクニック …… 199
  - Self-Training 35　やじろべいのテクニックで屈曲の向きを変えるトレーニング …… 202

第4章◆押さえておくべきループ形成解除法

§1　RSを右ターンで挿入する
- A．RSの走行を理解する …… 206
- B．肛門からRSまでの挿入 …… 208
  - Self-Training 36　RSを右ターンで挿入するイメージトレーニング …… 210

C．RSの右ターンで意識する屈曲……………………………………………… 213
　　　　　Self-Training 37　RLRとLRの挿入トレーニング（紙コップを使って）……………… 215
　　　　　　　　　　　 38　RLRとLRの挿入トレーニング（屈曲のイラストを使って）…… 219
　　　D．水を利用して屈曲の向きを確認 …………………………………………… 223

§2　S状結腸から脾彎曲までの挿入
　　　A．軽い右ターンで挿入する …………………………………………………… 226

§3　脾彎曲から盲腸までの挿入
　　　A．脾彎曲を12時方向に挿入 …………………………………………………… 228
　　　B．左横行結腸を2時方向へ挿入 ……………………………………………… 230
　　　C．横行結腸中部から肝彎曲への挿入 ………………………………………… 232
　　　D．上行結腸から盲腸へ ………………………………………………………… 234

　あとがき ………………………………………………………………………………… 235
　索　引 …………………………………………………………………………………… 237

Self-Training List

01	アングルがかかっていないターン操作を身につけるトレーニング（ホバリングの準備運動）	37
02	アップアングルをかけてターンするトレーニング（ホバリング）	39
03	右ターンをスムーズに行うトレーニング	45
04	上下，左右アングルの基本を身につけるトレーニング①	52
05	上下，左右アングルの基本を身につけるトレーニング②（長方形の外周を1周する）	54
06	ボールペンを使った120°ターンのトレーニング	60
07	アングル操作とターン操作を組み合わせたトレーニング	62
08	ターン操作とアップアングルで直線上を移動するトレーニング	69
09	ターン操作とアップアングルでV字状に移動するトレーニング	72

CONTENTS

10	ターン操作とアップアングルで曲面を移動するトレーニング	74
11	スコープが「抜けそうで抜けない」感覚を身につけるトレーニング（ヘアゴムを使って）	80
12	スコープの押し引きの感覚をつかむトレーニング（右手と左手を使って）	83
13	アップアングルで12時方向の屈曲へ挿入するトレーニング	87
14	フッキングザフォールドの間合いをつかむトレーニング	92
15	フッキングザフォールドの基本動作を身につけるトレーニング	95
16	スコープを引きながら左ターンするトレーニング	99
17	左ターンでの挿入を身につけるトレーニング（挿入が簡単な腸管）	101
18	左ターンでの挿入を身につけるトレーニング（挿入がやや困難な腸管）	103
19	左ターンでの挿入を身につけるトレーニング（挿入がかなり困難な腸管）	105
20	管腔を見失わずに挿入するためのトレーニング（トライアングルを使って）	112
21	スラロームテクニックのトレーニング（スキー板のイラストを使って）	119
22	2時方向の屈曲を第1象限に整えるトレーニング（座標平面を使って）	125
23	さまざまな屈曲を第1象限の2時方向に整えるトレーニング（座標平面とホバリングを使って）	129
24	術者の視点を変えるトレーニング（2枚の白い紙を利用して）	131
25	画面中央上方にある2時方向の屈曲を越えるトレーニング	135
26	Nループ解除のトレーニング	164
27	αループ解除のトレーニング	166
28	γループ解除のトレーニング	168
29	SDJ付近での短縮操作を身につけるトレーニング	171
30	閉じた屈曲に挿入する際のスコープコントロールを身につけるトレーニング	176
31	10時半方向への挿入とホバリングのトレーニング	182
32	4時半方向の屈曲を12時方向にもってくるトレーニング（膿盆を使って）	186
33	4時半方向の屈曲を12時方向にもってくるトレーニング（紙コップを使って）	189
34	12時方向の屈曲に挿入するトレーニング	193
35	やじろべいのテクニックで屈曲の向きを変えるトレーニング	202
36	RSを右ターンで挿入するイメージトレーニング	210
37	RLRとLRの挿入トレーニング（紙コップを使って）	215
38	RLRとLRの挿入トレーニング（屈曲のイラストを使って）	219

❖ 本書の学習の流れ ❖

> **第1章**：直腸から盲腸までの基本的な挿入イメージを理解する
> **第2章**：軸保持短縮法の必須テクニックを身につける
> **第3章**：軸保持短縮法ができない場合の対処法を身につける
> **第4章**：ループ形成解除法の基本的な挿入法を理解する

　本書では軸保持短縮法とループ形成解除法という2つの代表的な挿入法のテクニックを学んでいきます．実際の検査ではまず軸保持短縮法で挿入していき，軸保持短縮法のテクニックで挿入困難になったら，迷わずにループ形成解除法のテクニックに切り換えるという戦略です．

　最初は軸保持短縮法での挿入にこだわらず，ループ形成解除法を併用して挿入の成功率を上げ，それから徐々に軸保持可能な症例の頻度を増やしていくのが早期上達のポイントです．

DVDのメニューと内容

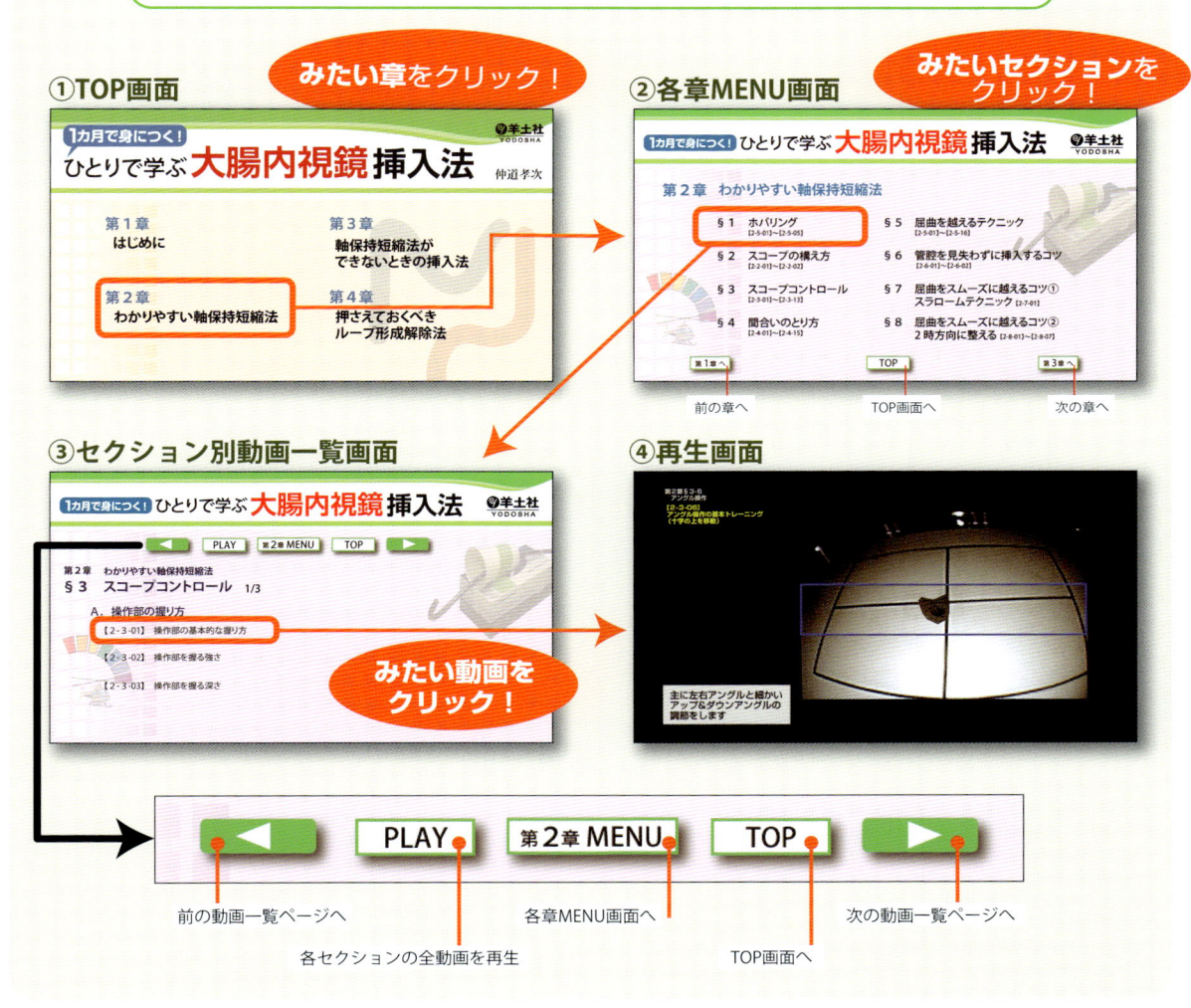

①TOP画面
みたい章をクリック！

②各章MENU画面
みたいセクションをクリック！

前の章へ　　TOP画面へ　　次の章へ

③セクション別動画一覧画面

④再生画面

みたい動画をクリック！

前の動画一覧ページへ　　各章MENU画面へ　　次の動画一覧ページへ
　　　各セクションの全動画を再生　　TOP画面へ

● 収録内容

第1章◆はじめに

§2　最もシンプルなパターンの挿入法

B．スコープ画面のイメージ

【1-2-01】軸保持短縮法によるTCS ———— 28

第2章◆わかりやすい軸保持短縮法

§1　ホバリング

A．ホバリングとは

【2-1-01】ホバリングなしで右ターン ———— 30
【2-1-02】ホバリングありで右ターン ———— 30

B．ホバリング操作の実際

【2-1-03】ホバリングの全体イメージ ———— 33
【2-1-04】アングルなしでのターン操作のトレーニング ———— 37
【2-1-05】アングルをかけたターン操作のトレーニング ———— 39

§2　スコープの構え方

A．構えのポイント

【2-2-01】右手の持ち方（高さと位置）———— 41
【2-2-02】720°右ターンするトレーニング ———— 45

§3　スコープコントロール

A．操作部の握り方
- 【2-3-01】操作部の基本的な握り方 — 47
- 【2-3-02】操作部を握る強さ — 47
- 【2-3-03】操作部を握る深さ — 48

B．アングル操作
- 【2-3-04】左手親指1本での操作 — 49
- 【2-3-05】左手親指と中指で操作 — 50
- 【2-3-06】アングル操作の基本トレーニング（十字の上を移動）— 52
- 【2-3-07】アングル操作の基本トレーニング（長方形の外周を移動）— 54
- 【2-3-08】アングル操作の基本トレーニング（手元の操作）— 54

C．ターン操作
- 【2-3-09】①−60°〜60°の右ターン　②（−60°〜0°）×2回の右ターン — 57
- 【2-3-10】−120°〜0°の右ターンのトレーニング — 60
- 【2-3-11】（−60°〜0°）×2回の右ターンのトレーニング — 60
- 【2-3-12】アングル操作とターン操作を組み合わせたトレーニング（半円の上を移動）— 62
- 【2-3-13】アングル操作とターン操作を組み合わせたトレーニング（長方形と十字の上を移動）— 62

§4　間合いのとり方

A．腸管の粘膜に対する間合い
- 【2-4-01】透明フードを装着して挿入 — 65
- 【2-4-02】透明フードを装着して挿入（スコープ画面）— 65
- 【2-4-03】ターン操作とアップアングルで直線上を移動 — 69
- 【2-4-04】ターン操作とアップアングルで直線上を移動（スコープ画面）— 69
- 【2-4-05】ターン操作とアップアングルでV字上を移動 — 72
- 【2-4-06】ターン操作とアップアングルで膿盆の凸面を移動 — 74
- 【2-4-07】ターン操作とアップアングルで膿盆の凹面を移動 — 74
- 【2-4-08】ターン操作とアップアングルで膿盆の凹面を移動（スコープ画面）— 74
- 【2-4-09】実際のTCSでのイメージ — 74

B．屈曲を利用した挿入での間合い
- 【2-4-10】屈曲に対する間合いのとり方（紙の筒を使って）— 77
- 【2-4-11】屈曲に対する間合いのとり方（アップアングル）— 78
- 【2-4-12】屈曲を利用した挿入のトレーニング（ヘアゴムを使って）— 80
- 【2-4-13】右手と左手を使ってイメージトレーニング（スコープの押し引き）— 83
- 【2-4-14】右手と左手を使ってイメージトレーニング（協調運動）— 83
- 【2-4-15】右手と左手を使ってイメージトレーニング（屈曲を越える）— 83

§5　屈曲を越えるテクニック

A．アップアングルを使って12時方向の屈曲へ挿入
- 【2-5-01】アップアングルで挿入するトレーニング（動かない棒を使って）— 87

B．フッキングザフォールド
- 【2-5-02】フッキングザフォールドの解説（マウスピースを使って）— 90
- 【2-5-03】フッキングザフォールドの解説（マウスピースを使って・スコープ画面）— 90
- 【2-5-04】フッキングザフォールドの解説（透明フードを装着）— 90
- 【2-5-05】間合いのトレーニング — 92
- 【2-5-06】間合いのトレーニング（スコープ画面）— 92
- 【2-5-07】基本動作のトレーニング — 95
- 【2-5-08】基本動作のトレーニング（スコープ画面）— 95

C．左ターンでの挿入
- 【2-5-09】スコープを引きながら左ターンする — 99
- 【2-5-10】スコープを引きながら左ターンする（スコープ画面）— 99
- 【2-5-11】左ターンで挿入するトレーニング（簡単な腸管）— 101
- 【2-5-12】左ターンで挿入するトレーニング（簡単な腸管・スコープ画面）— 101
- 【2-5-13】左ターンで挿入するトレーニング（挿入がやや困難な腸管）— 103
- 【2-5-14】左ターンで挿入するトレーニング（挿入がやや困難な腸管・スコープ画面）— 103
- 【2-5-15】左ターンで挿入するトレーニング（挿入がかなり困難な腸管）— 105
- 【2-5-16】左ターンで挿入するトレーニング（挿入がかなり困難な腸管・スコープ画面）— 105

§6　管腔を見失わずに挿入するコツ

A．3つの粘膜との間合い
- 【2-6-01】管腔を見失わずに挿入するトレーニング（トライアングルを使って）— 112
- 【2-6-02】上部消化管内視鏡検査への応用 — 112

§7　屈曲をスムーズに越えるコツ①　スラロームテクニック

A．スラロームテクニック
- 【2-7-01】スラロームテクニックのトレーニング（スキー板のイラストを使って）— 119

§8　屈曲をスムーズに越えるコツ②　2時方向に整える

A．座標平面を利用して
- 【2-8-01】2時の屈曲を第1象限に整えるトレーニング — 125
- 【2-8-02】2時の屈曲を第1象限に整えるトレーニング（スコープ画面）— 125

B．座標平面とホバリングの融合テクニック
- 【2-8-03】さまざまな屈曲を第1象限の2時に整えるトレーニング — 129
- 【2-8-04】術者の視点を変えるトレーニング（通常のスコープ画面）— 131
- 【2-8-05】術者の視点を変えるトレーニング（2枚の白い紙を使って）— 131

C．最小のライトターンショートニング
- 【2-8-06】画面中央の上方にある2時の屈曲を越えるトレーニング — 135
- 【2-8-07】画面中央の上方にある2時の屈曲を越えるトレーニング（スコープ画面）— 135

第3章 ◆ 軸保持短縮法ができないときの挿入法

§1 困難例に対する効率的なアプローチ

A. 軸保持短縮法で挿入できない理由
【3-1-01】軸保持短縮法ができにくい症例のパターン化 ── 150

B. 土管がみえたときの対処法
【3-1-02】スコープを進めながらホバリング ── 152
【3-1-03】その場でホバリング ── 152

§2 体位変換

A. 長い腸管での体位変換
【3-2-01】右側臥位を使った挿入 ── 156

§3 ループ解除のテクニック

A. ライトターンショートニング
【3-3-01】Nループ解除のトレーニング ── 164
【3-3-02】αループ解除のトレーニング ── 166
【3-3-03】γループ解除のトレーニング ── 168
【3-3-04】スコープを約10cm引きながらホバリング ── 171

§4 閉じた屈曲への挿入

A. 閉じた屈曲への挿入
【3-4-01】閉じた屈曲のイメージ（虹のイラストを使って）── 176
【3-4-02】閉じた屈曲のイメージ
（虹のイラストを使って・スコープ画面）── 176
【3-4-03】閉じた屈曲の挿入（虹のイラストを使って）── 176
【3-4-04】閉じた屈曲の挿入
（虹のイラストを使って・スコープ画面）── 176
【3-4-05】閉じた屈曲の挿入（実際のTCS）── 176

§5 短縮できないS-topからSDJまでの挿入

A. S-topで10時半方向への挿入
【3-5-01】10時半方向への挿入テクニック ── 178

【3-5-02】10時半方向への挿入テクニック（スコープ画面）── 178

B. S状結腸後半の挿入
【3-5-03】右トルクで管腔の左上を挿入する ── 180
【3-5-04】10時半方向への挿入とホバリングのトレーニング 182
【3-5-05】10時半方向への挿入とホバリングのトレーニング
（スコープ画面）── 182

§6 2時方向以外の屈曲に挿入するテクニック

A. 4時半方向の屈曲への挿入法
【3-6-01】4時半の屈曲を12時にもってくるトレーニング
（膿盆を使って）── 186
【3-6-02】4時半の屈曲を12時にもってくるトレーニング
（膿盆を使って・別アングル）── 186
【3-6-03】4時半の屈曲を12時にもってくるトレーニング
（膿盆を使って・スコープ画面）── 186
【3-6-04】4時半の屈曲を12時にもってくるトレーニング
（紙コップを使って）── 189

B. 12時方向の屈曲への挿入法
【3-6-05】スライドバイザムコーザテクニック ── 191
【3-6-06】12時の屈曲に挿入するトレーニング ── 193

§7 土管短縮後の挿入テクニック

A. 2時方向以外への挿入の組み立て
【3-7-01】10時半と4時半の屈曲に挿入（スコープ画面）── 195
【3-7-02】10時半と4時半の屈曲に挿入（スコープ操作部）── 195
【3-7-03】1時半と7時半の屈曲に挿入（スコープ画面）── 197
【3-7-04】1時半と7時半の屈曲に挿入（スコープ操作部）── 197

§8 屈曲の向きを自在に変えるテクニック

A. やじろべいのテクニック
【3-8-01】屈曲の向きを変えるトレーニング ── 202
【3-8-02】屈曲の向きを変えるトレーニング（スコープ画面）── 202

第4章 ◆ 押さえておくべきループ形成解除法

§1 RSを右ターンで挿入する

B. 肛門からRSまでの挿入
【4-1-01】RSを右ターンで挿入するトレーニング ── 210
【4-1-02】RSを右ターンで挿入するトレーニング
（スコープ画面）── 210

C. RSの右ターンで意識する屈曲
【4-1-03】RLRで挿入するトレーニング（紙コップを使って）── 215
【4-1-04】RLRで挿入するトレーニング（紙コップを使って・
スコープ画面）── 215
【4-1-05】LRで挿入するトレーニング（紙コップを使って）── 215
【4-1-06】LRで挿入するトレーニング（紙コップを使って・
スコープ画面）── 215

【4-1-07】LRで挿入するトレーニング（屈曲イラストを使って）219
【4-1-08】LRで挿入するトレーニング（屈曲イラストを使って・
スコープ画面）── 219
【4-1-09】RLRで挿入するトレーニング
（屈曲イラストを使って）── 219
【4-1-10】RLRで挿入するトレーニング
（屈曲イラストを使って・スコープ画面）── 219

D. 水を利用して屈曲の向きを確認
【4-1-11】半分浸水法での挿入 ── 223

§2 S状結腸から脾彎曲までの挿入

A. 軽い右ターンで挿入する
【4-2-01】ループ形成解除法によるTCS ── 226

[付録①]
セルフトレーニング用イラスト一覧

本書で紹介している Self-Training で使用するイラストの一覧です．羊土社ホームページから画像をダウンロードできますので練習時にご使用ください．

http://www.yodosha.co.jp/med/book/9784758110440/

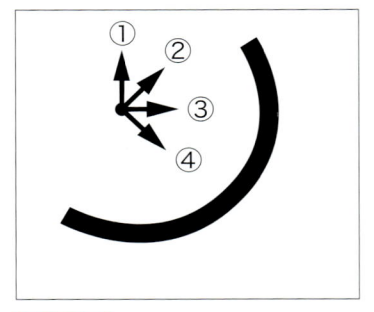

付録1 ホバリング用の座標
※大，中，小

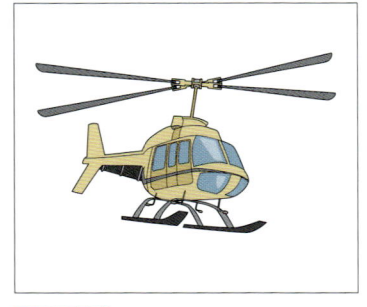

付録2 ヘリコプター

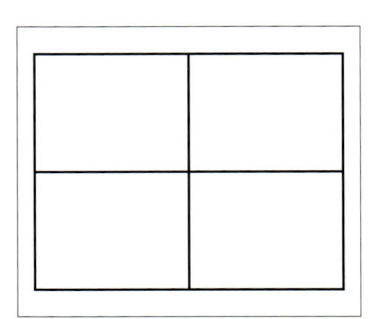

付録3 長方形と十字

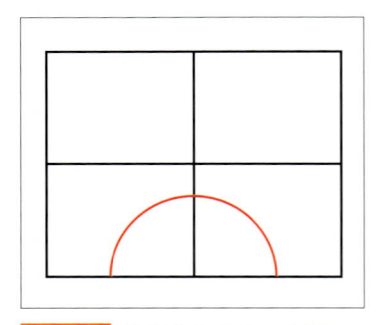

付録4 長方形と十字，半円

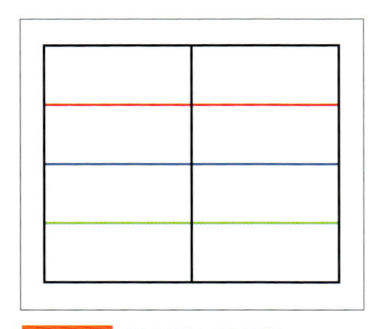

付録5 長方形と平行線

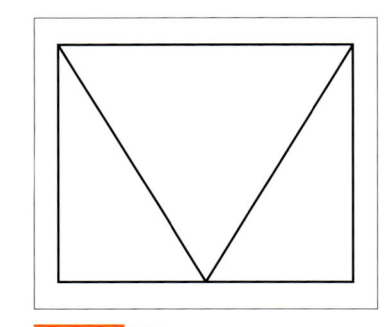

付録6 V字

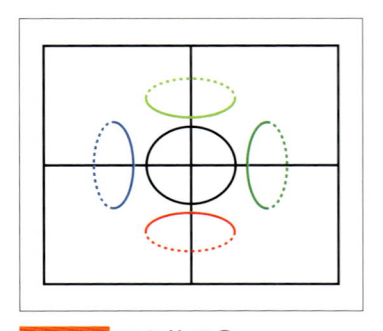

付録7 円と楕円①

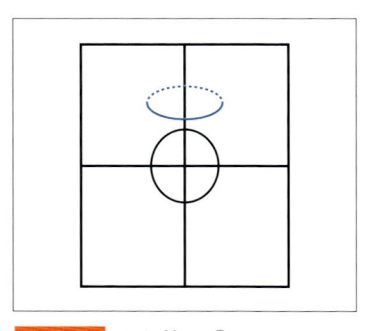

付録8 円と楕円②

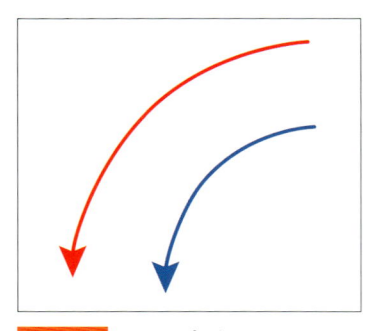

付録9 2つの矢印

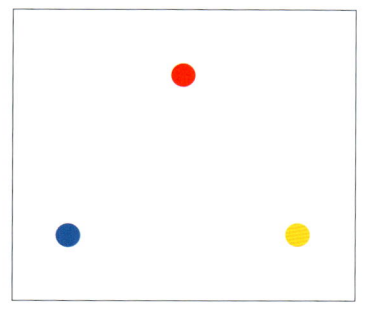

| 付録10 トライアングル | 付録11 スキー板 | 付録12 座標平面 |

| 付録13 座標平面とホバリング | 付録14 屈曲 | 付録15 ニコニコマーク
※大，小，画面用 |

| 付録16 長方形と虹 | 付録17 虹 | 付録18 矢印 |

| 付録19 RS挿入用のホバリング座標 | 付録20 RS挿入用の屈曲（RLR） | 付録21 RS挿入用の屈曲（LR） |

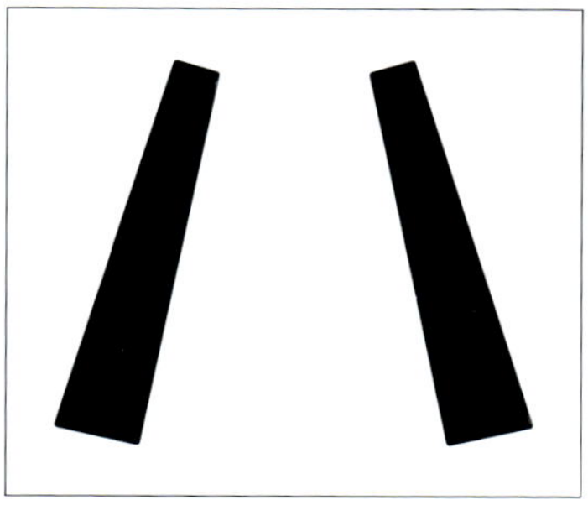

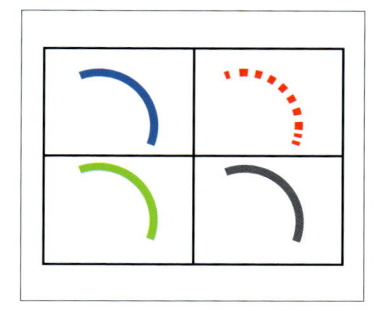

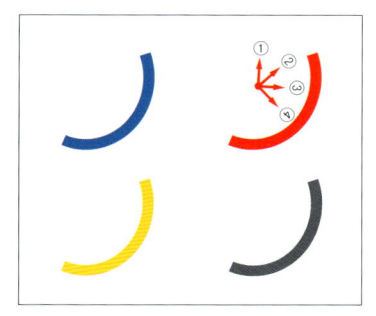

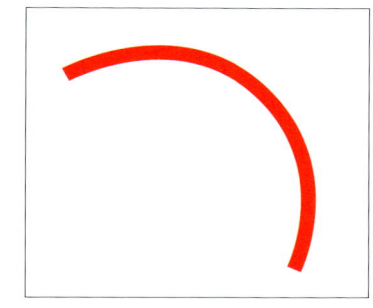

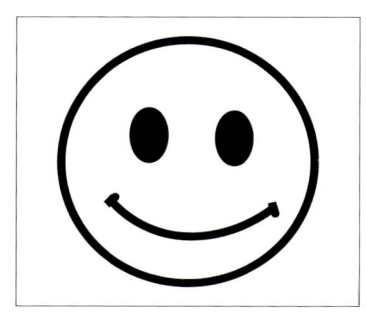

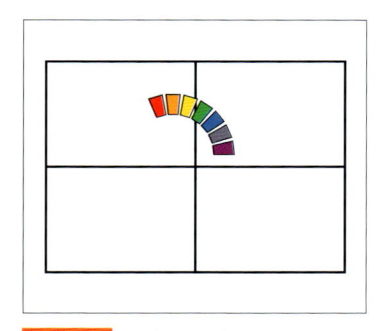

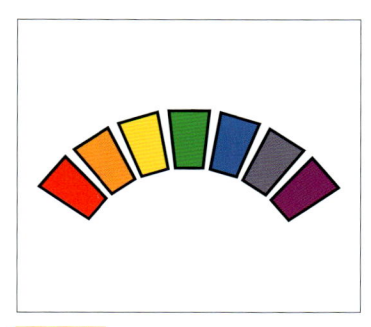

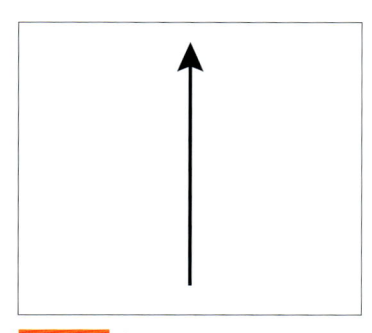

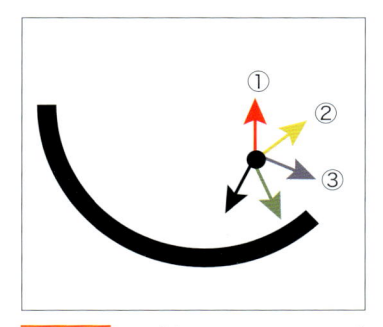

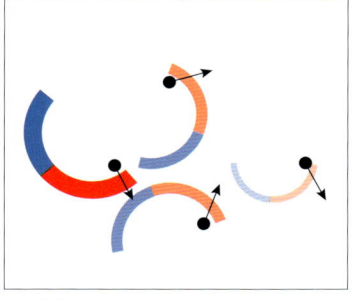

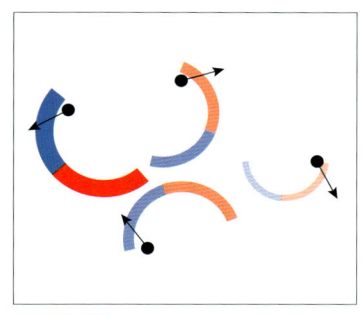

[付録②] 全大腸内視鏡検査に必要な解剖の知識

◆挿入中に目印となる部位は，前半は RS，(S-top)，(SDJ)，脾彎曲です．後半は，脾彎曲，横行結腸中部（MT），肝彎曲，盲腸です．

◆直腸に挿入して最初にみえてくる強い屈曲が RS の入り口です．S-top は S 状結腸の最上部，SDJ（SD-Junction）は S 状結腸と下行結腸の境界部です．S-top と SDJ は軸保持短縮法で挿入する場合はあまり意識せずに通過します．脾彎曲は前半の終了地点となります．MT は横行結腸の最下部です．肝彎曲は最後の関門となります．最後に，盲腸の開口部またはバウヒン弁を確認することが必要です．

◆大腸への挿入に際しては，固定腸管と可動腸管を認識し理解することが大切です．可動腸管から固定腸管への挿入が困難になりやすく，挿入の鍵になります．固定されている部分を利用して可動腸管を直線化して挿入します．固定腸管から可動腸管への挿入（直腸からS状結腸，脾彎曲から横行結腸）は操作をパターン化しやすく重要です．

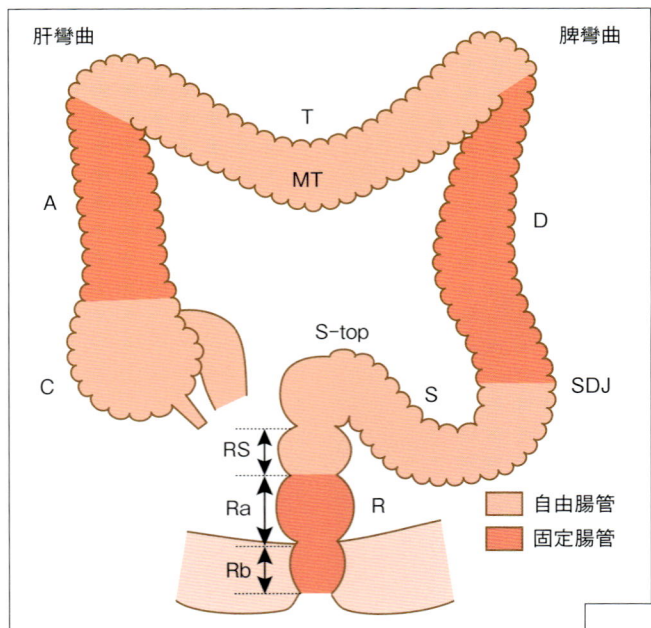

図1　大腸の解剖イメージ

C	盲腸
A	上行結腸
T	横行結腸
D	下行結腸
S	S状結腸
R	直腸
S-top	S状結腸の最上部
SDJ	S状結腸と下行結腸の境界部
MT	横行結腸中部（横行結腸の最下部）
RS	直腸S状部
Ra	上部直腸
Rb	下部直腸

図2　肛門～直腸の解剖
Rb（下部直腸）は仙骨に沿って背側に向かい，ほぼ中ヒューストン弁に一致する腹膜反転部から腹側に急激に彎曲しています．

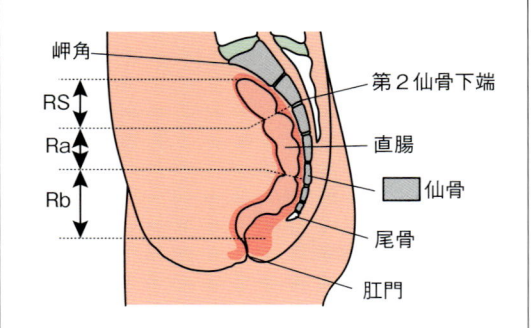

第1章

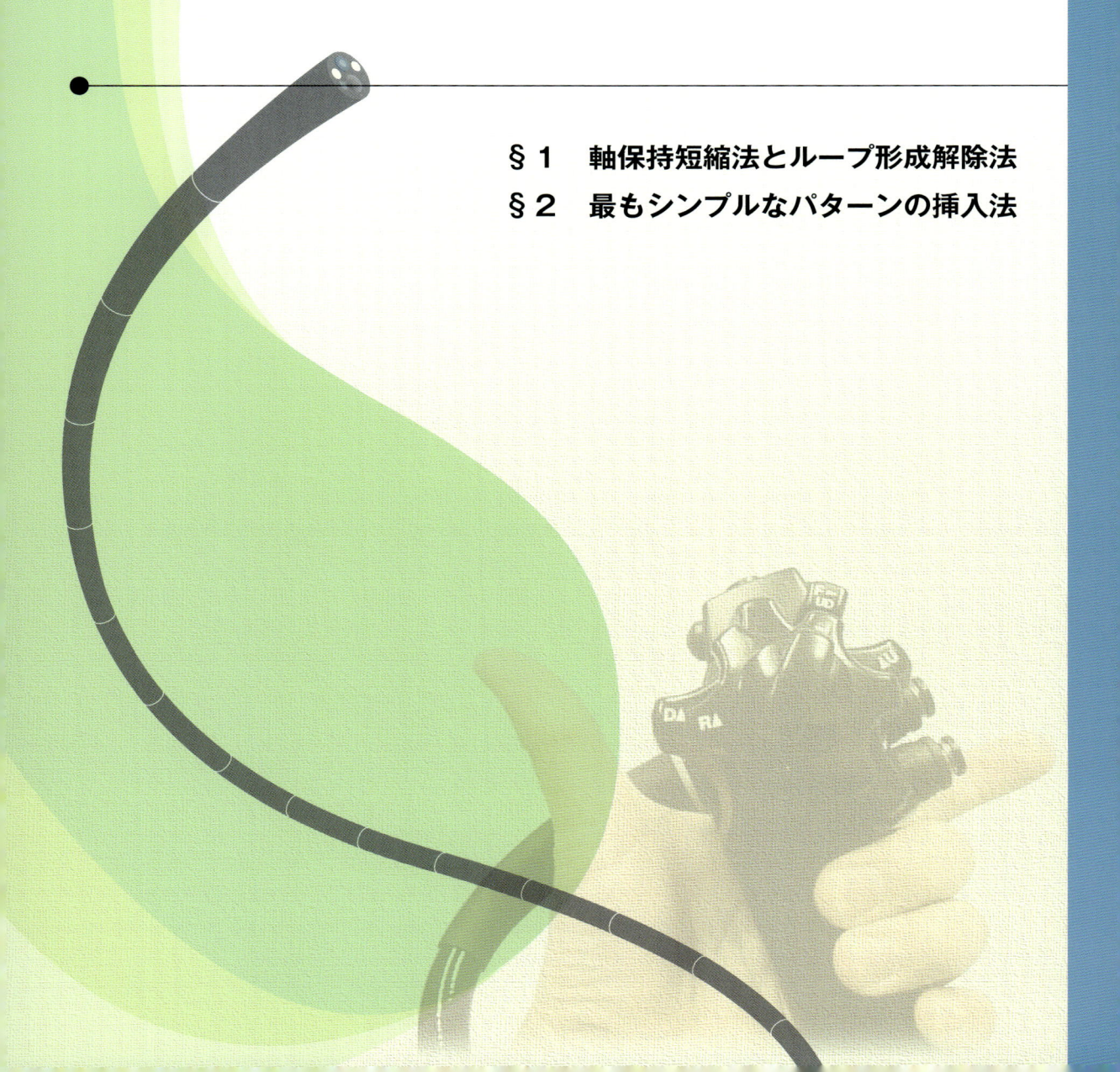

はじめに

§1 軸保持短縮法とループ形成解除法
§2 最もシンプルなパターンの挿入法

第1章 はじめに

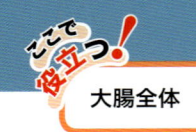

ここで役立つ！ 大腸全体

§1 軸保持短縮法とループ形成解除法

A．それぞれの挿入法の特徴と違い

全大腸内視鏡検査（TCS）のスコープ挿入法にはさまざまなものがありますが，最近では大きく2つの挿入法，すなわち軸保持短縮法とループ形成解除法が主流となっています．本書では両方の挿入テクニックを併用します．最初に，それぞれの挿入法の特徴と両者の違いについて説明したいと思います．

1 軸保持短縮法とループ形成解除法の違い

軸保持短縮法とは，S状結腸や横行結腸のフリーな腸管を最初から短縮し，内視鏡の軸を保ちながら最短距離を挿入する方法です．

一方，ループ形成解除法とは，短縮しながらの挿入が難しい腸管に対して，意図的にループを形成して挿入する方法です．この場合，後で容易に解除できるように，なるべく小さく規則性のあるループを形成します．自分に都合のいいループだけをつくり，解除できないループはつくりません．上級者のスコープ画面を参考にしながら，挿入法をパターン化できるのも特徴です．

軸保持短縮法は，まずスコープを引いて，その後に押します．ループ形成解除法は，まずスコープを押して，その後で引きます．引いて押すか，押して引くかです．つまり，鶏が先か，卵が先かというようなものであり，いくつかの点を除けば，実際の挿入手技にあまり大きな違いはありません．

1）手技の難易度

軸保持できる症例（比較的容易に挿入できる症例）は軸保持短縮法の方が習得は容易です．

しかし，腸管が長いなどの理由で軸保持できない例では，ループ形成解除法の方がパターン化されているので効率的に習得可能です．

2）患者の負担

軸保持できる症例では，軸保持短縮法の方が患者さんの負担度は軽いです．

ループ形成解除法では鎮痛剤の使用が望ましいことが多くなります．体位変換を併用すると，鎮痛剤の使用頻度は減少します．

3）初学者が学習する優先順位

まず，軸保持短縮法の習得を目指すのが大切と考えます．

しかし，軸保持短縮法のみで8～9割の挿入率を目指すよりは，軸保持短縮法で5～6割を挿入できるようになったら，ループ形成解除法のテクニックも習得します．短縮ができるかどうかの判断をより早く行い，できない場合はループ形成解除法に素直に移行することが早期上達の秘訣であると筆者は考えます．

● 第1章 はじめに §1 軸保持短縮法とループ形成解除法

> **memo 軸保持短縮法の限界**
> 軸保持短縮法の限界は，RSとSDJを結んだ線（軸）からどれだけS-topが離れているかで決まるのではないかと筆者は考えています．この距離がスコープヘッドの長さよりも長いと，少なくともS-topに到達するまではスコープを余分に進めないといけなくなります．そのため，軸を保持しながら挿入するのが難しくなってしまうのです．
> スコープヘッドの長い拡大内視鏡などの方が，軸保持短縮法を行うには有利です．経験的に軸保持短縮法で挿入できる頻度は，全症例の6割程度と考えます．

2 スコープ走行のイメージ

軸保持短縮法とループ形成解除法の違いをスコープ走行のイメージ図でみてみましょう．

1）軸保持短縮法

直腸は左ターンで挿入します．S-topからSDJは短縮して挿入します．

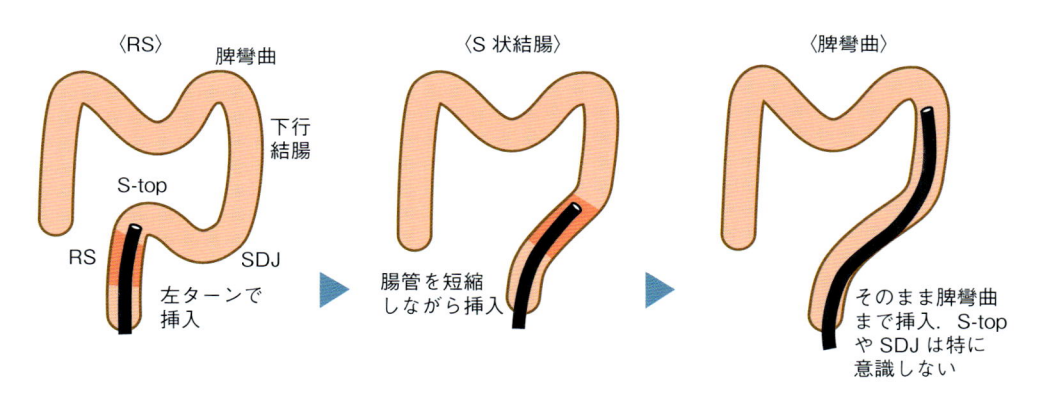

〈RS〉 脾彎曲 下行結腸 S-top RS SDJ
左ターンで挿入
▶ 〈S状結腸〉 腸管を短縮しながら挿入
▶ 〈脾彎曲〉 そのまま脾彎曲まで挿入．S-topやSDJは特に意識しない

2）ループ形成解除法

直腸は右ターンで挿入します．S-topからSDJは解除可能な範囲の自分に都合のいいループを形成して挿入します．

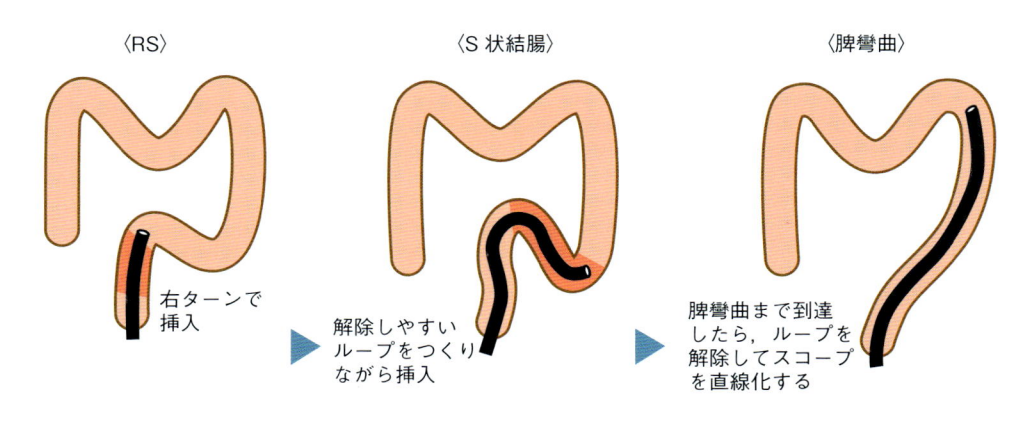

〈RS〉 右ターンで挿入
▶ 〈S状結腸〉 解除しやすいループをつくりながら挿入
▶ 〈脾彎曲〉 脾彎曲まで到達したら，ループを解除してスコープを直線化する

A．それぞれの挿入法の特徴と違い

3）軸保持短縮法とループ形成解除法の比較

　軸保持短縮法とループ形成解除法で異なるのは，直腸のターンの方向（左か右か）とS-topからSDJまでに軸保持できるか，できずにループを形成するかどうかの2点です．

　直腸を左ターンで挿入するのか，右ターンで挿入するのかの違いは，ほとんど習慣的なものです．いわゆる約束のようなもので，はっきりした理由はありません．仙骨に沿ってアップアングルをかけて挿入すると，最初にみえてくる強い屈曲は，画面の左側にみえます．自然に挿入すると，左ターンで挿入することになります．しかし，指導者が意識して右ターンを採用していたら，研修医は努力して右ターンで挿入するようになります．

3 挿入法のバリエーション

　ここまでで紹介したのは，一般的な軸保持短縮法とループ形成解除法のイメージですが，場合によっては以下のような挿入法が行われることもあります．

1）従来のループ形成解除法

　スコープが進む限り，道なりに挿入します．スコープが進まなくなったら，透視を利用してループを解除します．

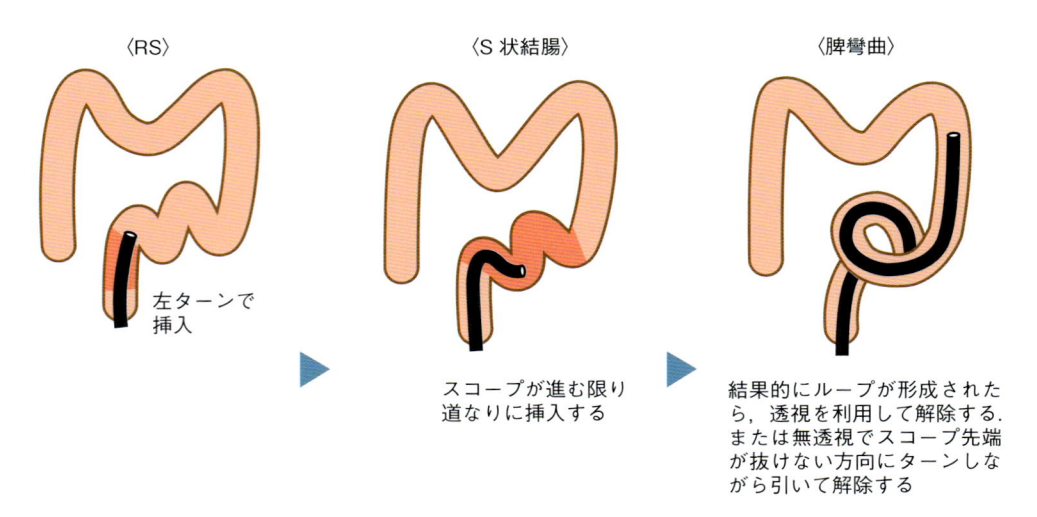

〈RS〉　　　　　〈S状結腸〉　　　　　〈脾彎曲〉

左ターンで挿入

スコープが進む限り道なりに挿入する

結果的にループが形成されたら，透視を利用して解除する．または無透視でスコープ先端が抜けない方向にターンしながら引いて解除する

---

memo　TCSを早く上達するためのポイント
「こういう場合には，こう挿入する」というパターンを身につけておくことです．基本的な軸保持短縮法では上級者でも6割程度しか挿入できません．残り4割の困難例をクリアーするには，いくつかの対処法（パターン）を知っておく必要があります．これらを状況に応じて駆使したら，ほとんどの症例で10分前後で挿入可能になります．

2）直腸を右ターンで挿入する軸保持短縮法

直腸を右ターンで挿入し，そこから先は軸保持短縮法を目指します．もしも軸保持できないときは，ループ形成解除法に移行します．

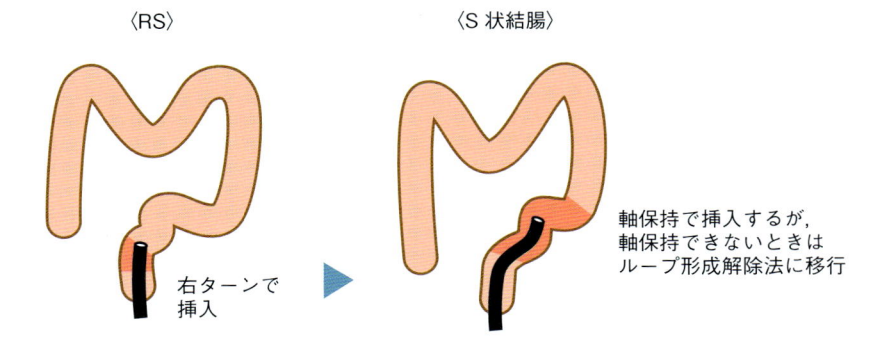

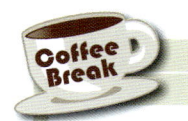

〈RS〉　　　　　　　〈S状結腸〉

右ターンで挿入

軸保持で挿入するが，軸保持できないときはループ形成解除法に移行

Coffee Break　　　上級者のテクニックを盗む

　TCSを早く上達するためには，上級者が無意識にやっているテクニックを1つ1つ抽出して反復練習することが大切です．

　しかしながら，多くの上級者は自分自身がどのようにして上達したかを認識していません．また，どのようなテクニックを習得したかも認識していません．つまり，どうしてうまくなったのか，なぜ早く挿入できるのかよくわからないのです．

　また，「みて盗め」といわれますが，上級者自身がどう操作しているか自覚していないのに，それを研修医が盗むのはほぼ不可能です．よって，上級者の多くは自分と同じように上達するには同じだけの症例数を経験するしかないと考えています．

　1つの部位を越すときには，右手と左手の協調運動を行っています．この協調運動という言葉はとてもいい言葉ですが，説明するときにはまるでブラックボックスのような働きをしてしまうのです．説明の途中で協調運動といわれると，いつも煙に巻かれたようになって，思考がそこで停止してしまいます．

　今回，本書をまとめるにあたってはこの協調運動にメスを入れました．研修医が挿入でつまずいた部位に対して，私と研修医の操作を逐一比較することによって，1つ1つのテクニックを抽出しました．そして，誰でもまねのできるように単純化し，効率的に習得可能なドリルをつくったのです．

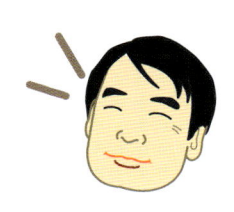

第1章 はじめに

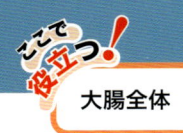

§2 最もシンプルなパターンの挿入法

A．直腸から盲腸までの挿入イメージ

> S状結腸や横行結腸のフリーな腸管を短縮し，屈曲部から次の屈曲部まで，最短距離で挿入する方法です．多くの解説書では，主な屈曲部ごとに挿入法を解説しています．つまり1つの屈曲について，容易な例から困難例までがいっぺんに紹介されることが多いようです．しかし，この方法では最終目標であるシンプルなパターンの挿入のイメージが薄れてしまいます．ここでは，まず最初に軸保持短縮法の全体像をしっかり理解するために，シンプルな挿入法についてだけ解説します．

1 軸保持短縮法による挿入の組み立て方

軸保持短縮法は，腸管を伸ばさないで畳みこみながら挿入する方法です．軸保持短縮法で挿入できたら，最も簡単に挿入が可能です．

ここでは，直腸から脾彎曲までを前半，脾彎曲から盲腸までを後半とする2ブロックに分けて，スコープの挿入法を解説します．

1）直腸から盲腸までのイメージ図

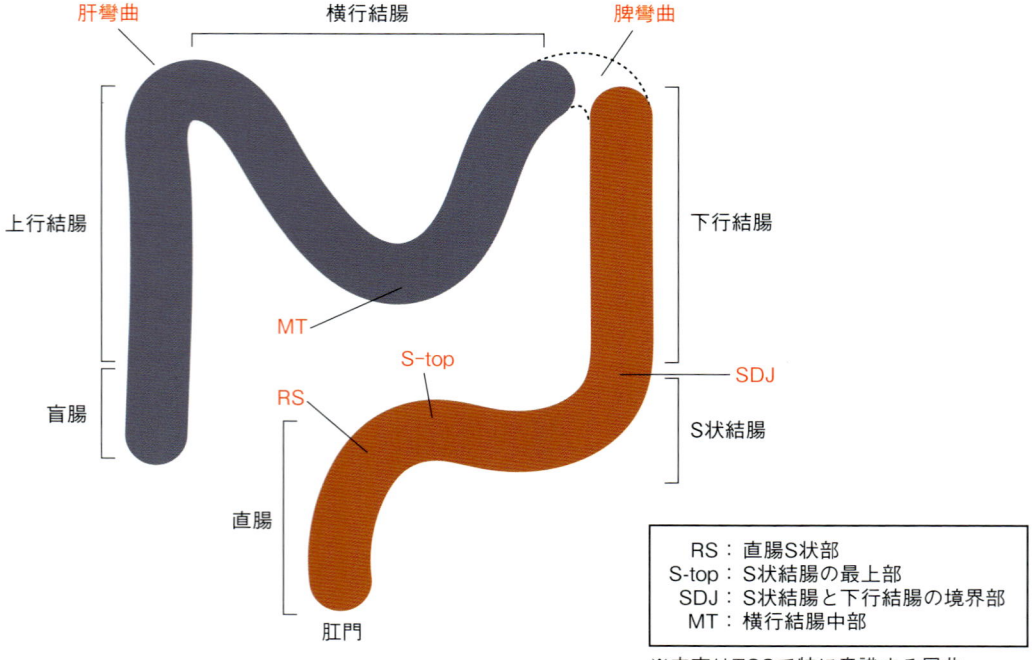

RS：直腸S状部
S-top：S状結腸の最上部
SDJ：S状結腸と下行結腸の境界部
MT：横行結腸中部

※赤字はTCSで特に意識する屈曲

2）TCSの前半

　直腸から脾彎曲までの挿入をイメージで示します．直腸にスコープを挿入して，はじめの強い屈曲を左ターンで挿入します．その後，脾彎曲までは軽い右ターンで挿入します．必要に応じて体位変換を行います．RSの左ターンが終わってからは一般的には**仰臥位**にします．

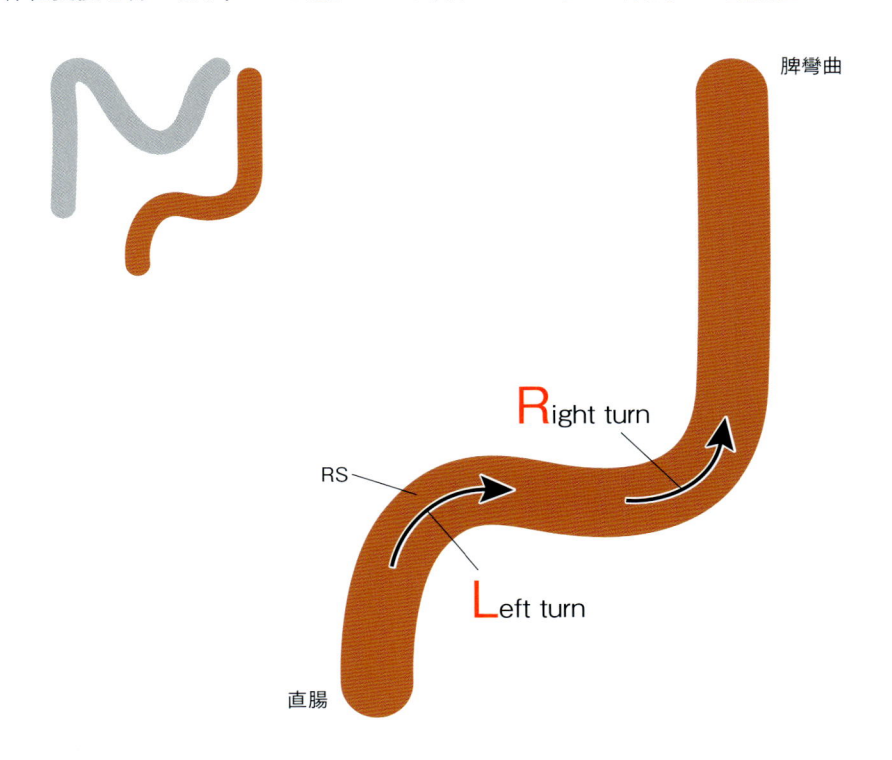

3）TCSの後半

　脾彎曲から盲腸までの挿入をイメージで示します．脾彎曲からは左ターンで挿入します．体位は仰臥位です．MTは左ターンで挿入します．肝彎曲は右ターンで挿入します．

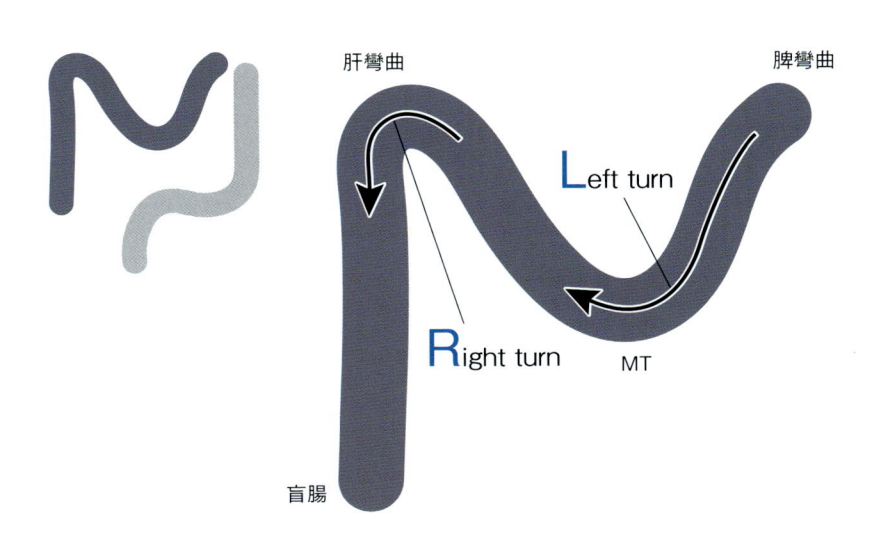

A．直腸から盲腸までの挿入イメージ

第1章 はじめに

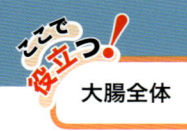

§2 最もシンプルなパターンの挿入法

B．スコープ画面のイメージ

大腸全体

> 上級者の挿入中のスコープ画面をみていると，いつも同じような画面の繰り返しのように感じることがあります．違う大腸に挿入しているはずなのに，まるで同じ腸管に挿入しているように錯覚させられます．スコープと屈曲との位置関係において，スコープ画面で屈曲がどのようにみえたら，屈曲に容易に挿入できるかを熟知しているのです．上級者のスコープ画面をまねて，よりシンプルな挿入法をマスターしましょう．

1 挿入中に認識すべき屈曲

第1章§2-Aでは挿入中のスコープ操作の組み立てについてご説明しましたが，ここではスコープ画面のみえ方を示します．挿入中に認識すべき屈曲の部位と向きです．一般的に，左ターンで挿入する屈曲は，画面上で10時の方向にもってきます．右ターンで挿入する屈曲は，2時の方向にもってきます．

1）直腸から脾彎曲までの挿入

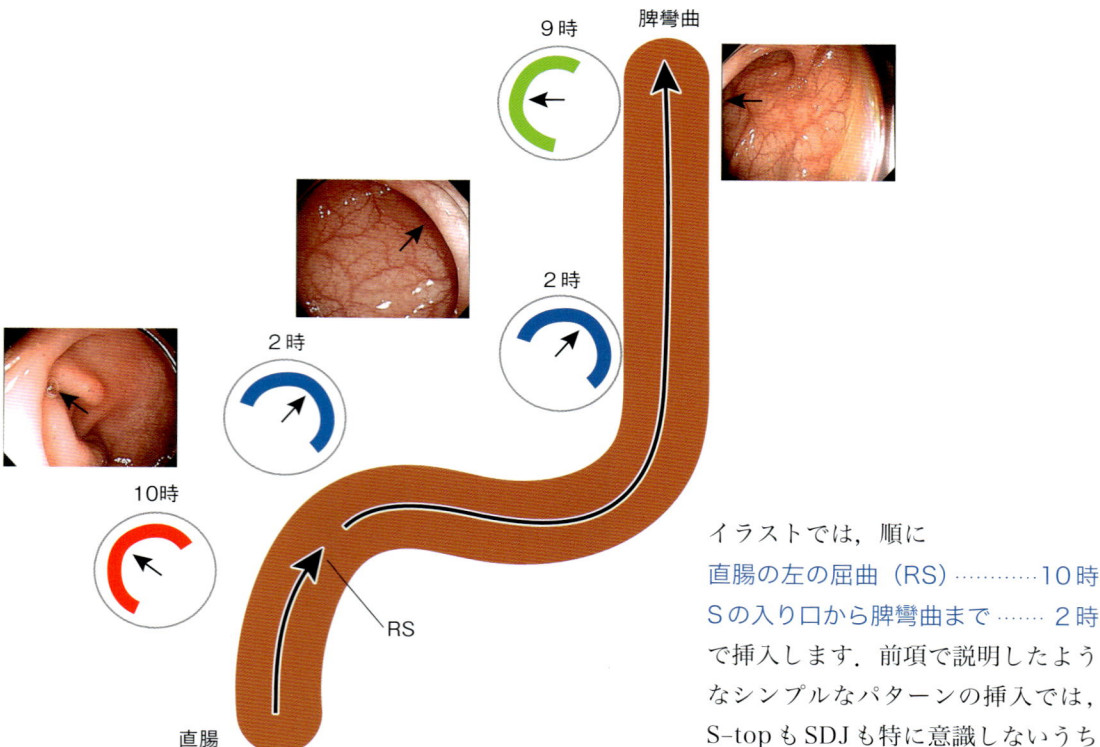

イラストでは，順に
直腸の左の屈曲（RS）…………10時
Sの入り口から脾彎曲まで……2時
で挿入します．前項で説明したようなシンプルなパターンの挿入では，S-topもSDJも特に意識しないうちに挿入されます．

2）脾彎曲から盲腸までの挿入

イラストで屈曲を示します．スコープを次のような向きで挿入します．

脾彎曲 ……… 9時
MT ………… 9時
肝彎曲 ……… 2時

以上が最もシンプルな挿入法です．少なくとも上級者が考えているのはこの程度のことです．それ以外のことは無意識のうちに行われています．いわば脳幹レベルで操作されているのです．つまりオートマチックに行われています．このようにシンプルに挿入できるようになるためには，さまざまなテクニックを身につける必要があります．第2章以降で，スムーズな挿入に必要なテクニックとそのトレーニング方法について，詳しく説明していきます．

> **memo スコープ画面の重要性**
>
> 軸保持短縮法では挿入中の腸管の難易度を上げないために，できるだけ過剰な送気を控えることが原則です．よって必要最小限の送気にとどめる必要があります．
> しかし，おおよそのスコープの位置と管腔方向を認識する必要があります．認識すべき部位は本項でお示しした部位と屈曲の方向です．必要な部位では適度な送気にて屈曲の向きを確認しましょう．当科では研修過程では透明フードを装着してもらっています．透明フードを使えば，送気を最小限にしながら，スコープ画面のみやすさも維持することが可能となります．

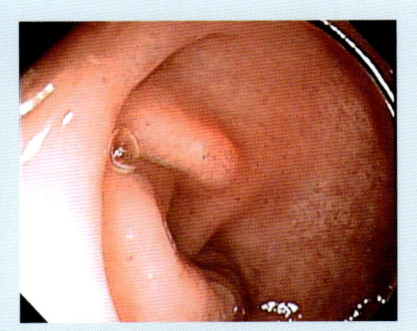

RSの10時方向の屈曲

2 挿入のポイントとなる部位

ここではシンプルな挿入をするためにポイントとなる部位を示します．すでに示した認識すべき屈曲以外で，参考になる部位の特徴を示します．

S-top
2時の屈曲ではありますが，右にターンするときにややスコープヘッドに重みがあります．軸保持短縮法で挿入しにくいときは，右に巻きこめない屈曲の可能性があります．その場合は，通常の挿入とは異なる対処法が必要になります（第3章§1-A参照）．

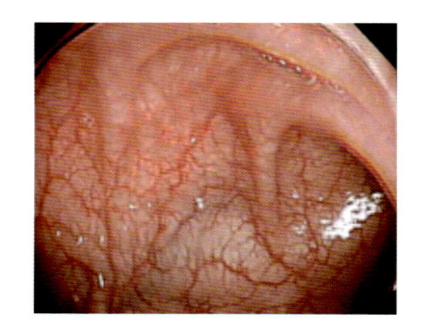

下行結腸
左側臥位および仰臥位では水が溢れてきます．

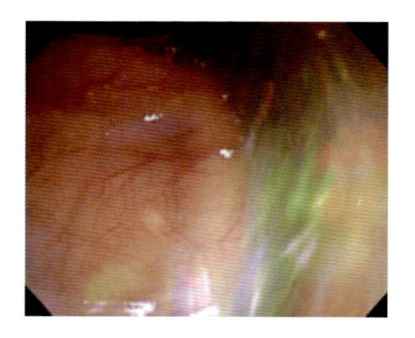

脾彎曲から盲腸まで
横行結腸に挿入するとオニギリ形の管腔を認めることが多いです．

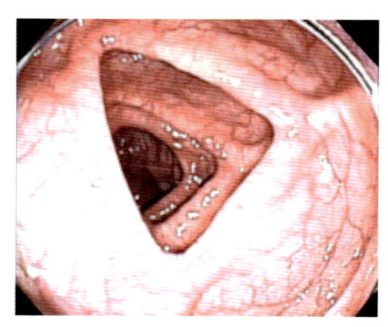

肝彎曲では肝臓が透けてみえることが多いです．

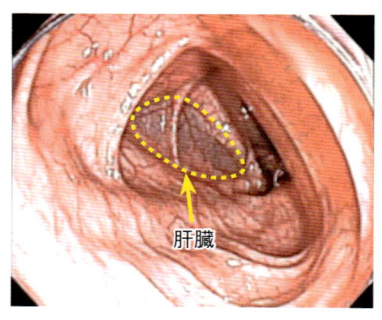

第2章

わかりやすい軸保持短縮法

§1 ホバリング
§2 スコープの構え方
§3 スコープコントロール
§4 間合いのとり方
§5 屈曲を越えるテクニック
§6 管腔を見失わずに挿入するコツ
§7 屈曲をスムーズに越えるコツ①
　　スラロームテクニック
§8 屈曲をスムーズに越えるコツ②
　　2時方向に整える
§9 軸保持短縮法によるTCS

第2章 わかりやすい軸保持短縮法

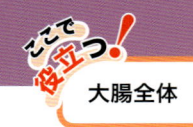

§1 ホバリング

> 大腸全体

A．ホバリングとは

> 上級者の挿入法を習得するためには，上級者のスコープ画面をまねる必要があります．上級者は管腔の挿入において，左右のターン操作を行うときもスコープ先端が粘膜にあたることなくスムーズに挿入しています．ターン操作の際に，上下左右のアングル操作を協調させているからです．これは管腔を見失わないで挿入するために重要なテクニックです．筆者はヘリコプターが空中で静止している状態にちなんで"ホバリング"と名づけています．

1 ホバリングを行う理由

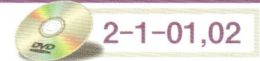

2-1-01,02

　一般にスコープヘッドにアングルがかかった状態でターン操作を行うと，スコープヘッドが粘膜にぶつかり，みえていた管腔がみえなくなります．視野を保つためには，アングルのかかったターン操作の際に，アングル操作でスコープヘッドを管腔の中央に留めおくテクニックが必要になります．このテクニックを"ホバリング"と呼んでいます．

1）ホバリングを行わない場合

　下の写真はS状結腸の途中です．ホバリングなしでターンすると，次のようになってしまいます．
❶①がスタートです
❷右にターンしようとすると，
❸画面から管腔が消えて，スコープヘッドが粘膜にぶつかりそうになります

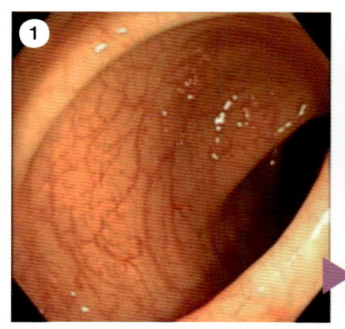

| ① スタート時の画面 | 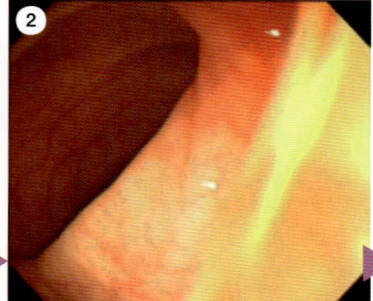 ② 右にターン | 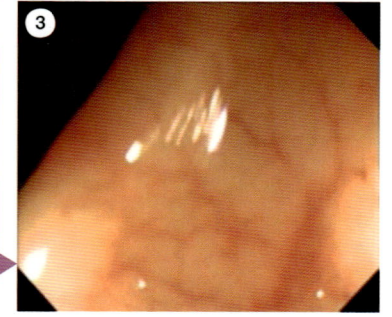 ③ 画面から管腔が消えてしまう |

2）ホバリングを行った場合

ホバリングありでターンした場合です．
❶この位置から再び右ターンを行います
❷右ターンして，スコープが粘膜にぶつかりそうになったら，
❸アングル操作で管腔を画面の中央に戻します

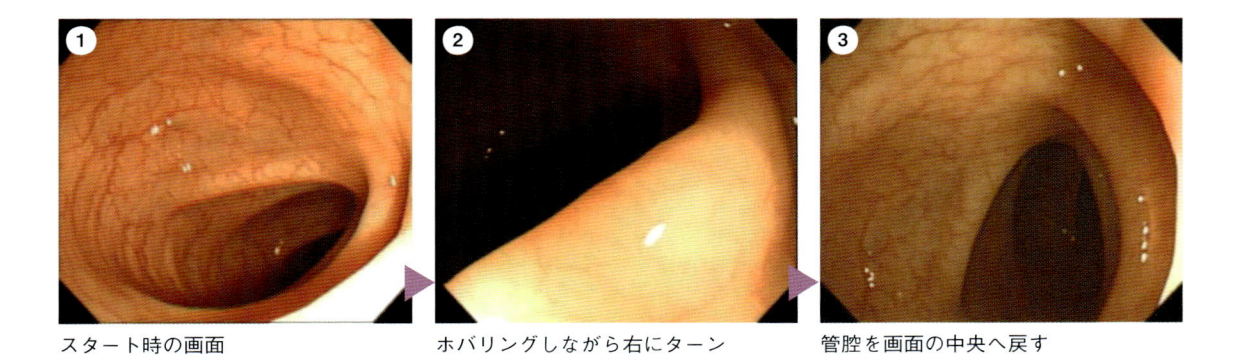

| スタート時の画面 | ホバリングしながら右にターン | 管腔を画面の中央へ戻す |

2 ホバリングが必要な状況とは？

1）ホバリングが不要なターン操作

　　スコープヘッドがストレートのときは，ターン操作を行っても画面の向きは変わりますが画面の中央は変化しません（イラスト参照）．そのため，ここではホバリングの必要はありません．

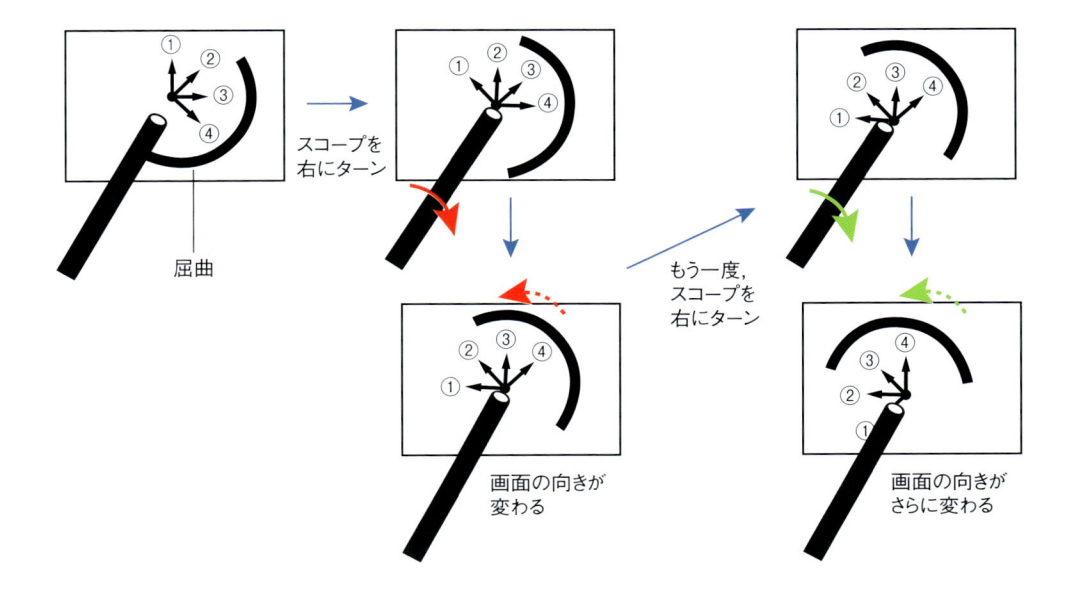

A．ホバリングとは

2）ホバリングが必要なターン操作

　しかし，スコープヘッドにアングルがかかった状態ではターン操作を行うと，画面の向きが変わると同時に，画面の中央も移動してしまいます．

　例えば，アップアングルをかけた状態では右ターン（時計回転）を行うと，画面の中央は左下方に移動します．ⓐが右ターン前，ⓑが右ターン後です．赤い画面が，右ターンした後の画面です．つまりアングルがかかった状態でターン操作をすると，画面の中央がずれるのです．

　左下方に移動した画面の中央を，新しい画面の中央に戻すためには，ダウンアングルと左アングルをかける，つまりホバリングを行う必要があるのです．

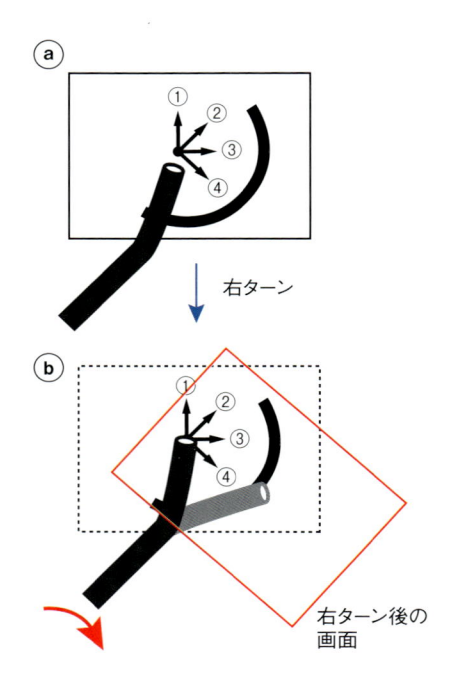

> ***memo* ホバリング用の座標**
> ホバリングで画面の向きを変える練習用の座標です（**付録①**）．40°ずつ3回右ターンして，屈曲の位置を120°移動させるイメージです．画面上で屈曲の位置を移動させたいときにこの座標をイメージすると，スムーズに操作を行えます．

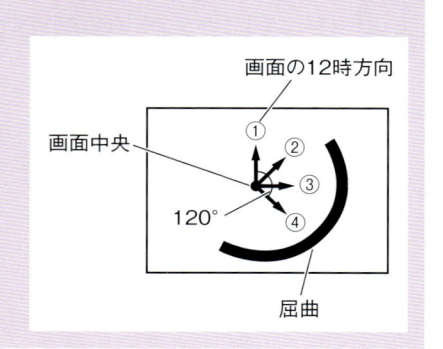

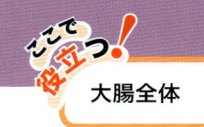

第2章 わかりやすい軸保持短縮法

§1 ホバリング

B．ホバリング操作の実際

ここで役立つ！ 大腸全体

スコープヘッドにアングルがかかった状態でターンを行う際，スコープ画面が常に管腔の中央を映し出すよう調整することを"ホバリング"と呼んでいます（第2章§1-A参照）．ここではホバリングの操作について詳細に解説していきます．

1 ホバリングの全体イメージ

2-1-03

まずはホバリングの全体イメージをみてみましょう．

STEP 1

アングル操作で画面中心の位置を調整しながら，40°の右ターン（写真ⓐ〜ⓓ）を3回行って，画面上で矢印④が12時方向にくるようにする（120°右ターン）．

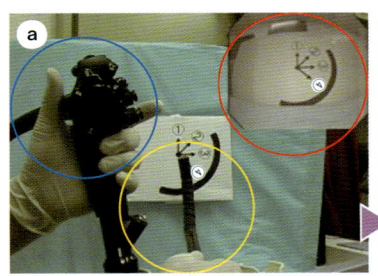

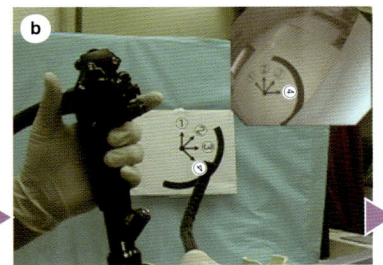

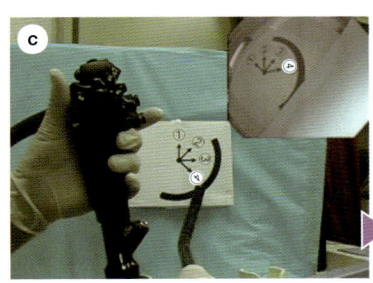

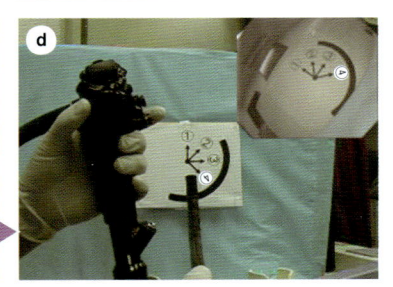

STEP 2

矢印④が12時方向にきたら，アップアングルをかけて屈曲を越える．

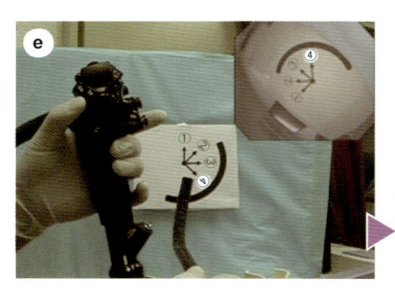

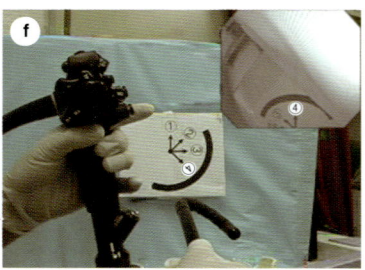

ホバリングには3つの要素が含まれています．円で囲んだ部分です．つまり，⭕スコープ画面，⭕右手のターン操作，⭕左手のスコープ操作です．この3つの要素を常に意識しながら，操作を行っていく必要があります．

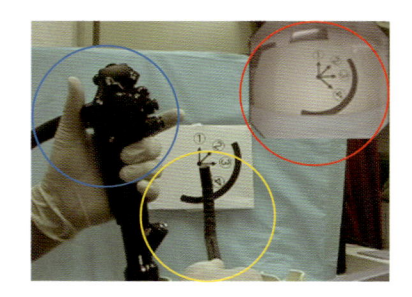

2 120°右ターンを3つに分ける

前ページのSTEP 1の操作について詳しくみていきましょう．写真の矢印①から②，矢印②から③，矢印③から④へのターン操作はそれぞれ同様の操作です．ここでは最初の矢印①から②へのターン操作を詳しく解説します．

ⓐ スタートの位置です

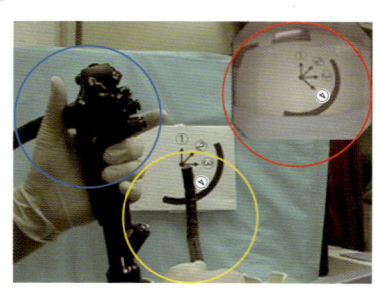

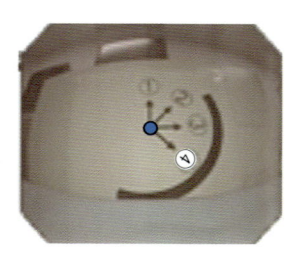

●第2章 わかりやすい軸保持短縮法　§1 ホバリング

ⓑ 40°右ターンしました．画面ではイラストの矢印の基部が画面の中央から左下方向にずれます

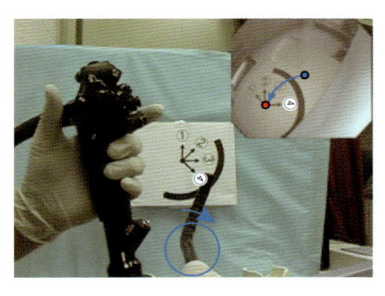

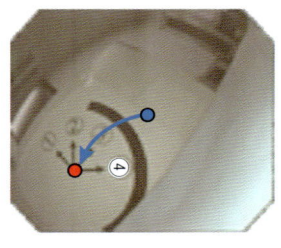

ⓒ ダウンアングルをかけます．ずれた矢印の基部が画面上方向に移動します

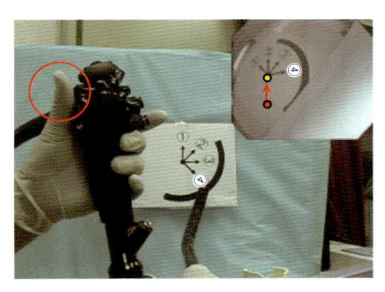

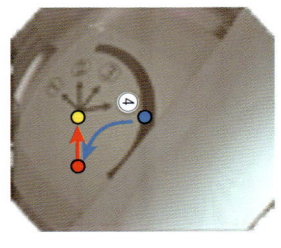

ⓓ 左アングルをかけます．矢印の基部が中央に移動しました

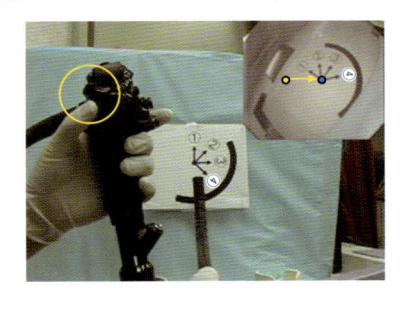

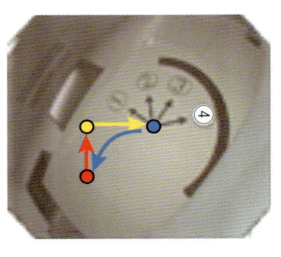

　40°右ターンするときは，両手の親指の爪を操作の目安にするのがお勧めです．矢印①から②への操作では下のようなイメージになります．
→ 親指の爪幅1個分，右ターンします．
→ 親指の爪幅1個分，ダウンアングルをかけます．
→ 親指の爪幅1個分，左アングルをかけると元の位置に戻れます．

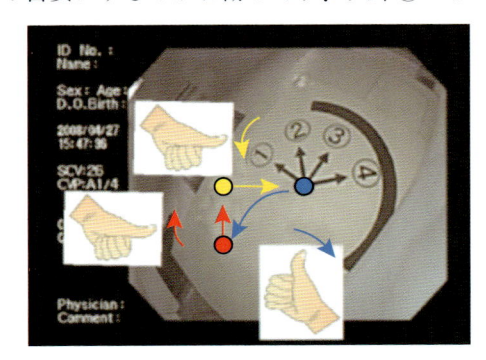

B．ホバリング操作の実際

3　12時方向にアップアングルをかける

　矢印④を12時の方向に向けることができたら，スコープのアップアングルで屈曲を越えられるようになります（**第2章§1-B参照**）．ただし実際の管腔では屈曲の奥までスコープヘッドを進めて，アップアングルをかける必要があります．イラストⓐはスコープが屈曲の手前，ⓑはスコープが屈曲より奥にあります．スコープが屈曲を越えるためには，ⓑのように操作を行います．

　少しはイメージがつかめたかと思います．しかし，3つの要素を同時に観察することは困難です．本章以降では3つの要素について，さらに細かく解説していきます．

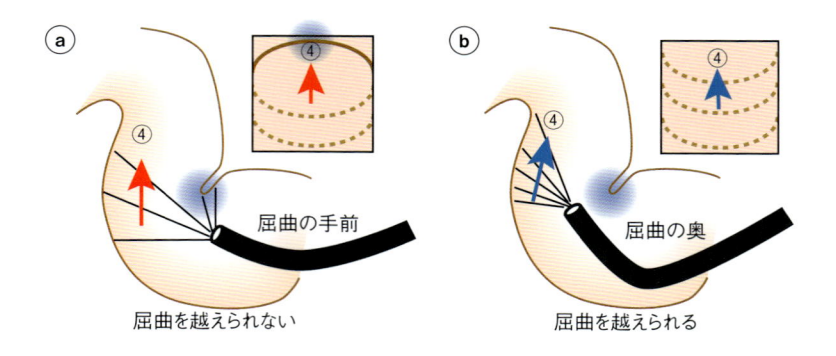

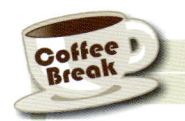

ⓐ 屈曲の手前　屈曲を越えられない
ⓑ 屈曲の奥　屈曲を越えられる

Coffee Break　ホバリングを見つけたきっかけ

「なーんだ．こんなことなんですか．やっとわかりました．先生がどうしてできるか」
研修医が，ホバリングの仕組みをやっとわかってくれた瞬間です．

　ホバリングの生まれた経緯についてのお話です．このホバリングは約10年前に見つけました．
　研修医にTCSをしてもらっているとき，何とかS状結腸を進んでいるのですが，SDJでぴたりとスコープの進みが止まるのです．しばらくして私が代わると，いとも簡単に挿入できます．
　正直なところどうして研修医が挿入できなくなり，それを私がどのようにして挿入したのか，当初は全くわからなかったのです．しかし，SDJで挿入困難な症例をみると，決まって屈曲の向きがスコープ画面の4時や5時方向にきているのです．よく考えると，自分が行うときには4時にある屈曲を挿入しやすいように12時方向にもってきて挿入していただけなのでした．しかし押しながら右にターンしたら，難しい腸では屈曲がきつくなるだけで屈曲の向きは変わりません．実を言うと，全く押さずにその場でスコープをターンさせていたのです．
　このことは，長い時間をかけて私と研修医の操作を1つひとつ見比べて，ようやく違いを見つけました．私は無意識のうちに，左手でアングルノブを高速で操作していたのです．わずか2～3秒のうちに約10個程度の操作を行っていたのですからどうりでわかりにくかったはずです．
　当初は研修医に対して，「どうしてできないのか」と叱ったこともありました．しかし，これだけ短時間に多くの操作を行っていたら，研修医がまねようと思ってもそう簡単にまねができないのも無理ないことです．もともと上級者自身が何をどうやっているのか普段自覚しないまま挿入しているのですから，教えることも困難です．
　しかし，一度この仕組みがわかれば，ゆっくり意識しながらトレーニングすることにより，どなたでも短時間で習得できます．TCSを何百件も何千件もしなくてもいいのです．以前の10分の1から，それ以下の症例数で上達可能です．

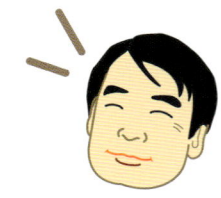

●第2章 わかりやすい軸保持短縮法　§1 ホバリング

Self-Training

2-1-04

01 アングルがかかっていないターン操作を身につけるトレーニング（ホバリングの準備運動）

●用意するもの
- □ イラスト（ホバリング用の座標）➡ 付録❶
- □ イラスト（ヘリコプター）➡ 付録❷

※セッティングの方法はp.39参照

1 モニター画面の中央にヘリコプターのイラストを貼ります

スコープヘッドに集中するために，スコープ画面の中央の位置にヘリコプターを貼ります．このヘリコプターが重要です．

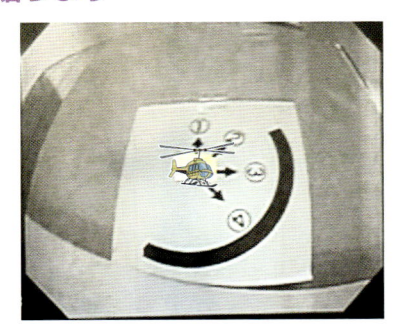

2 スコープヘッドにアングルがかかってないストレートな状態にします

座標のイラストをみえなくすると，スコープはスコープ画面の中央を指していることがわかります．

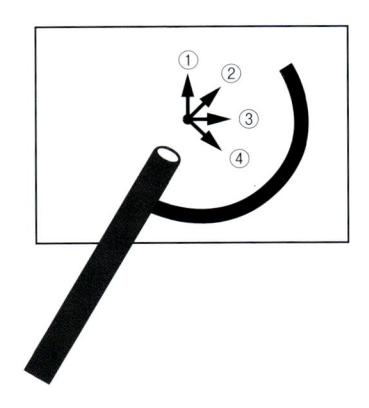

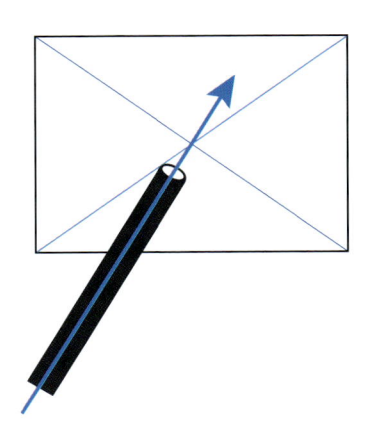

Self-Training　37

3 ターン操作で画面の向きを変えます

　スコープ画面では，画面の上方向（12時方向）にはアップアングルで進めることができます．スタートの時点（写真ⓐ）では矢印①が12時方向にあるため，アップアングルをかけると矢印①の方向に進むことができます．ⓑは矢印②が12時方向，ⓒは矢印③が12時方向です．ⓓは矢印④が12時方向です．ここでアップアングルをかけると矢印④の方向（屈曲のある方向）にスコープを進めることができます（ⓔ）．つまり，スコープヘッドがまっすぐな状態では，ターン操作しただけで画面の中央を変えずに向きだけを変えて，屈曲に挿入することができます．

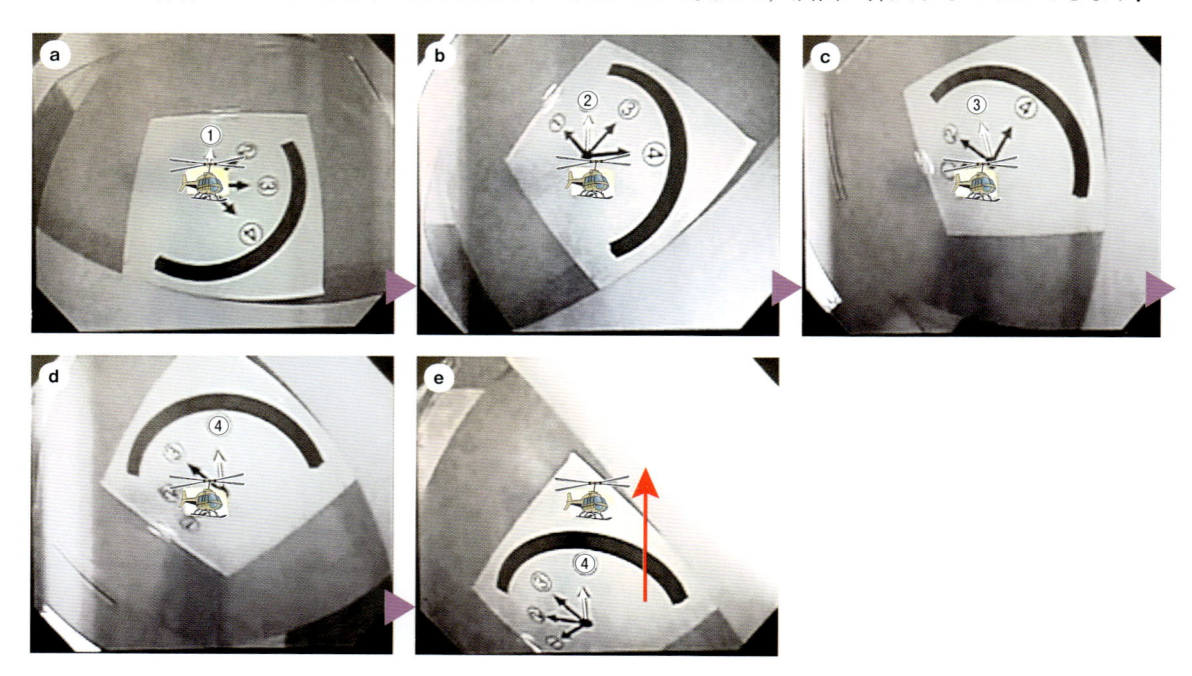

　イラストで示します．イラスト上段のように，スコープを右ターンします．右ターンに伴い，画面は左に回転するのです．

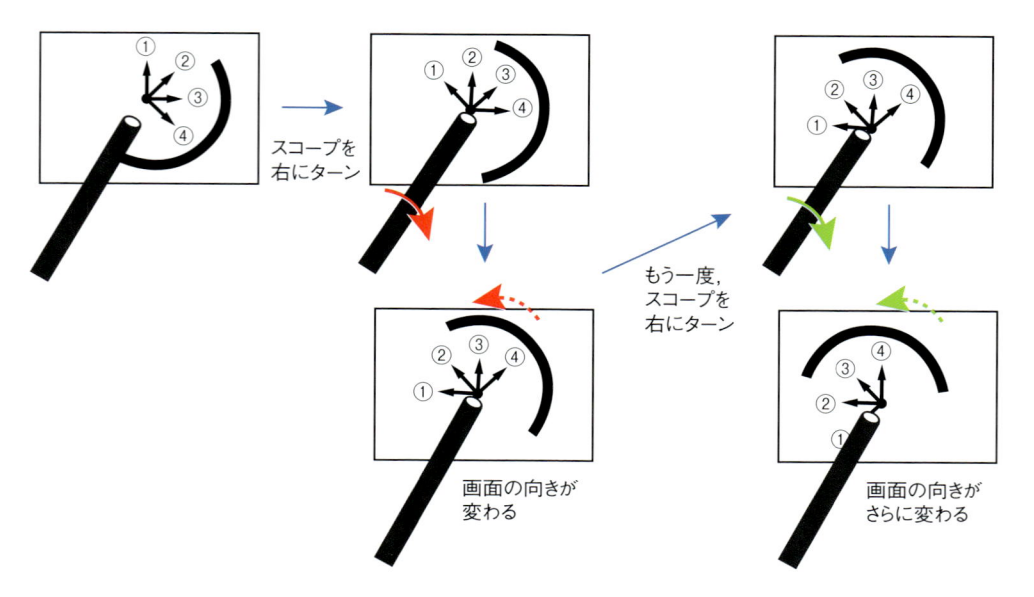

38　■　1カ月で身につく！ひとりで学ぶ大腸内視鏡挿入法

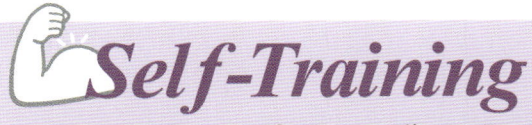

●第2章 わかりやすい軸保持短縮法　§1 ホバリング

Self-Training

2-1-05

02 アップアングルをかけてターンするトレーニング（ホバリング）

●用意するもの
- □ 台になるもの（医療用手袋の箱など）
- □ イラスト（ホバリング用の座標）➡ 付録❶
- □ イラスト（ヘリコプター）➡ 付録❷

1 スコープ画面の中央にヘリコプターのイラストを貼ります

2 スコープヘッドに約45°のアップアングルをかけて，イラストの矢印の基部を画面中央に位置させます

　　下記のようにスコープとイラストを設置します．アップアングルをかけると矢印①の方向に進む状態です．

イラストを使ったスコープ操作のトレーニングのセット方法

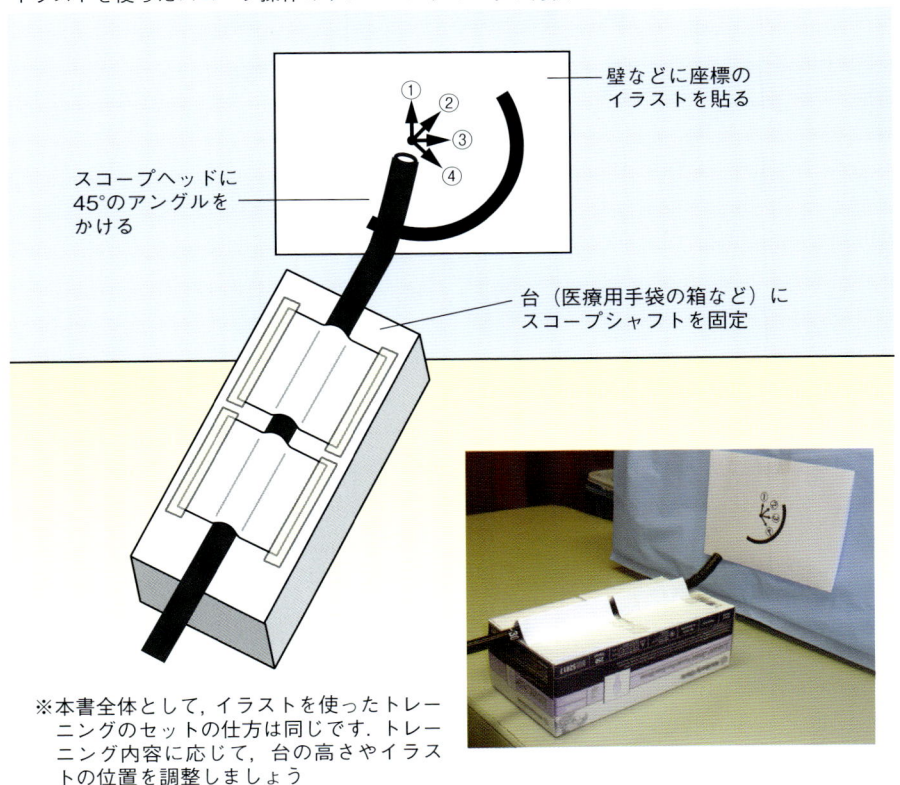

- 壁などに座標のイラストを貼る
- スコープヘッドに45°のアングルをかける
- 台（医療用手袋の箱など）にスコープシャフトを固定

※本書全体として，イラストを使ったトレーニングのセットの仕方は同じです．トレーニング内容に応じて，台の高さやイラストの位置を調整しましょう

Self-Training　39

3 画面右下（4時方向）にある屈曲を12時方向に移動させてアップアングルで越します

イラストの矢印④が画面の上方向（12時方向）に向くようにするには，ホバリングをしながらスコープヘッドを120°右にターンさせる必要があります．画面を示します．▨のついている部分がホバリングの操作です．

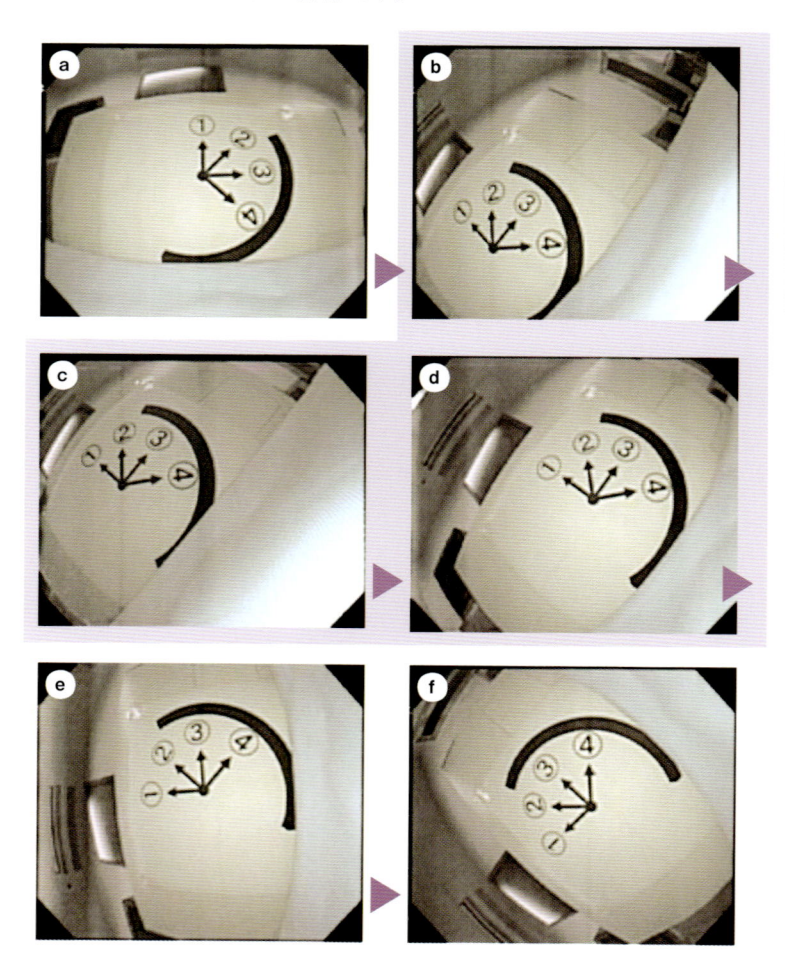

ⓐスタート時の画面です

ⓑ40°右ターンします．矢印の基部が画面の中央から左下方向へずれます

ⓒダウンアングルをかけます

ⓓ左アングルをかけます．矢印の基部が画面の中央に戻ります

ⓔもう一度ⓑ～ⓓと同様に40°右ターンして，矢印③を上方向にします

ⓕさらに40°右ターンすると，矢印④が上方向にきます（120°右ターン完了）．アップアングルで屈曲を越すことができます

ここでは，故意にスコープのターン操作とアングル操作をずらして行っています．上級者はターン操作とほぼ同時にアングル操作による補正を行っていますので，**スコープがストレートの状態でターン操作を行う画面と同じにみえるのです**．

第2章 わかりやすい軸保持短縮法

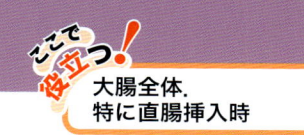

ここで役立つ！ 大腸全体，特に直腸挿入時

§2 スコープの構え方

A．構えのポイント

スコープを正しく構えることはとても大切です．最も大切なのがスコープの体外ループです．上級者と大きく異なる体外ループを形成していては，同じようなスコープコントロールを行うことは不可能です．はじめのうちは腸管の部位ごとに，上級者と同じような体外ループをつくれているかを確認しながら挿入しましょう．

1 構えのポイントは2つ

DVD 2-2-01

大腸内視鏡検査では，患者は基本的に左側臥位をとり，術者は患者の背側に立つのが原則です．内視鏡モニターは，術者がみやすい位置に配置します．

左側臥位

1）体外ループの形

スコープ操作部から患者の肛門までを体外ループといいます．体外ループは，スコープのターン操作をスムーズに行ううえで重要です．スコープの構え方は2通りあります．ⓐ，ⓑの体外ループの形に注目してください．

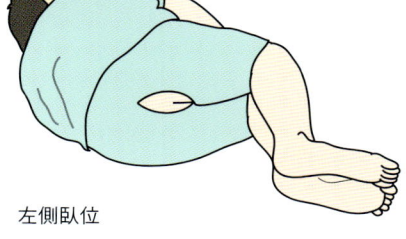

ⓐ軸保持短縮法で多用する構えです．スコープを検査台に置いて操作するため，スコープの重さをあまり感じません．スコープのフリー感を大切にしています

ⓑ右ターン主体で挿入する場合によく使われる構えです．スコープを検査台の上で立たせた状態にし，右腕でスコープを抱え込むように構えます

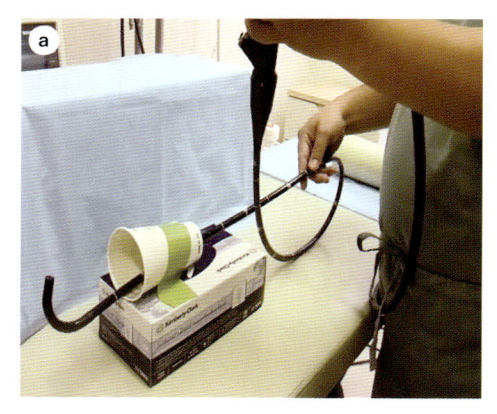

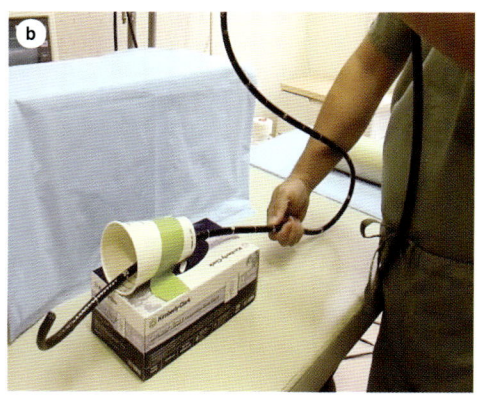

2）右手の持ち方

　スコープを構えるときのもう1つのポイントは，右手の持ち方です．スコープを持つ高さと肛門からどの程度離れた位置を持つかが重要となります．それぞれ内視鏡医によって，意味をもった構えをとっていると考えます．

ⓐ肛門から約15 cm離れた位置を持ちます．肛門の軸の延長線上でスコープをまっすぐに持ち，体外ループは検査台に接触させます．この持ち方は，腸管からの抵抗を最も敏感に察知できます．またゆっくりとしたターン操作を行うことができます．ターン操作の途中で右手をスコープから離しても，検査台と体外ループが接しているので1度かけたターンが解けません．筆者はこれを採用しています

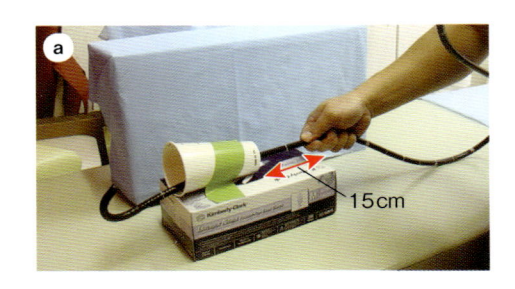

ⓑ肛門から離れた位置を持ちます．この持ち方は，過剰な押しを慎むよう心がけている人に多いようです．ただし遠くを持つほど右手の感覚をより鋭敏にしないといけません

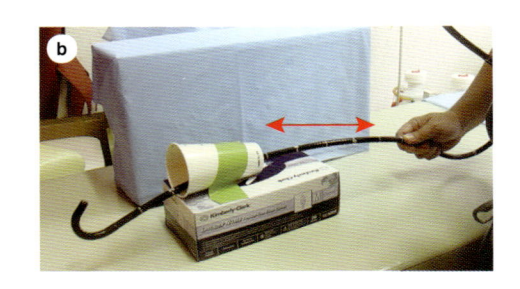

ⓒ肛門より少し高い位置で持ちます．この持ち方では，スコープを少し引いた状態になります．ただし検査中，スコープを常に引きながら左右にねじる操作（トルク）を行うので，少し右手に負担がかかります

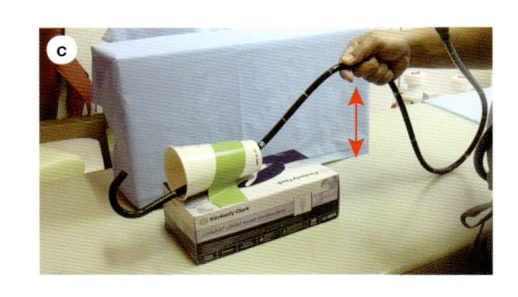

2 検査途中でのスコープの持ち替え方

　持ち替えのタイミングはとても大事です．操作と操作の間，つまり特に大切な操作を行わないときに持ち替えます．大切な操作をする前に持ち替えるのがポイントで，体勢が苦しくなってからでは遅いといえます．

❶ スコープが右手の内側にあります．この状態から右ターンしてみます

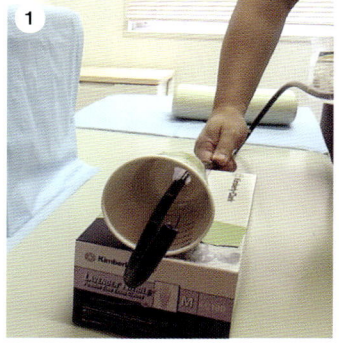

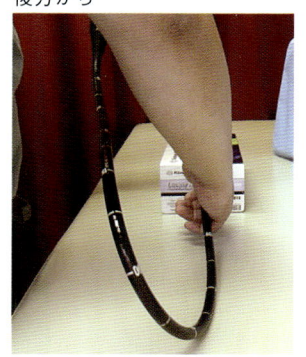

前方から　　　　　　　　　後方から

❷ 右手の前腕の内側にスコープがあたって，それ以上右ターンしにくくなりました

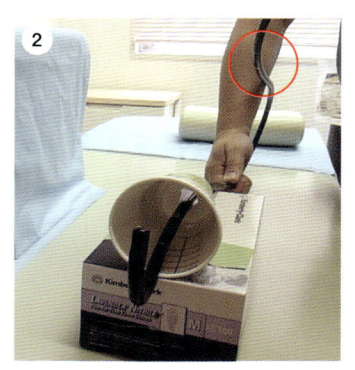

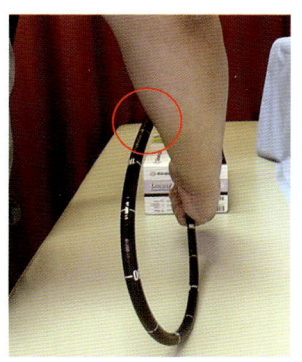

❸ スコープを検査台に接触させて，右手を離してもスコープが動かないように固定します

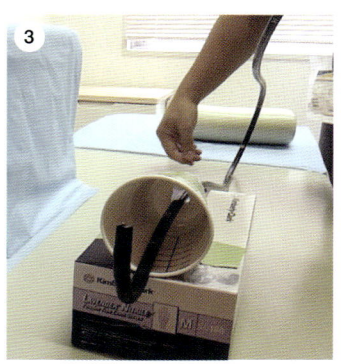

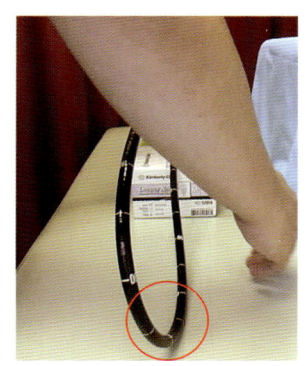

A．構えのポイント

❹右手を内側に回し込みます

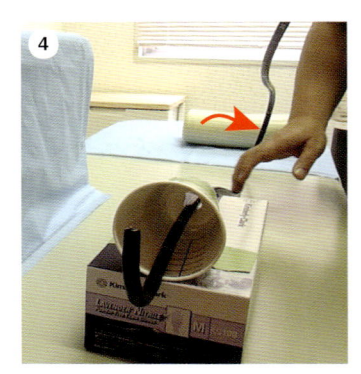

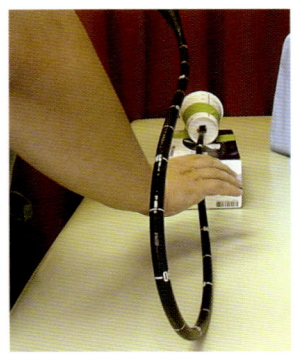

❺再びスコープシャフトを握ります

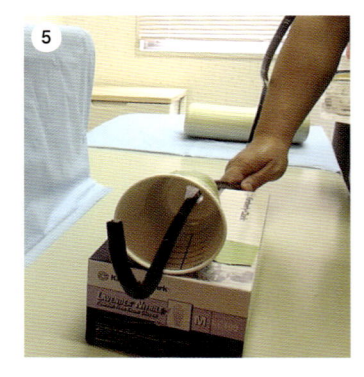

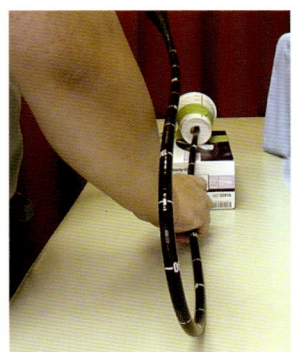

❻その状態で右ターンを続けます

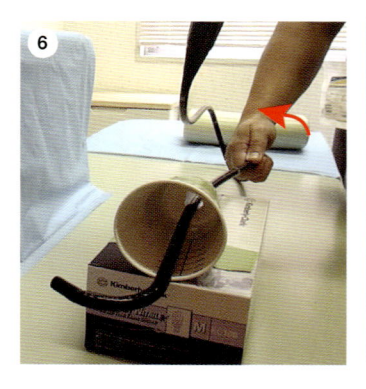

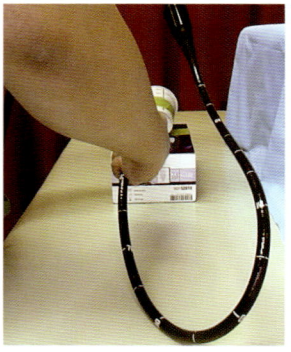

44　1カ月で身につく！ひとりで学ぶ大腸内視鏡挿入法

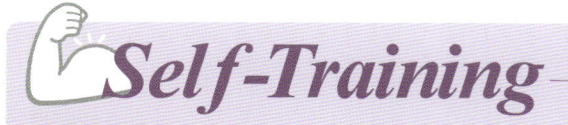

●第2章 わかりやすい軸保持短縮法 §2 スコープの構え方

Self-Training
03 右ターンをスムーズに行うトレーニング

2-2-02

●用意するもの
□ 台になるもの（医療用手袋の箱）
□ バリウムコップ

1 スコープシャフトを720°回転させます

TCSの前半は右ターンで挿入を行うことが多いです．ここでは，右ターンをスムーズに行うためのトレーニングをご紹介します．まず，バリウムコップでイラストのような腸管モデルをつくります．

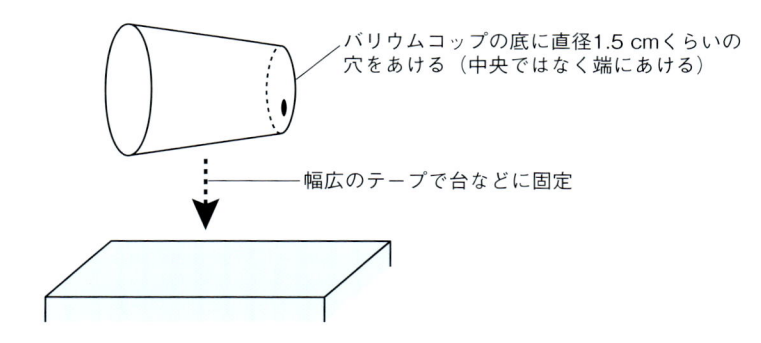

バリウムコップの底に直径1.5 cmくらいの穴をあける（中央ではなく端にあける）

幅広のテープで台などに固定

❶ スコープを検査台の上に構えます．スコープの肛門側とアングル操作部がクロスするように体外ループを作ります（肛門側が外側，操作部が内側）．体外ループの一部は検査台に接します．スコープヘッドは12時方向を指し示しています

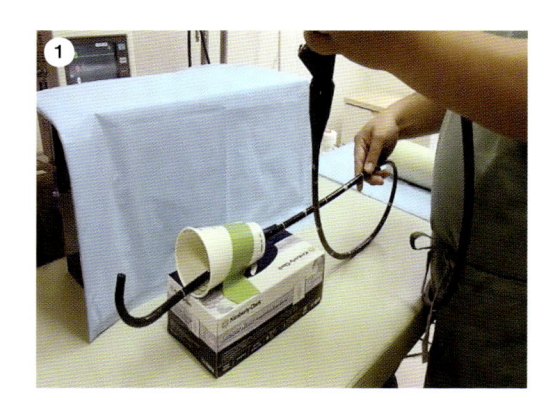

Self-Training　45

❷180°ずつ2回に分けて右にターンします

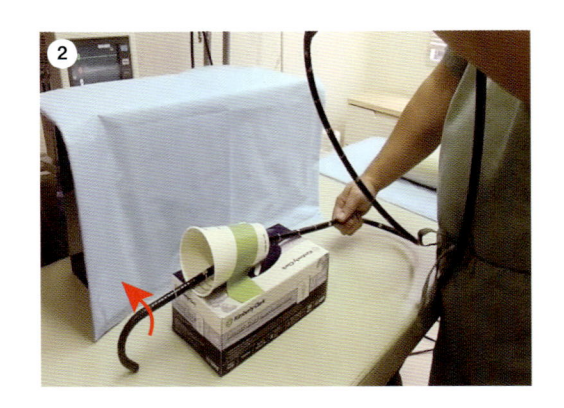

❸約360°右ターンしたところで，右手の前腕内側にスコープシャフトがあたります

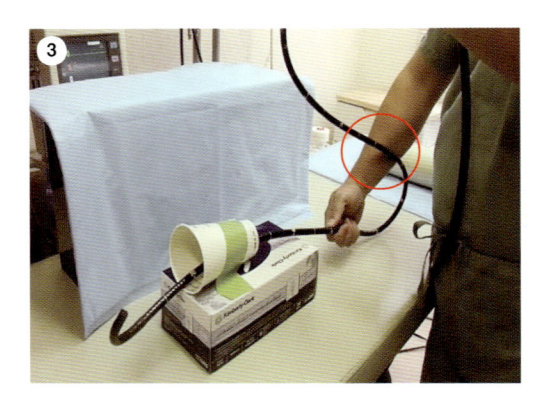

❹いったん右手を離し，スコープを持ち替えて，右ターンを続けます．このとき，右手は内側からスコープシャフトを握るようにします．540°右ターンを行います

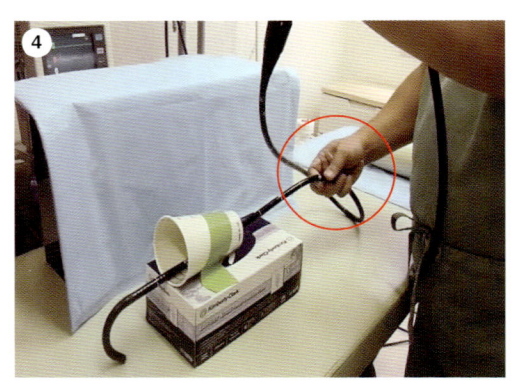

❺最終的に720°まではスムーズに右ターンが可能です

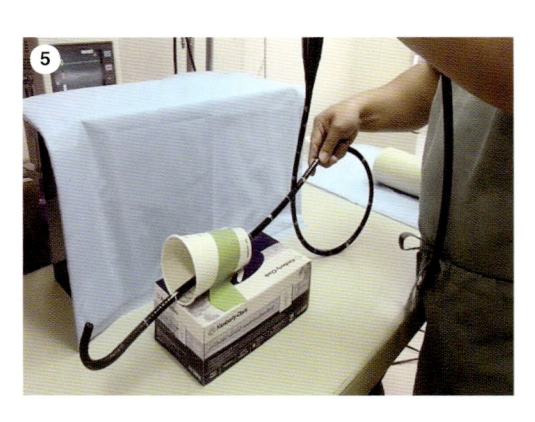

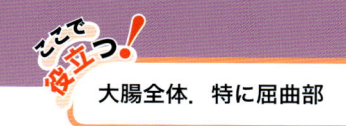

第2章 わかりやすい軸保持短縮法

ここで役立つ！ 大腸全体，特に屈曲部

§3 スコープコントロール

A．操作部の握り方

操作部の握り方には2種類あります．アングル操作を親指1本で行う方法と，親指と中指の2本で行う方法です．小さな操作は親指1本で行います．スコープを極力押さず引き気味に操作すると，親指1本での操作が可能です．上下アングル操作を主体とし，左右への動きはターン操作を使います．一方，大きな操作を行うときは左手中指も使うと有効です．スコープを引きながら左右アングルを維持した状態で，アップアングルやダウンアングルを使うのです．

1 基本的な握り方　2-3-01

　左手でスコープの操作部を把持します．基本的な握り方は2通りです．
ⓐ上下左右アングル操作を親指1本で行うときは，左手の中指，薬指，小指で把持します
ⓑアップアングルと左アングルを親指で操作し，ダウンアングルと右アングルを中指で操作するときは，左手の薬指と小指で把持します

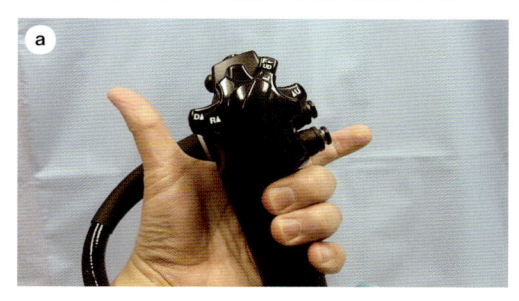

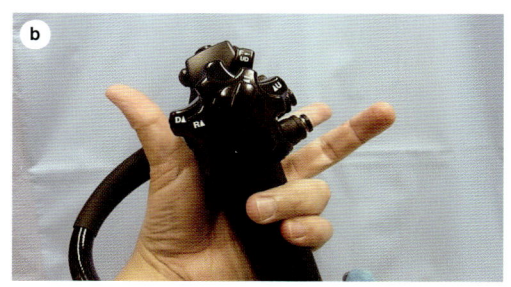

2 操作部を握る強さ　2-3-02

　操作部をしっかり把持することが大切です．しかし，強く握りすぎると親指と中指の可動域が狭くなります．手のひらを開けて握ることが大切です．
ⓐ3本指で手のひらを開けて握ります
ⓑ3本指で握っていますが，しっかり握りすぎです

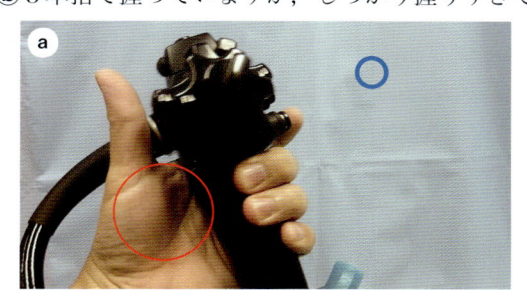

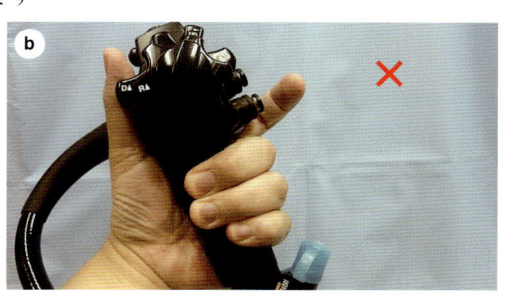

ⓒ 2本指で手のひらを開けて握ります
ⓓ 2本指で握っていますがしっかり握りすぎです

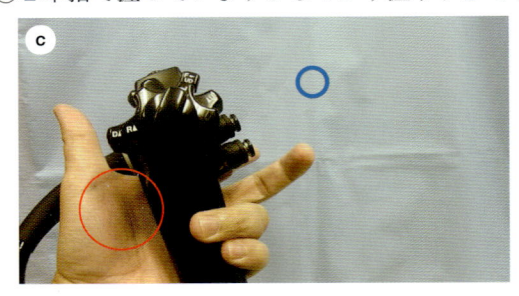

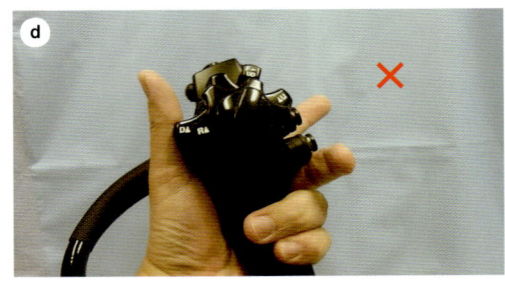

3 操作部を握る深さ

　操作時に使いたい指によって，操作部の把持の仕方を変える必要があります．手が大きい人は特に問題ありませんが，手が通常より小さい人の場合は使う指によって操作部を握る深さを調整します．
ⓐ 左手中指で右アングルを使いたいときは，浅いグリップです
ⓑ 親指でアップアングルを使うときは，普通のグリップです
ⓒ 親指で左アングルを使うときは，深いグリップです

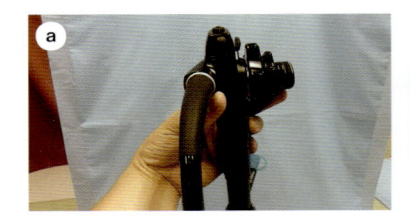

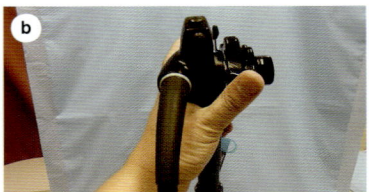

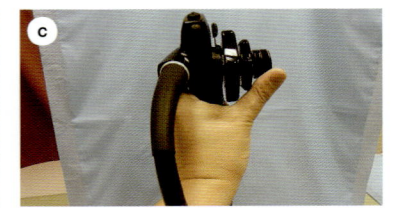

　握り方だけをわかりやすくみるために，テニスのラケットのグリップで示します．余分なものがないのですっきりみえます．

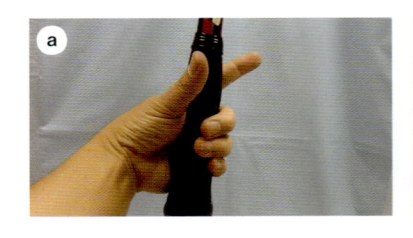

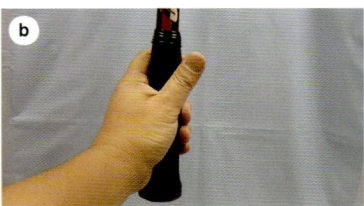

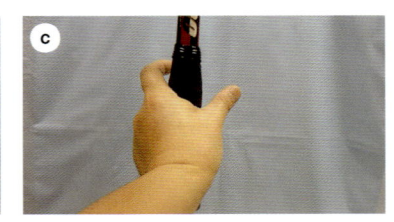

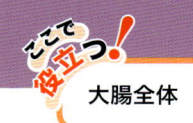

第2章 わかりやすい軸保持短縮法

§3 スコープコントロール

B．アングル操作

大腸全体

第2章§3-Aで説明した握り方に注意して，実際にアングル操作を行ってみましょう．角度が緩やかな屈曲（S状結腸）の挿入などにおける小さな操作であれば，左手親指だけで操作が可能です．角度の急な屈曲（SDJ，MT，肝彎曲）の挿入などにおける大きな操作であれば，左手親指と中指を使うと操作が容易になります．

1 左手親指1本でのアングル操作

2-3-04

短いS状結腸のように上下左右方向のいずれも角度が緩やかな屈曲の挿入の際には，上下アングル操作の際に，左右アングルがかかった状態を維持する必要はありません．そのため，左手の親指1本で上下アングルと左右アングルを操作します．

❶上下アングルと左右アングルがいずれもかかっていない状態です

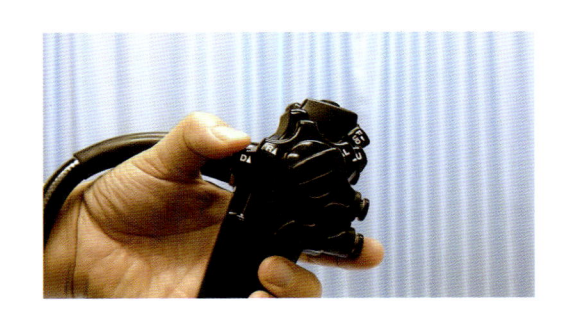

❷親指でアップアングルをかけます

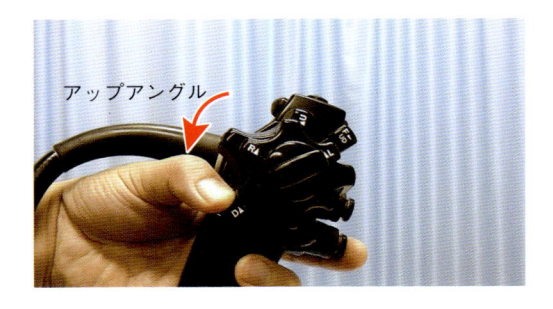

アップアングル

❸親指でダウンアングルをかけます

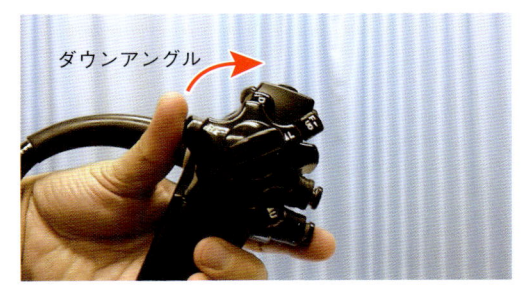

ダウンアングル

❹左アングルをかけます

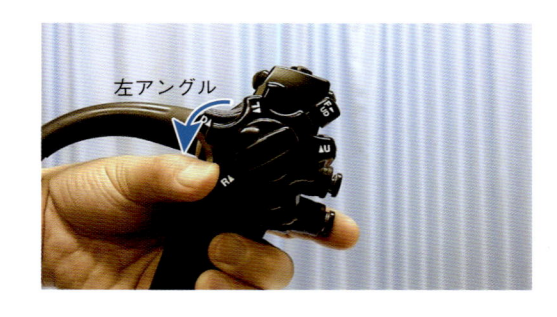

❺右アングルをかけます

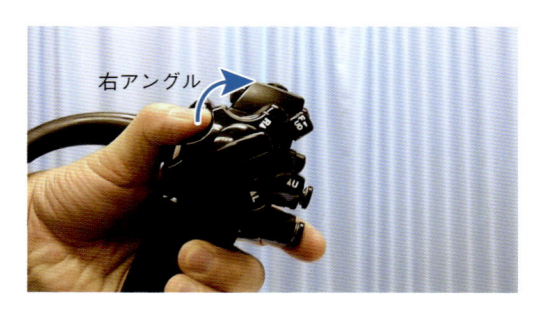

2 左手親指と中指で操作

2-3-05

1）左手親指

　スコープの押し引きの際，左右アングルを維持した状態で上下アングルをかける必要があるとき（SDJや肝彎曲など）には，左手親指と中指の2本で操作を行います．

　まず左手親指の動かし方についてみていきましょう．アップアングルと左アングルを操作します．

❶スタート位置です

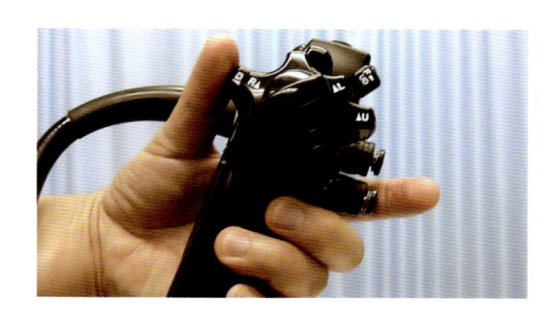

❷アップアングルをかけます．グリップの深さは普通です

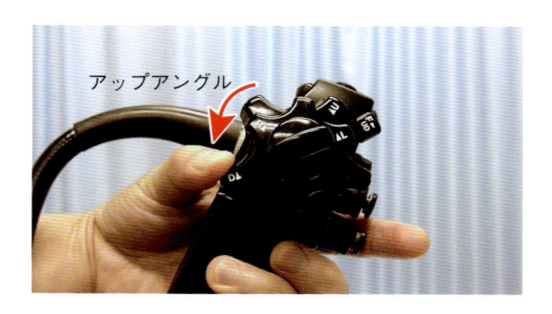

❸左アングルをかけます．グリップは深く握ります．テニスのウエスタングリップ（ラケットを地面に置き，真上から握る持ち方．**第3章§3-A参照**）に似た握り方です

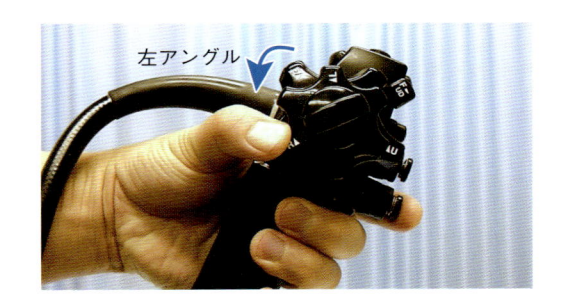

2）左手中指

次に左手中指です．ダウンアングルと右アングルを操作します．

❹ダウンアングルをかけます．グリップの深さは普通です

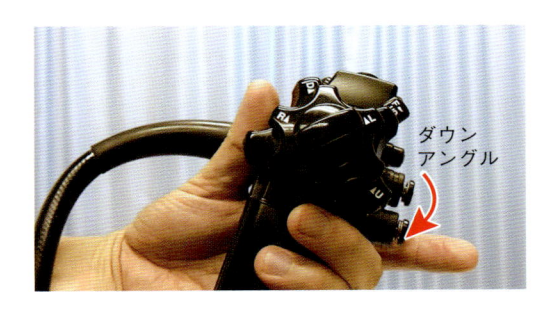

❺右アングルをかけます．グリップは浅く握ります

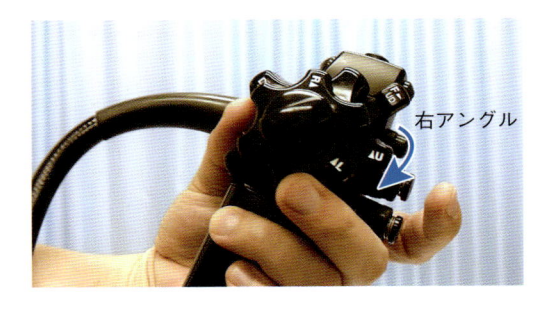

Self-Training

04 上下，左右アングルの基本を身につけるトレーニング①

2-3-06

●用意するもの
- □ イラスト（ヘリコプター）➡ 付録 2
- □ イラスト（長方形と十字）➡ 付録 3

※セッティングの方法はp.39参照

1 長方形と十字のイラストをスコープの正面にセットします

十字の縦の線を画面の12時と6時の方向に合わせます．また，スコープ画面の中央にヘリコプターのイラストを貼ります．

2 アップアングルとダウンアングルを操作します

目標が画面の中央より上にあればアップアングルを，中央より下にあればダウンアングルを使います．

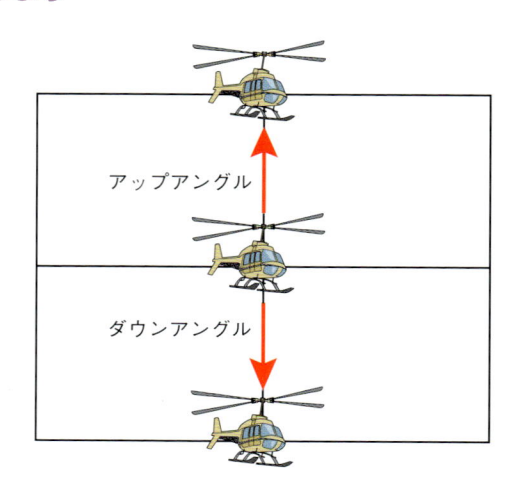

❶アップアングルでヘリコプターを十字の上端まで進めます
❷中央に戻します
❸ダウンアングルでヘリコプターを十字の下端まで進めます
❹再び中央へ戻します

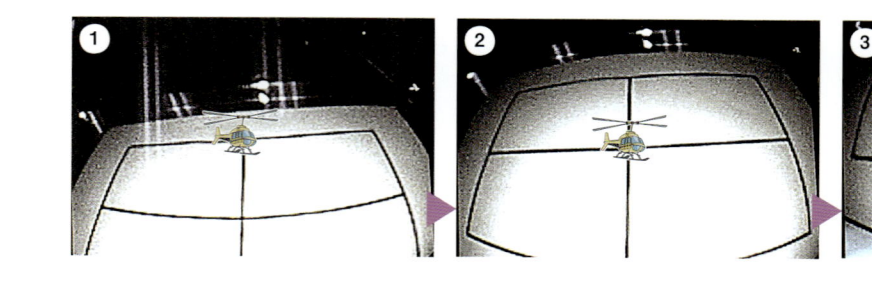

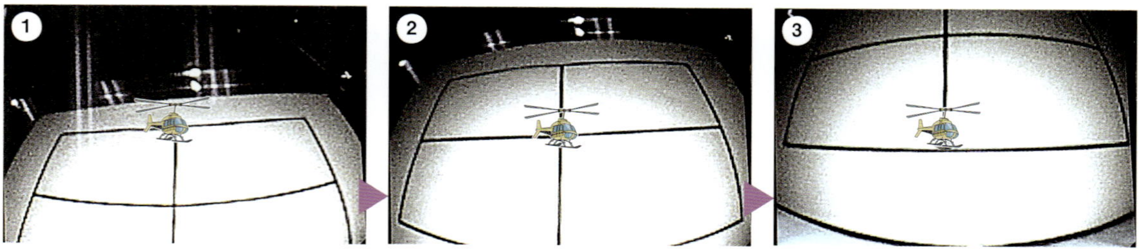

52　1カ月で身につく！ひとりで学ぶ大腸内視鏡挿入法

●第2章 わかりやすい軸保持短縮法 §3 スコープコントロール

3 左アングルと右アングルを操作します

目標が画面の中央より左にあれば左アングル，中央より右にあれば右アングルです．

❶左アングルでヘリコプターを十字の左端まで進めます
❷中央に戻します
❸右アングルでヘリコプターを十字の右端まで進めます
❹再び中央へ戻します

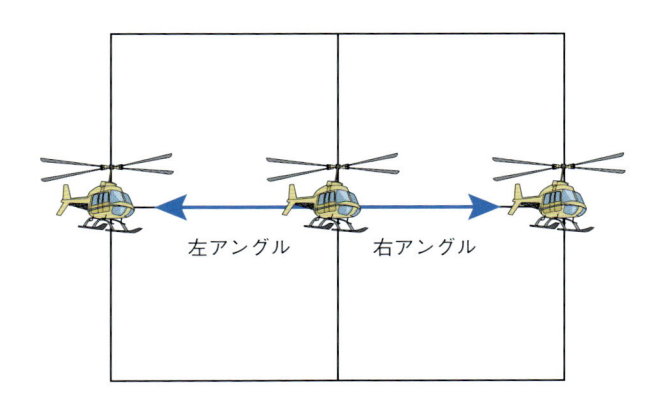

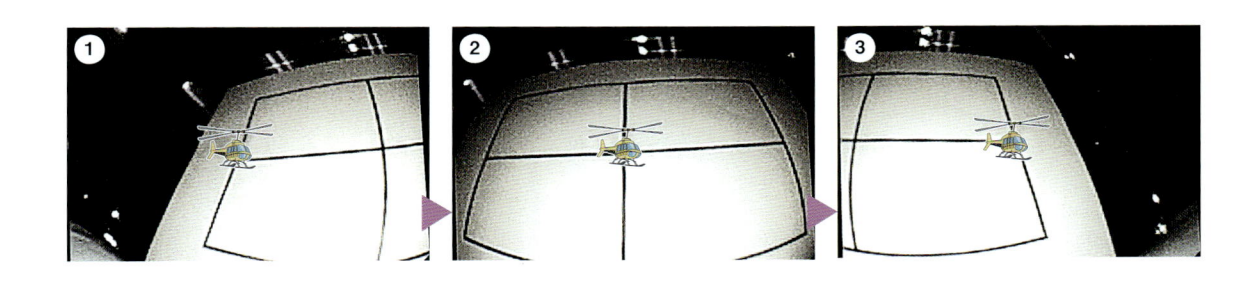

Self-Training

Self-Training

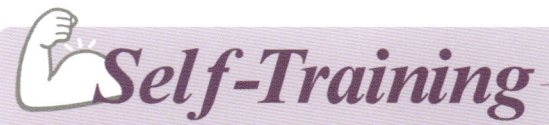

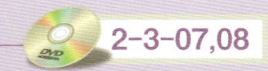

2-3-07,08

05 上下，左右アングルの基本を身につけるトレーニング②（長方形の外周を1周する）

●用意するもの
- □ イラスト（ヘリコプター） → 付録2
- □ イラスト（長方形と十字） → 付録3

※セッティングの方法はp.39参照

1 長方形の外周をヘリコプターで1周します

Self-Training 04で練習したアングル操作を組み合わせて，十字の中央から長方形の左上，左下，右下，右上と1周します．

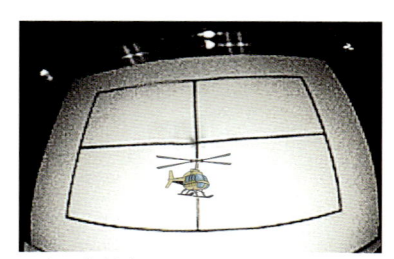

スタート地点

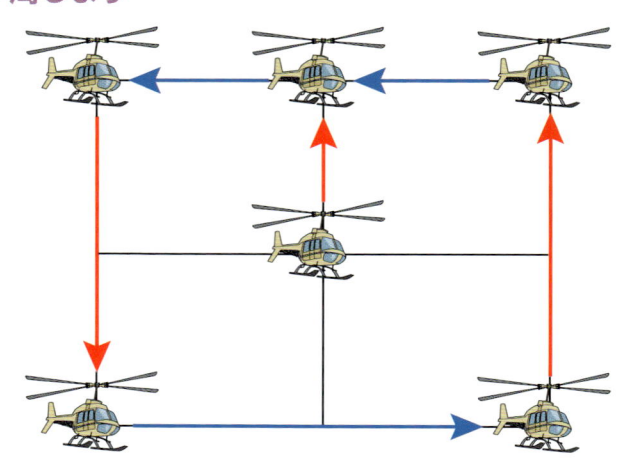

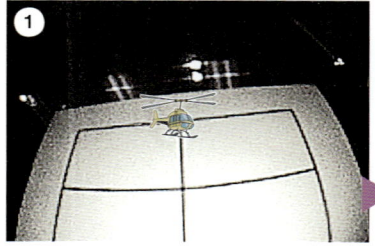

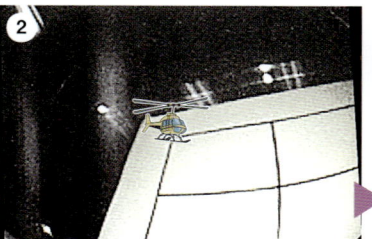

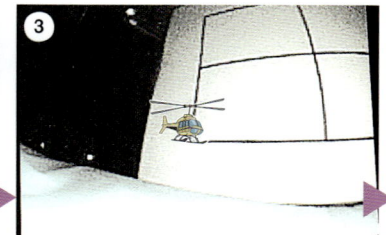

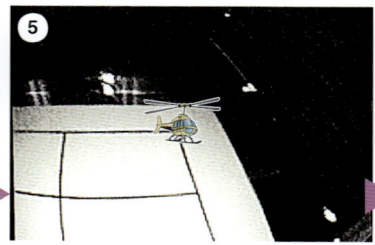

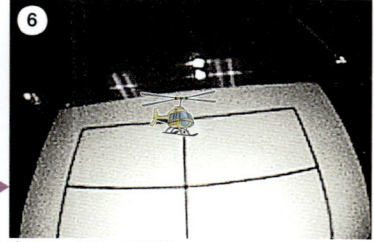

1 アップアングルで移動
2 左アングルで移動
3 ダウンアングルで移動
4 右アングルで移動
5 アップアングルで移動
6 左アングルで移動

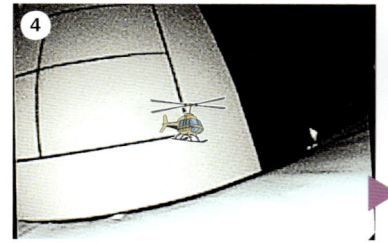

54　1カ月で身につく！ひとりで学ぶ大腸内視鏡挿入法

● 第2章 わかりやすい軸保持短縮法　§3 スコープコントロール

2 アングルノブの操作を示します

1）左手親指の操作

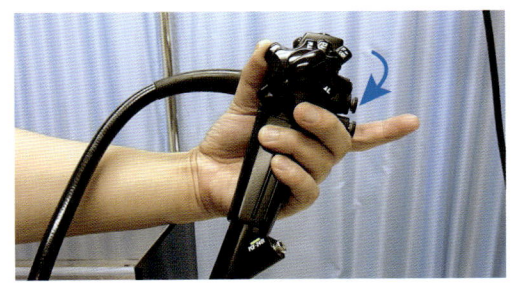

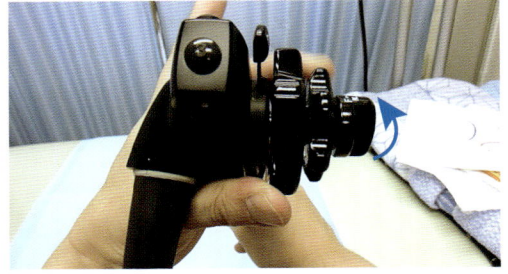

❶アップアングルをかけています

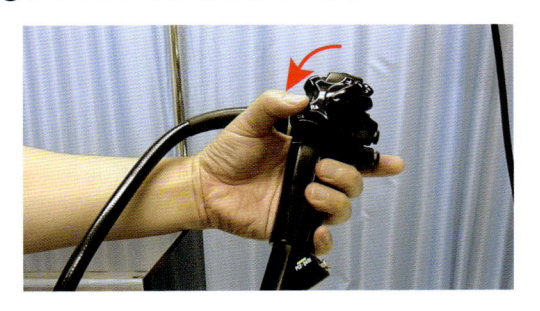

❷左アングルをかけます（右は後方からみた図です）

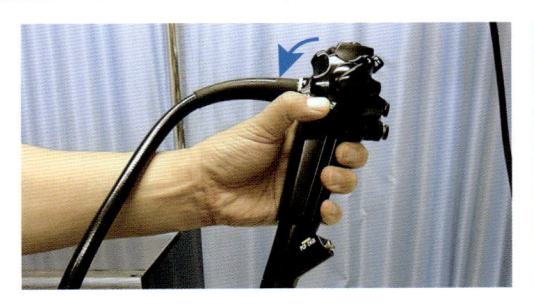

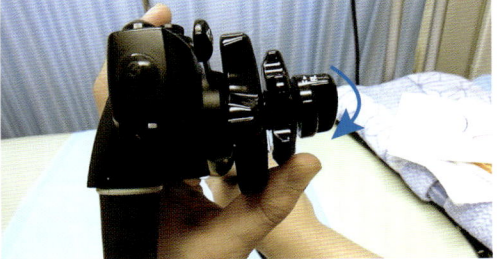

❸左アングルを維持してダウンアングルをかけます

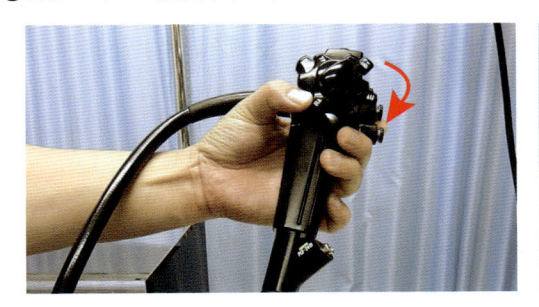

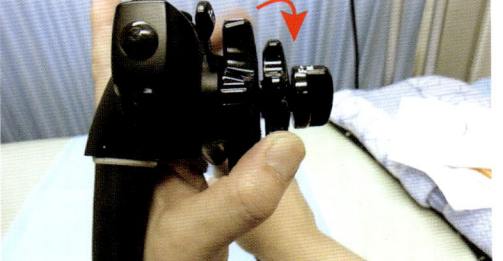

❹右アングルをかけます

Self-Training

❺アップアングルをかけます

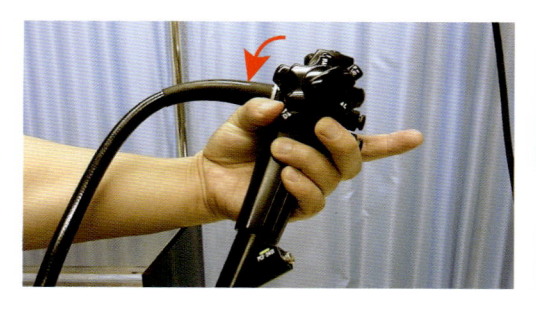

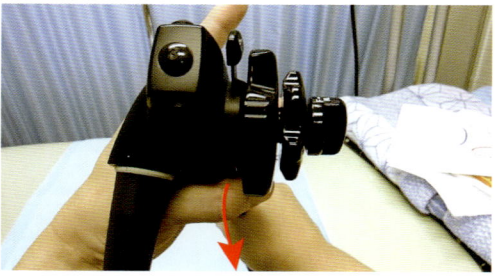

❻左アングルをかけます

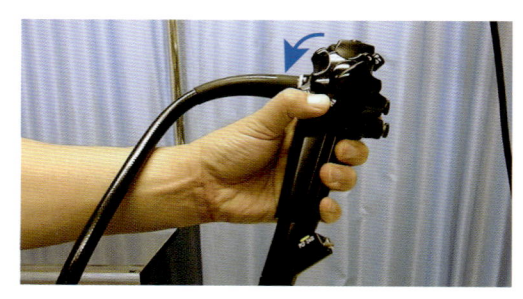

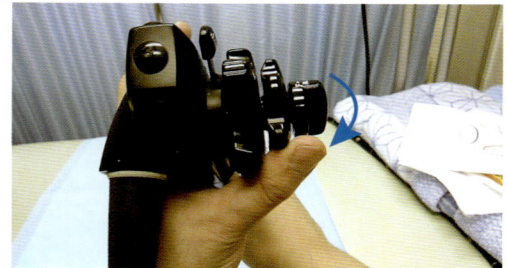

2) 8の字を描く

　ここでアングルノブの操作に注目すると，術者からみて8の字を描くようにアングルを動かすと，ヘリコプターが反時計方向に外周を1周します．

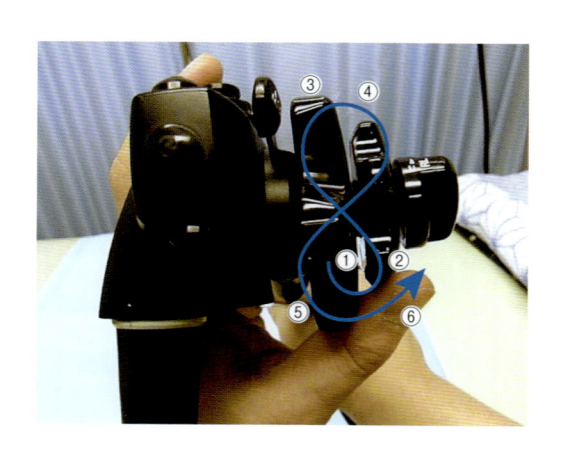

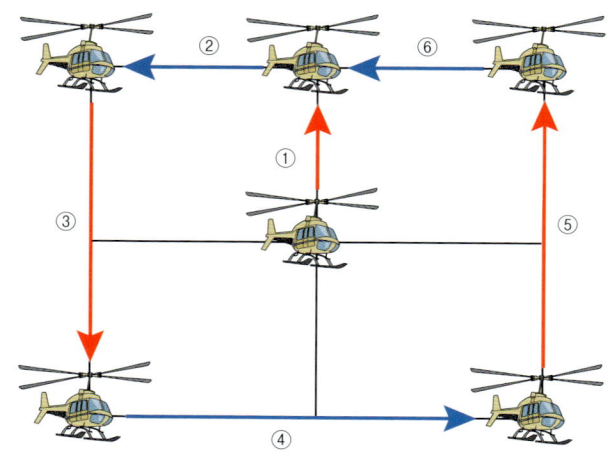

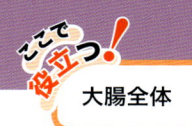

第2章 わかりやすい軸保持短縮法

§3 スコープコントロール

C．ターン操作

ここで役立つ！ 大腸全体

スコープのコントロール法には2つあります．左右のターン操作とアングルノブによるアングル操作です．第2章§3-Bでアングル操作について説明したので，ここではターン操作について説明します．

1 ターン操作で屈曲のみえ方を変える

アングル操作では画面の向きは変化しません．TCSでは画面の向きを変化させることで，画面上での屈曲の位置をスコープを進めやすい方向にもってくる必要があります．挿入中に画面の向きを変化させるには，ターン操作が必要です．ここでは最もよく使う120°の右ターンの操作を例に説明します．

2 ターンの仕組み（120°右ターンの場合） 2-3-09

1) 0°～120°の右ターン

親指が12時の位置からスタートすると，90°以上右ターンしたときに把持している右手がきつくなります．

❶ スタート地点です
❷ 右へターンします
❸ 120°右ターンすると，右手がきつくなります

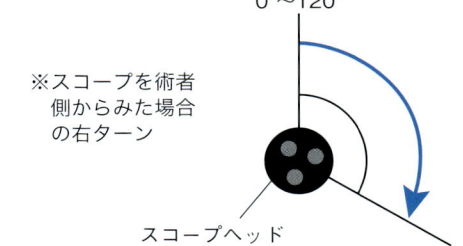

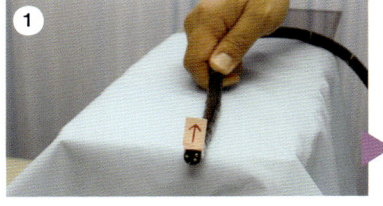

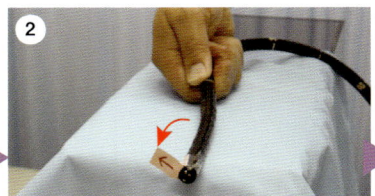

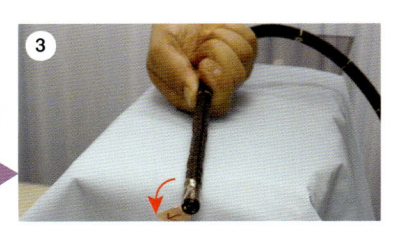

0°～120°

※スコープを術者側からみた場合の右ターン

スコープヘッド

2）－120°〜0°の右ターン

　上級者は無理なくターン操作をできるように工夫しています．120°右ターンするときは，前もって右手を反時計回転して持ち替えています．

❶スタート地点です
❷右手を反時計回転して持ち替えます
❸右へターンします
❹120°ターンしても右手がきつくなりません

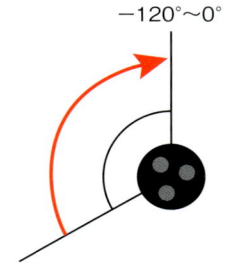

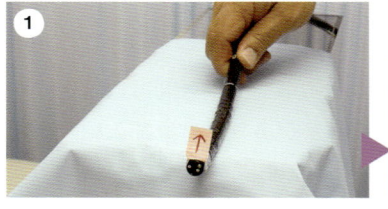

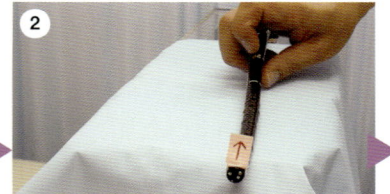

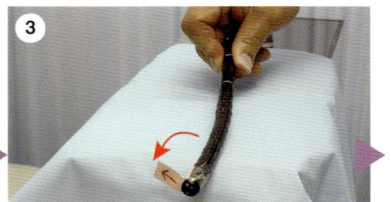

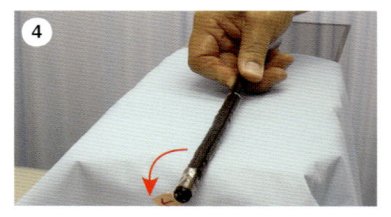

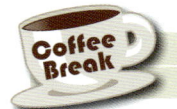

研修医がよくやってしまう失敗例

- 押しで視野をつくろうとする
- 視野がみえるまで空気を入れる
- 抜けたくないと思って，アップアングルを強くかけたまま，スコープを引いてしまう
- 道なりに挿入してしまう（管腔のど真ん中を挿入してしまう傾向になります）
- アングル操作とターン操作の優先順位を決めてないと，つい操作が容易なターン操作に頼ってしまい，上級者と違うスコープ操作になってしまう
- 1つの方法に固執して，協調運動を忘れて周りがみえなくなってしまう

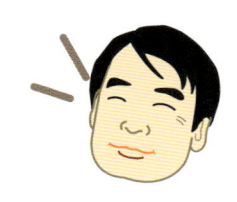

●第2章 わかりやすい軸保持短縮法　§3 スコープコントロール

3）−60°〜60°の右ターン

あるいは素早く60°程度反時計方向に持ち替えて，無理のない体勢で120°右ターンを行っています．

❶スタート地点です
❷右手を軽く離します
❸反時計方向に60°程度持ち替えます
❹右手を元の位置へ戻します（60°右ターン）
❺右手を時計方向に60°ターンさせます（120°右ターンに）

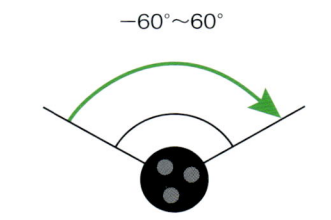

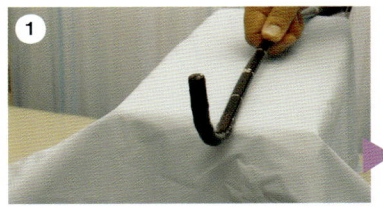

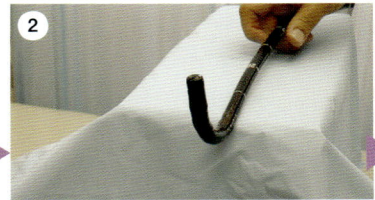

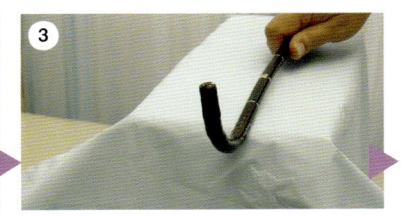

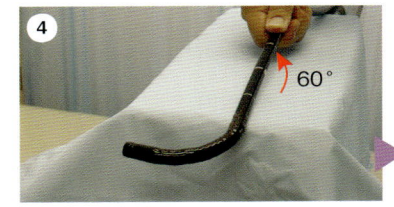

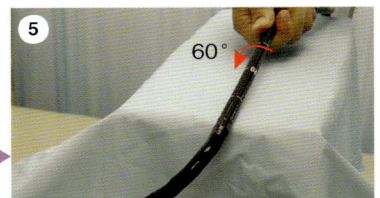

4）（−60°〜0°）×2回の右ターン

そのほかに，60°の反時計方向への持ち替えを2回行っていることもあります．

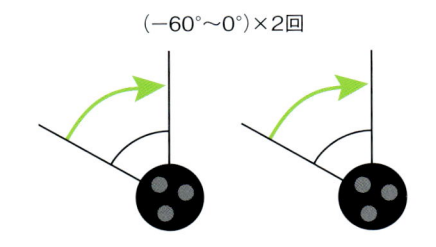

C．ターン操作　59

Self-Training

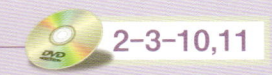

2-3-10,11

06 ボールペンを使った120°ターンのトレーニング

●用意するもの
□ ボールペン

1 ボールペンを親指が上になるように持ちます

最も使う120°右ターンの4つのパターン（**第2章§3 -C参照**）を練習します．ボールペンのクリップの位置をみると，ターンの様子がよくわかります．
① 0°〜120°の右ターン
②-120°〜0°の右ターン
③-60°〜60°の右ターン
④（-60°〜0°）×2回の右ターン

2 -120°〜0°の右ターンです

親指を反時計方向に120°回転させて持ち替えます．持ち替えた後は，右手の力を脱力すると自然と120°右ターンします．120°右ターンしても終わりの体勢が崩れていません．

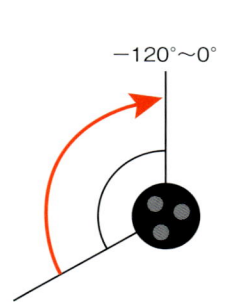

❶スタート地点（ボールペンのクリップが12時方向にくるように持ちます）
❷反時計方向に120°回転させて持ち替えます
❸ボールペンを右へターンさせます
❹親指が元の位置にくるまで回転させます（120°右ターン）

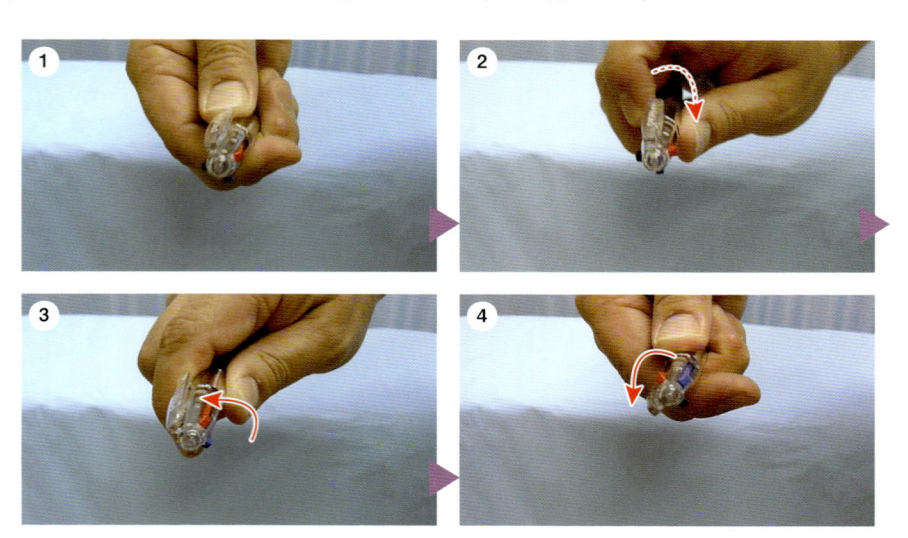

3 (−60°〜0°) ×2回の右ターンです

親指を60°反時計方向に持ち替えて，右ターンします．

❶スタート地点（ボールペンのクリップが12時方向にくるように持ちます）
❷反時計方向に手を60°回転させます
❸ボールペンを右へターンさせます（60°右ターン）
❹再び反時計方向に手を60°回転させて持ち替えます
❺ボールペンを右へターンさせます（120°右ターン）

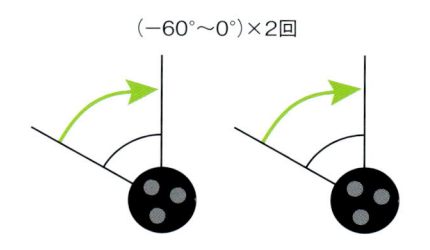

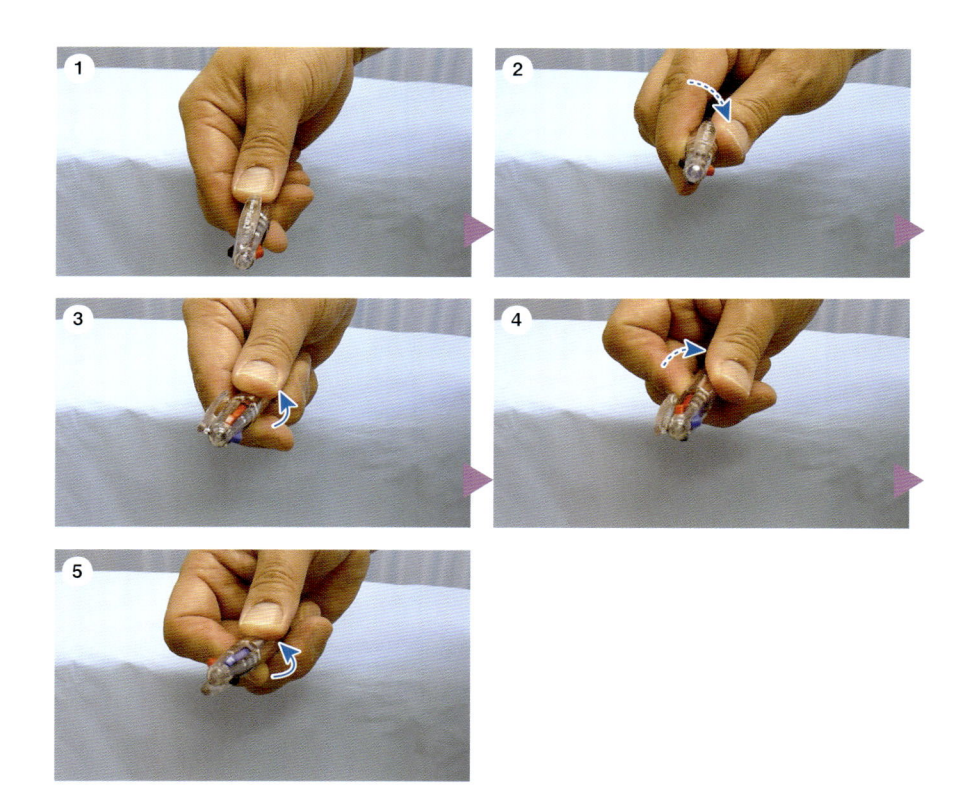

(−60°〜0°)×2回

Self-Training

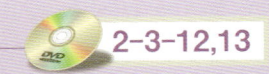

07 アングル操作とターン操作を組み合わせたトレーニング

2-3-12,13

- ●用意するもの
  - □ イラスト（ヘリコプター）→ 付録❷
  - □ イラスト（長方形と十字，半円）→ 付録❹

※セッティングの方法はp.39参照

1 ターン操作で半円の上を移動させる

アップアングルをかけた状態でスコープを固定します．ターン操作だけで半円上を移動できます．

❶左ターンです
❷右ターンです

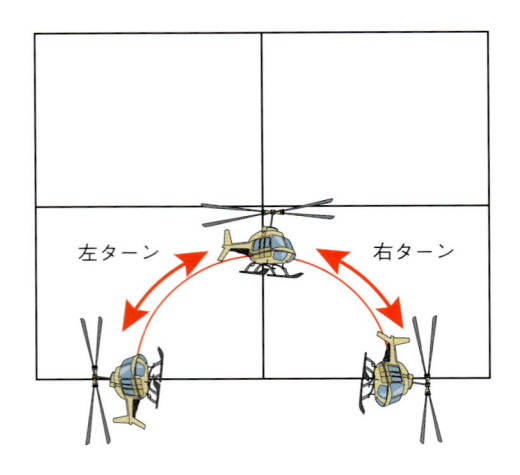

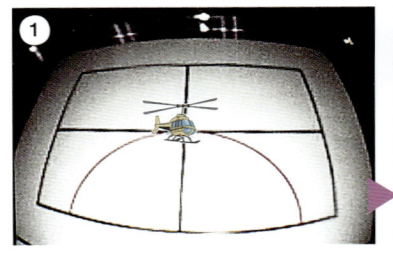

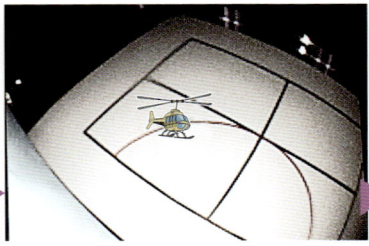

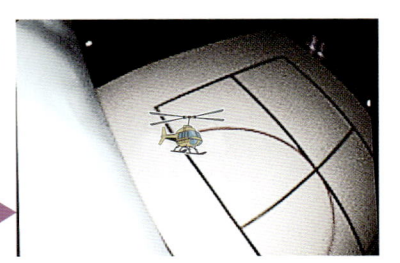

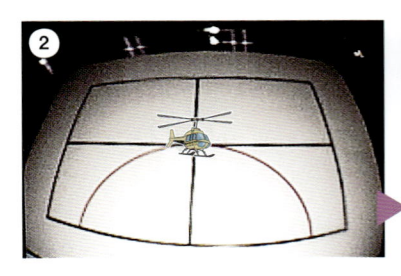

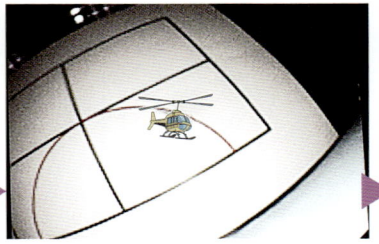

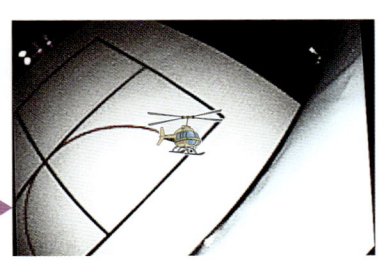

●第2章 わかりやすい軸保持短縮法　§3 スコープコントロール

2 長方形の外周をヘリコプターで1周する

1）イメージ

ターン操作と上下アングルだけで操作します．目標が画面の上半分にあればアップアングルを強めながらターンします．目標が画面の下半分にあればアップアングルを弱めながらターンします．

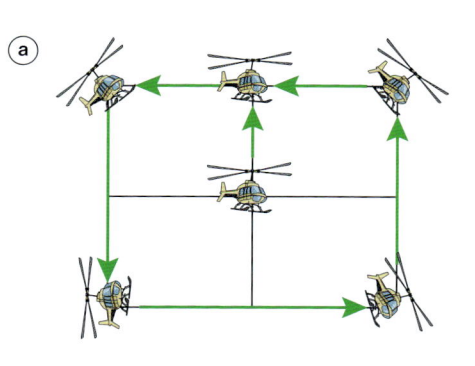

ⓐ ターン操作しながら上下アングル操作を協調させたイメージ

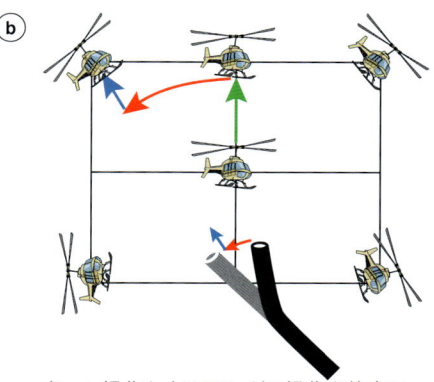

ⓑ ターン操作と上下アングル操作を故意に分けて行ったイメージ

2）実際のスコープ操作

長方形の外周をヘリコプターで移動します．まるでヘリコプターの操縦のようです．

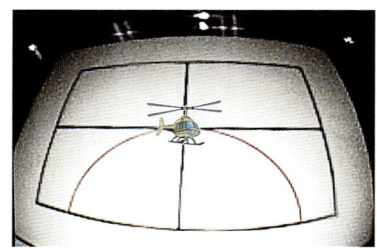

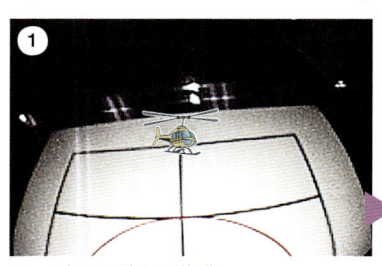

① アップアングルで移動

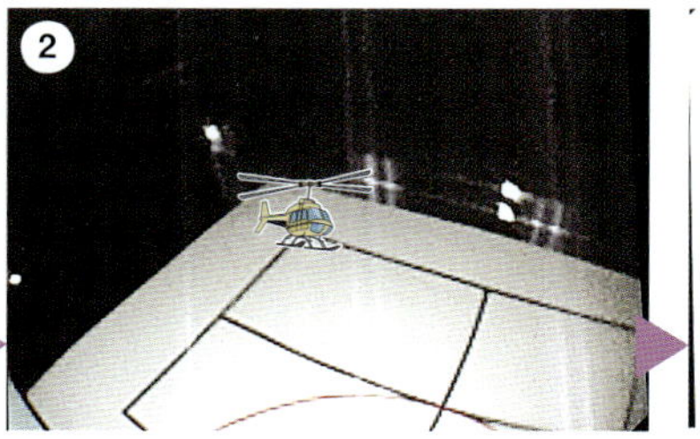

② アップアングルを強めながら，左ターンで移動

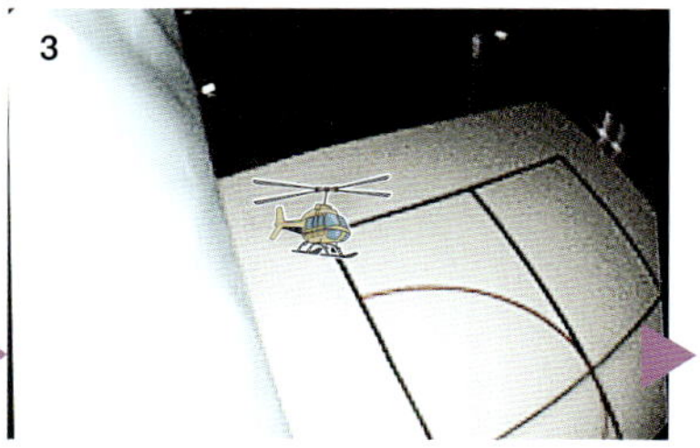

③ アップアングルを弱めながら，左ターンで移動

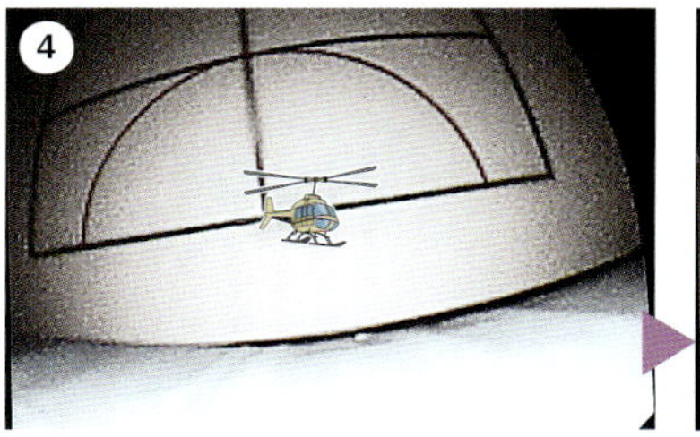

④ アップアングルを弱めながら，右ターンで移動

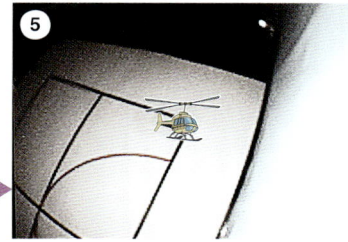

⑤ 右ターンで移動

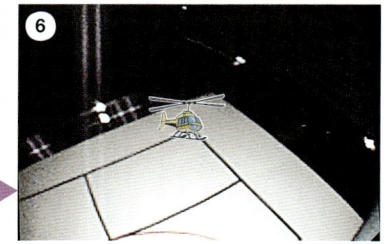

⑥ 左ターンで移動

Self-Training

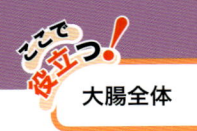

第2章 わかりやすい軸保持短縮法

ここで役立つ！ 大腸全体

§4 間合いのとり方

A．腸管の粘膜に対する間合い

間合いには2種類あります．1つは，スコープヘッドを腸管の粘膜に対して適度な距離に保つ間合いです．これは腸管を傷つけずスムーズに挿入するために必須ですし，スコープを屈曲に挿入する際にも大切になります．もう1つは，スコープヘッドを屈曲に引っかけて越える際のスコープを進める距離感と力加減に関する間合いです．ここでは，腸管の粘膜に対する間合いについて説明します．

1 屈曲では間合いが大切

　スコープを挿入する際，腸管の粘膜と適切な間合いをとることは非常に大切です．特にスコープヘッドを屈曲に挿入する際には，最初はみえていた屈曲が途中で画面から消えてしまうため管腔を見失うことがありますが，対側粘膜との間合いをつかんでおけばスムーズに挿入できます．アップアングルを使って12時方向の屈曲へ挿入する場合を例に，屈曲に挿入する際の間合いについて詳しくみていきます．

1）12時方向の屈曲にアップアングルで挿入するときの間合い

ⓐ スコープ画面で屈曲がみえる状態です．スコープヘッドは屈曲の手前にあります．この状態でアップアングルをかけても，スコープヘッドは屈曲に届きません

ⓑ スコープ画面から屈曲がぎりぎりみえなくなりそうです．この時点でも，スコープヘッドは届きません

ⓒ スコープ画面から屈曲がみえなくなって，さらにスコープを挿入すると，ようやくスコープヘッドが屈曲に届きます

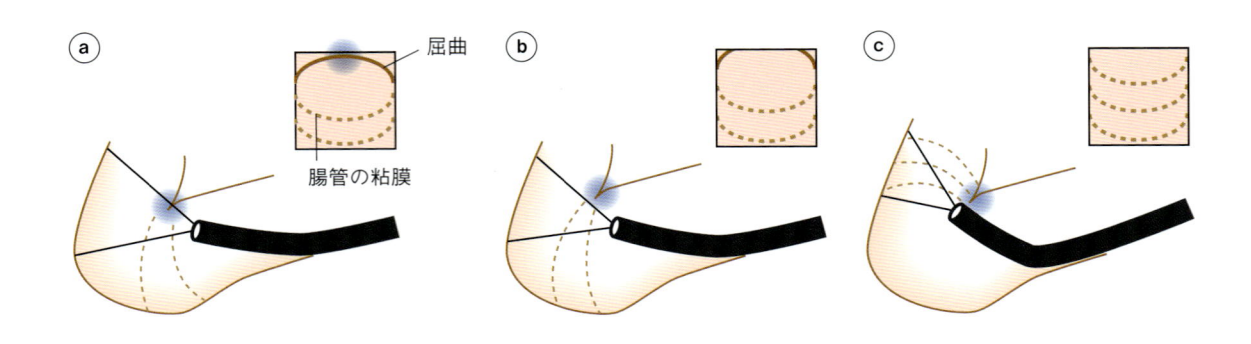

ⓐ 屈曲／腸管の粘膜　ⓑ　ⓒ

2）透明フードを装着した場合

透明フードを装着すると屈曲部での間合いがとりやすくなります．スコープヘッドが屈曲を越さない状態で，スコープ画面上で屈曲を確認しながら，スコープヘッドを屈曲に引っかけて，アングル操作やターン操作で挿入できるからです．透明フードを装着するデメリットは，管腔の狭い部位での反転操作のときなどに，粘膜にこすり傷をつけることです（例えば，直腸での反転操作など）．

透明フードを使わないときは，より距離感（間合い）を大切にする必要があります．

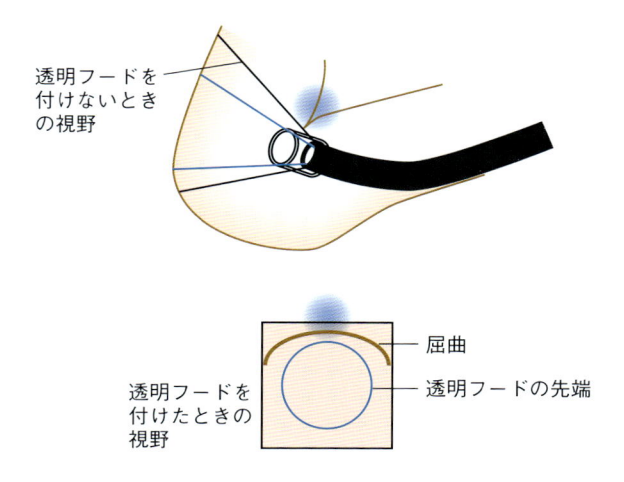

2 透明フードを装着して屈曲を越える　2-4-01,02

透明フードを装着して挿入した場合のイメージです．屈曲の手前から，透明フード越しに屈曲部を確認しながらスコープを挿入可能です．

❶スタート地点です．バリウムコップの底に穴をあけて肛門とし，コップの縁を屈曲とみなします

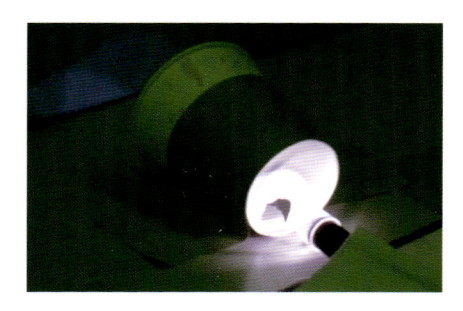

❷スコープを挿入します

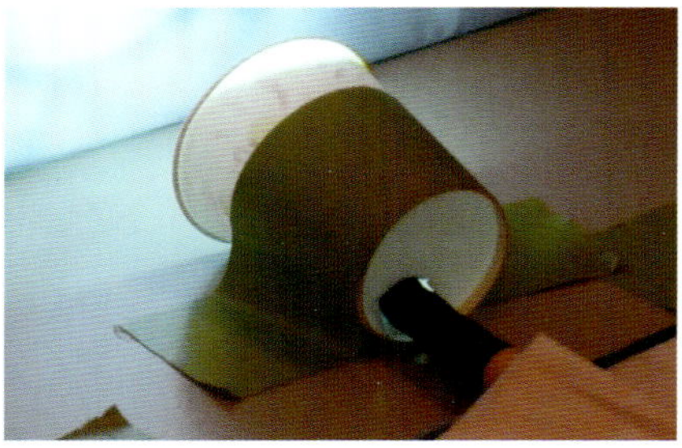

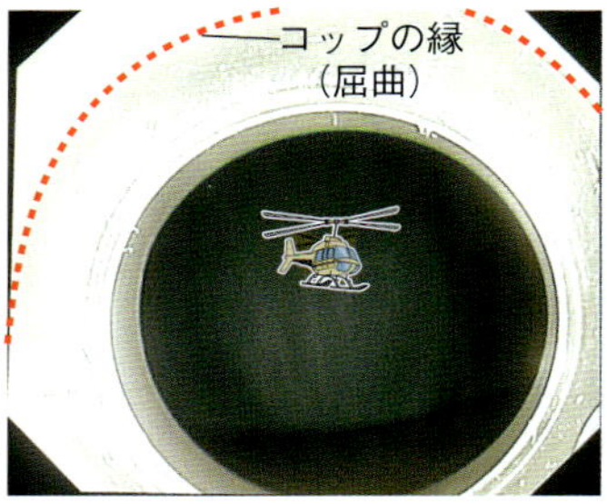

A．腸管の粘膜に対する間合い

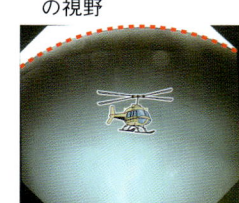

❸ p.64のイラスト©の位置で，透明フードを屈曲に引っかけます

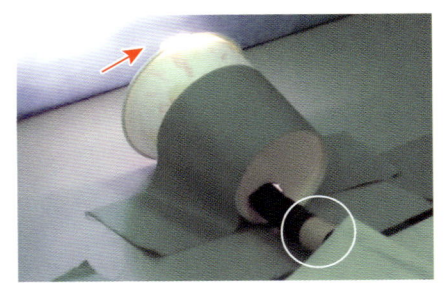

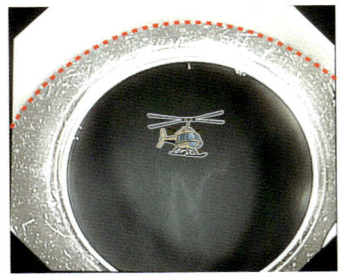

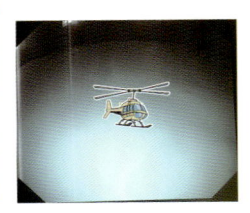

❹ 徐々にアップアングルを強くかけます

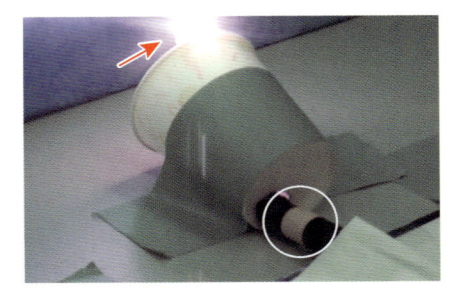

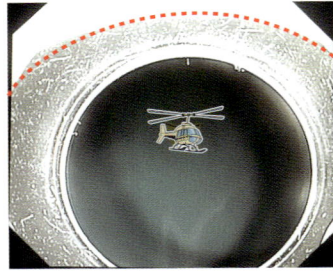

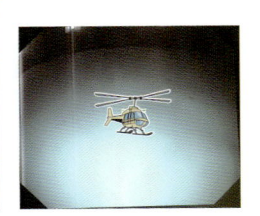

❺ 屈曲を越えました．❷の地点からみると，4 cm程度スコープを進めました

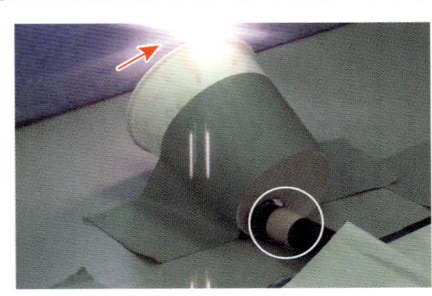

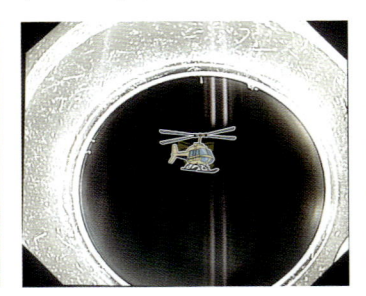

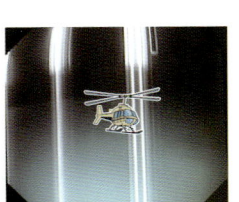

　　画面は変化しませんが，スコープシャフトに貼ったテープの位置をみるとスコープが少しずつ深く挿入されています．スコープヘッドの光の向きが変化して，アップアングルが強くなっていることがわかります．

3 透明フードなしで屈曲を越える

1）屈曲がみえなくなってからスコープを進める距離

　　透明フードなしで挿入する場合は，スコープを進める距離感が非常に大切になります．スコープ画面で屈曲がみえなくなる位置まで進み，さらに奥まで進んでから，アップアングルなどをかけるためです．そこで，屈曲が画面からみえなくなってからスコープヘッドが屈曲に引っかかるまで，スコープヘッドを進める距離を知るために，スコープヘッドが屈曲の粘膜に引っかかっている状態からアップアングルを解除して，どのくらい引いたら屈曲がみえるか確かめました．

❶アップアングルでコップの縁（屈曲）にスコープヘッドを5mm程度引っかけます

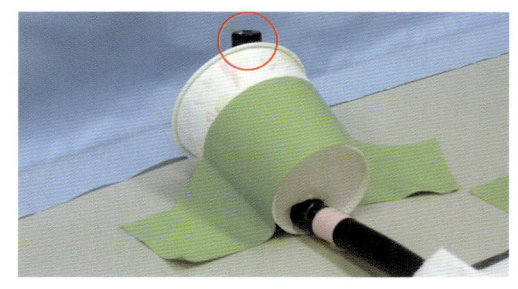

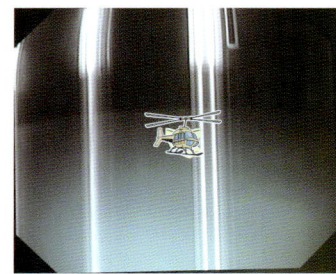

❷アップアングルを緩め，スコープヘッドを屈曲から離します

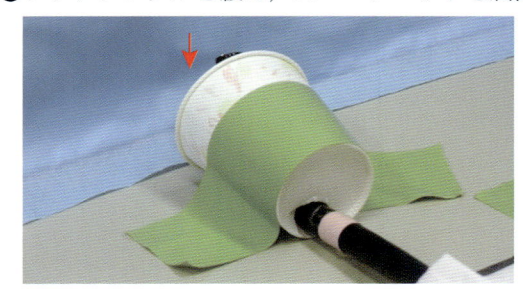

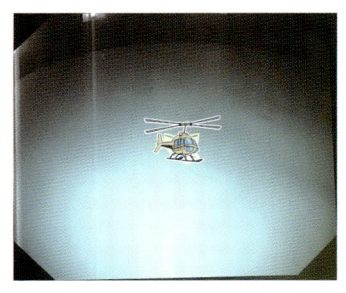

❸ゆっくりスコープを引いてきます．どのくらいスコープを引いたら，画面上に屈曲がみえてくるかを確かめます．ここでは4cm程度必要でした

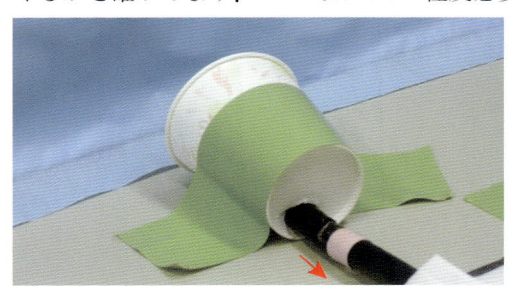

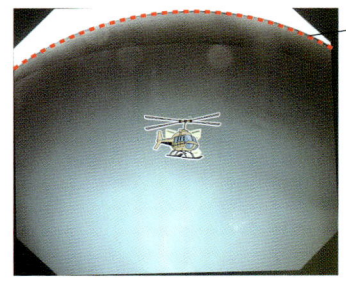

屈曲
（コップの縁）

A．腸管の粘膜に対する間合い

2）イメージ

1）の動きをイラストで示すと，次のようになります．

❶アップアングルでコップの縁にスコープヘッドを引っかけます
❷アップアングルを緩めます
❸ゆっくりスコープを引いていきます（ここでは4 cm程度）

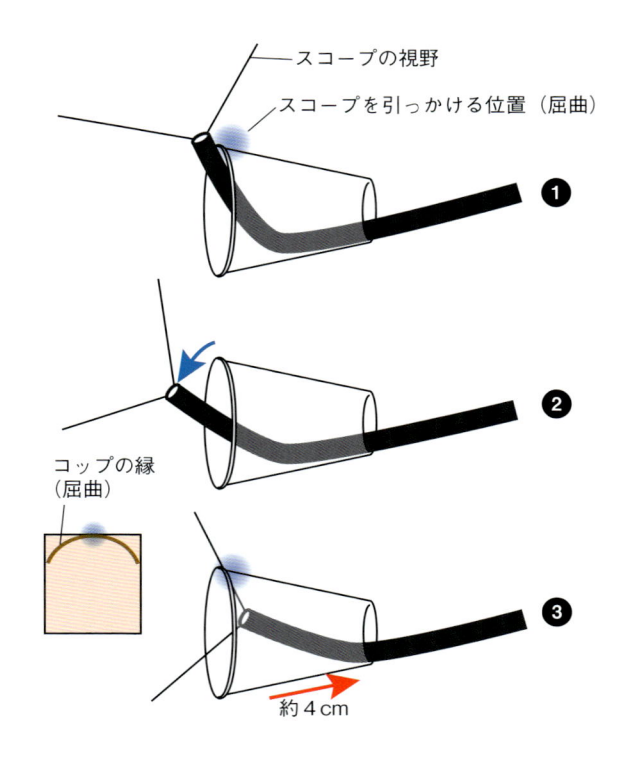

逆算すると，スコープ挿入時には画面上で屈曲がみえなくなった地点から4 cm程度スコープを進めないと，屈曲にスコープヘッドを引っかけることができないことになります．

❶スコープを屈曲がみえなくなる地点まで進めます
❷進みながらアップアングルをかけます
❸4 cm程度進めたところで，屈曲にスコープヘッドを引っかけます（屈曲を越えて次の管腔へ進むことができます）

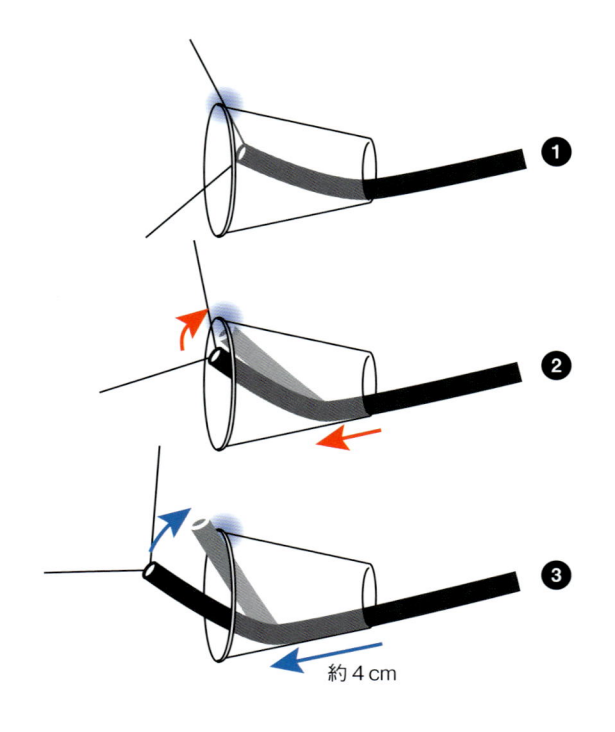

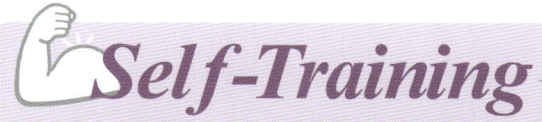

●第2章 わかりやすい軸保持短縮法 §4 間合いのとり方

Self-Training
08 ターン操作とアップアングルで直線上を移動するトレーニング

DVD 2-4-03,04

●用意するもの
　□ イラスト（ヘリコプター）➡ 付録❷
　□ イラスト（長方形と平行線）➡ 付録❺

※セッティングの方法はp.39参照

　スコープヘッドにアップアングルをかけてターンすると，スコープヘッドの動きは半円を描きます．
　スコープヘッドをターンしながら粘膜との間合いを調節するには，右手と左手の協調運動が必要です．ターンしながらアップアングルを調節して，スコープを引いたり進めたりします．

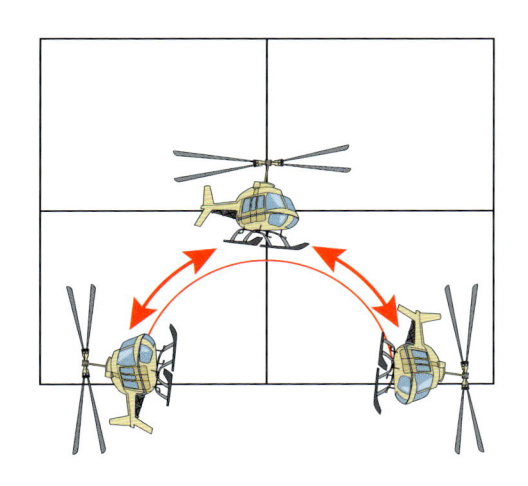

1 右ターンとアップアングルで直線の上を移動します

　左右アングルを使わず，右ターンとアップアングル，スコープの押し引きによってスコープヘッドを直線の端から端へと進めるトレーニングです．スコープヘッドがイラストにぶつからないように，右手と左手の協調運動で適度な間合いを保つ必要があります．

❶右ターンしながら，アングルやスコープの引きを調整して，直線的にスコープヘッドを動かしていきます

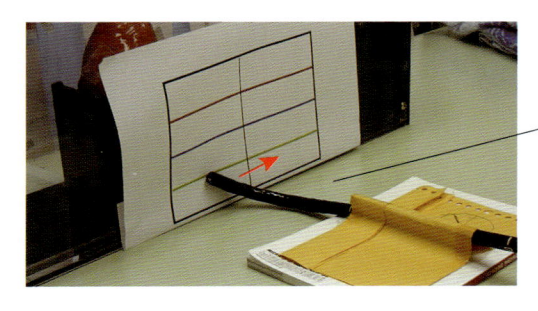

軽いアップアングルがかかった状態

❷右ターンしながらアップアングルを徐々に緩め，スコープを引きます

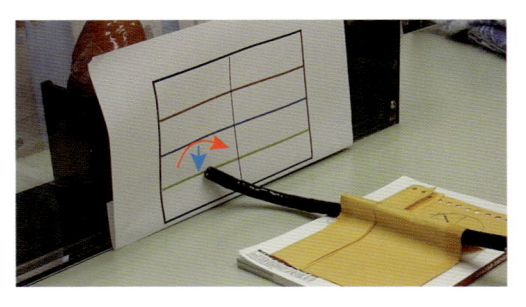

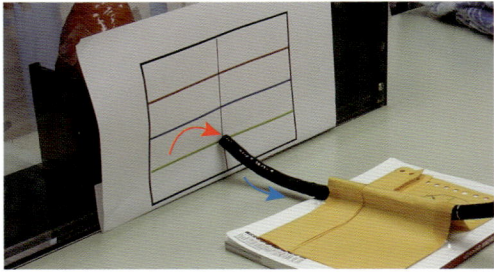

❸中央を越したら，アップアングルを強めながらスコープを進めます

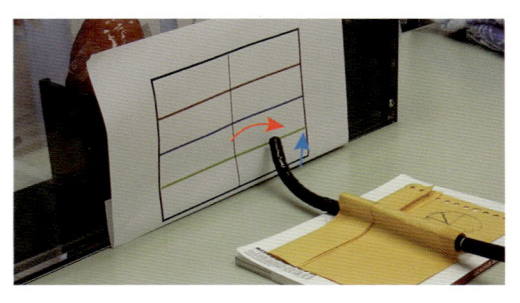

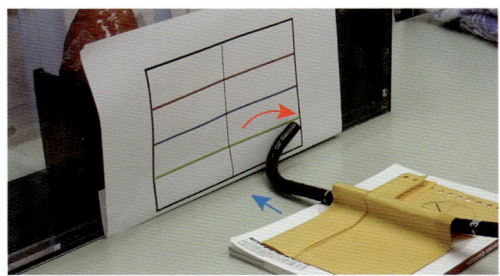

2 スコープ画面です

青い線の上を左から右に移動します．

❶中央までは，右ターンしながらアップアングルを緩めていきます

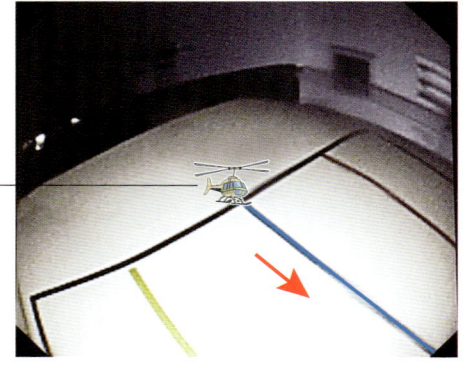

スタート地点

❷右ターンしながらアップアングルを徐々に緩め，スコープヘッドがイラストにあたらないようにスコープを引きます

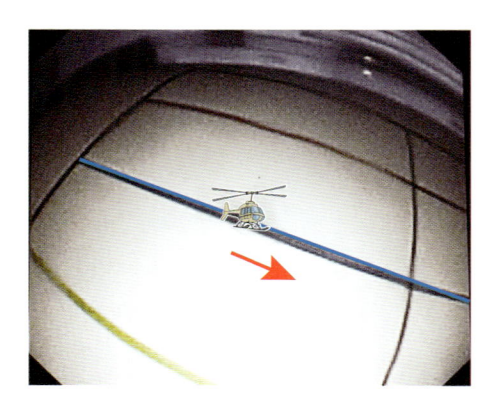

❸中央まできました．アップアングルを最も緩くし，スコープを最も引いています

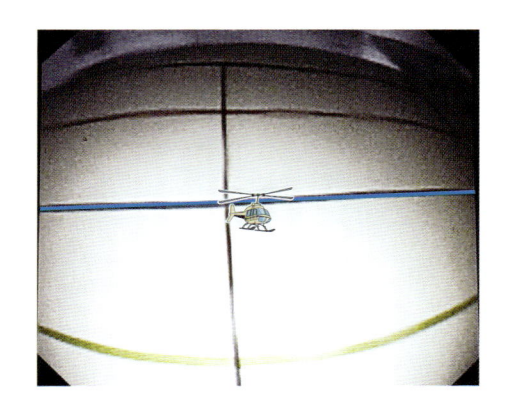

❹中央からさらに右ターンします．今度はアップアングルを強めながら，イラストの直線との間合いを一定にするためにスコープを進めます

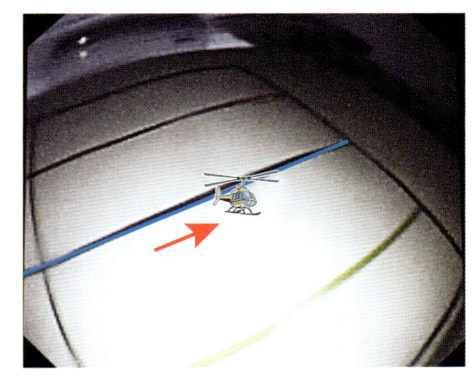

❺さらに右ターンします．アップアングルをさらに強め，スコープを進めるとゴール地点に到達します

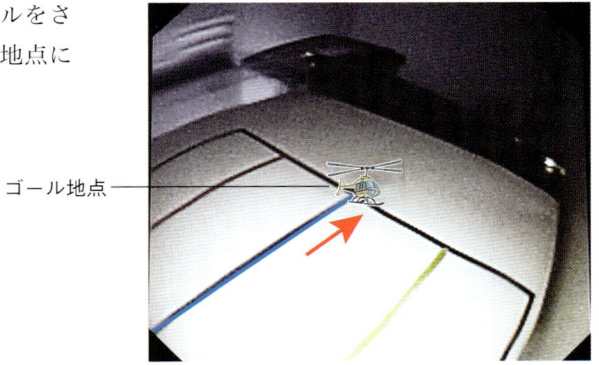

ゴール地点

Self-Training

09 ターン操作とアップアングルでV字状に移動するトレーニング

2-4-05

●用意するもの
  □ イラスト（ヘリコプター）➡ 付録2
  □ イラスト（V字）➡ 付録6

※セッティングの方法はp.39参照

1 ターン操作とアップアングルでV字状に移動します

左右アングルを使わず，右ターンとアップアングル，スコープの押し引きによってスコープヘッドをV字の端から端へ進めるトレーニングです．スコープヘッドがイラストにぶつからないよう，右手と左手の協調運動で適度な間合いを保つ必要があります．

❶スタート前です

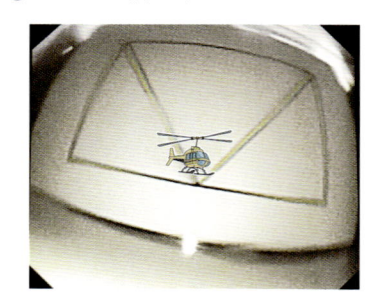

❷V字の左端からスタートです．右ターンで進んでいきます

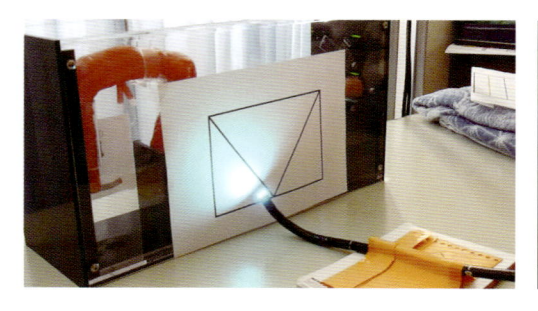

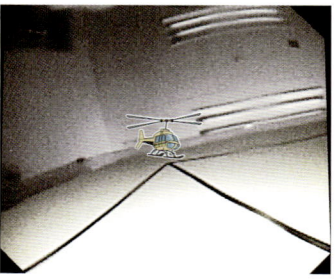

●第2章 わかりやすい軸保持短縮法 §4 間合いのとり方

❸V字の中央までは，アップアングルを緩めながらスコープを引きます

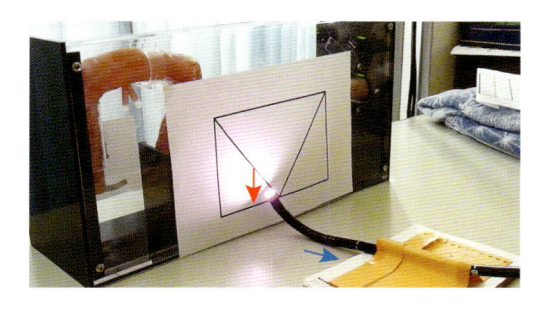

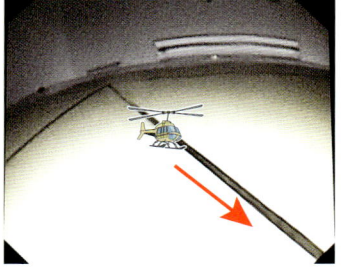

❹V字の中央です．引き続き，右ターンで進んでいきます

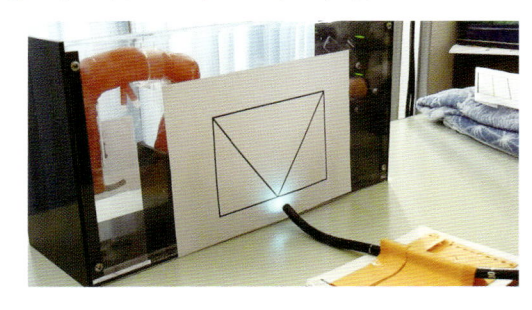

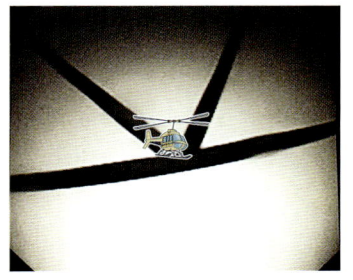

❺V字の中央からは，アップアングルを強めながらスコープを進めます

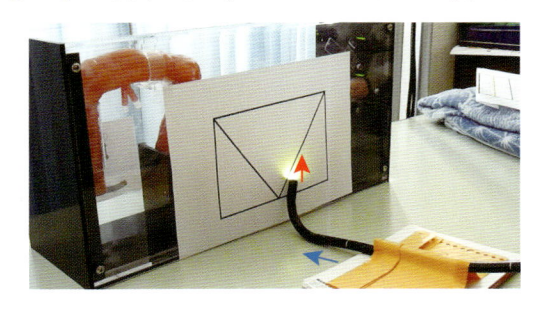

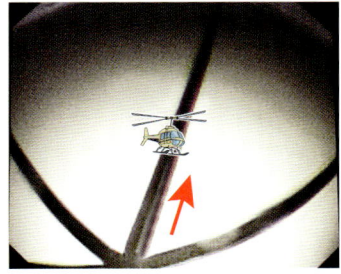

❻V字の右端までヘリコプターを飛ばします

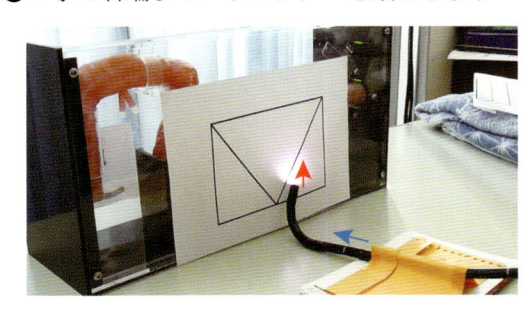

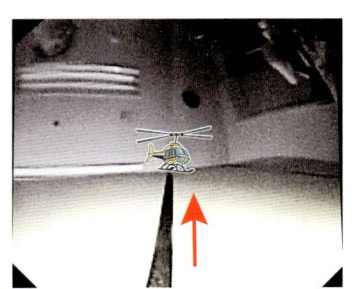

Self-Training

Self-Training

2-4-06〜09

10 ターン操作とアップアングルで曲面を移動するトレーニング

●用意するもの
□ 膿盆
□ イラスト（ヘリコプター）　➡ 付録❷

※セッティングの方法はp.39参照

　直線ではなく，曲面に対する協調運動です．Self-Training 08，09は2次元でしたが，今度は3次元の協調運動のトレーニングとなります．

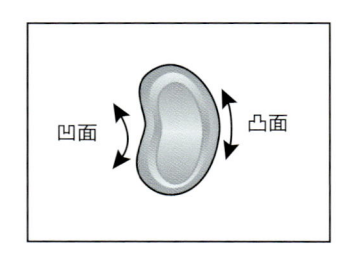

凹面　凸面

1　ターン操作とアップアングルで凸面を移動します

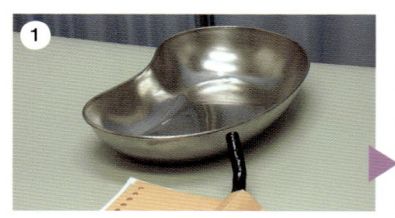

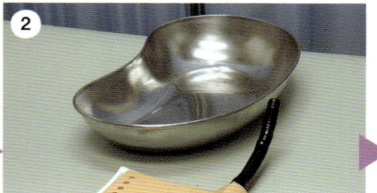

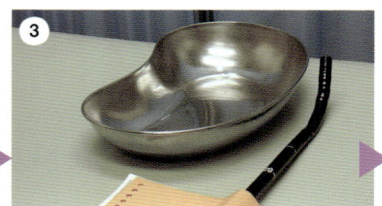

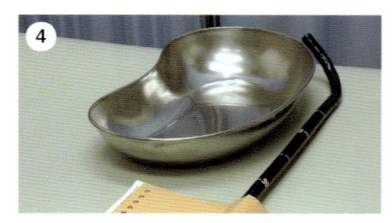

　膿盆の凸面を使います．スコープヘッドを膿盆の縁から1cm離れた位置で移動させます．手前から奥にスコープを移動させながら，ターン操作とアップアングルで間合いを調節します．

●第2章 わかりやすい軸保持短縮法　§4 間合いのとり方

2 凹面を移動します

膿盆の凹面を使って同様の操作を行います．膿盆の凹凸に合わせて，スコープヘッドをコントロールします．

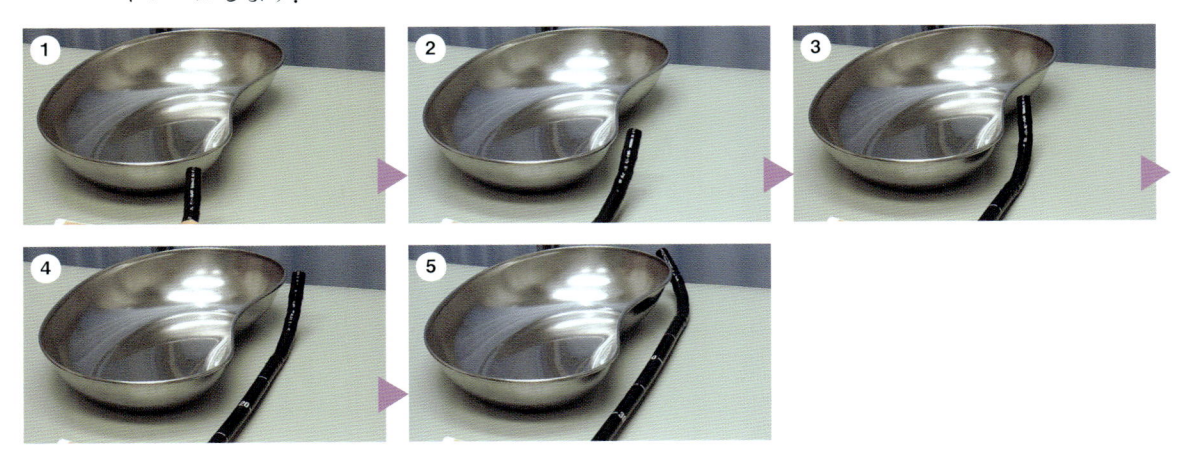

3 スコープ画面です

画面をみながら，ヘリコプターを膿盆の縁に沿わせて飛ばします．膿盆が近づいてきたらスコープを右ターンし，膿盆が遠ざかったらスコープを左ターンします．写真の矢印はターンの方向を示しています．

❶ヘリコプターが膿盆の縁の上に位置するように操作します．膿盆の凹面の出っぱっている部分ですので，やや右ターンしながら上下アングルで間合いを調節します

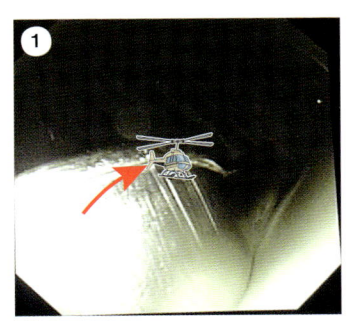

❷膿盆の凹面のへこんでいる部分ですので，やや左ターンしながら上下アングルで間合いを調節します

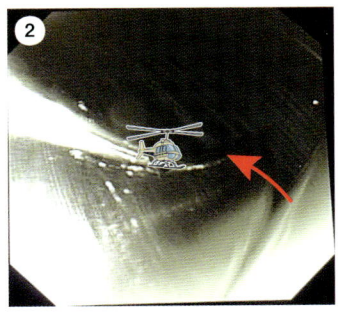

Self-Training

❸再度，膿盆の凹面の出っぱっている部分です．右ターンして上下アングルで間合いを調節します

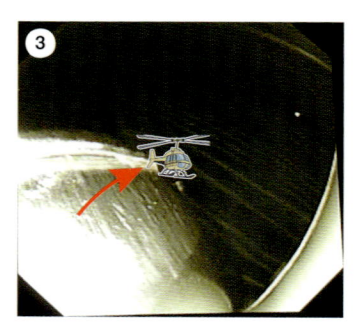

❹膿盆の縁が遠ざかりますので，大きく左ターンしながらもアングル操作で膿盆の縁上にヘリコプターを飛ばします

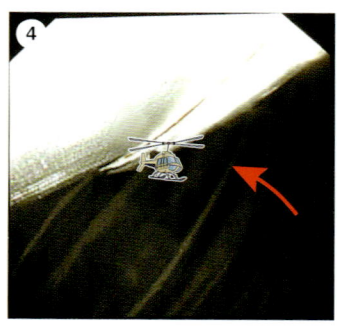

4 実際のTCSです

管腔の左上の部分に膿盆の縁をイメージします．

❶S状結腸の途中です．管腔の左上をスコープが通過するようにします．それぞれの管腔の左上をつなげると，膿盆の縁のようになります

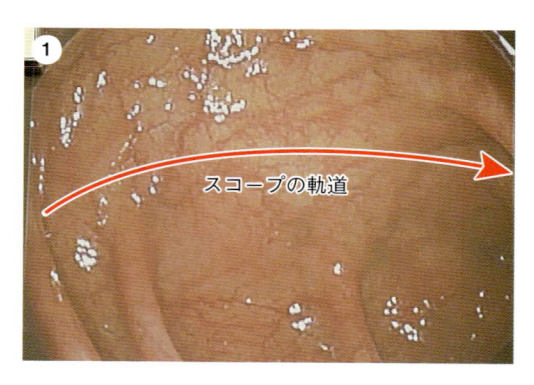

❷管腔の左上をスコープヘッドが通過すると，次の管腔はスコープ画面の右側からみえてくる確率が高くなります

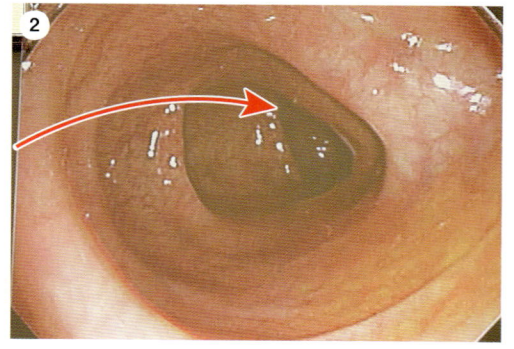

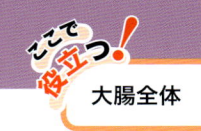

第2章 わかりやすい軸保持短縮法

§4 間合いのとり方

B．屈曲を利用した挿入での間合い

ここで役立つ！　大腸全体

「屈曲を利用した挿入」とは，スコープヘッドを屈曲に軽く接触させ，尺取虫のように這い上がるように進むことを指します．屈曲を利用すると，対側の粘膜をスコープが押さないので腸を伸ばさずに挿入可能です．スコープヘッドの屈曲にかかる力が強くならないように，アップアングルの程度を小刻みに調整して，適切な間合いを保つことが大切です．

1 右手の感覚が大切

屈曲を利用して挿入する場合は，スコープヘッドを引っかけている屈曲はスコープ画面上では確認できなくなります．スコープヘッドが屈曲より奥に進んでいるからです（**第2章§4-A参照**）．

よって，屈曲と接しているスコープヘッドから伝わる右手の感覚が大切になります．右手の感覚をつかんでいただくために，下の写真のようなセットを使って説明します．柔らかい紙で筒をつくり，箱（医療用手袋の箱など）を2つ使って紙の鉄棒をつくります．

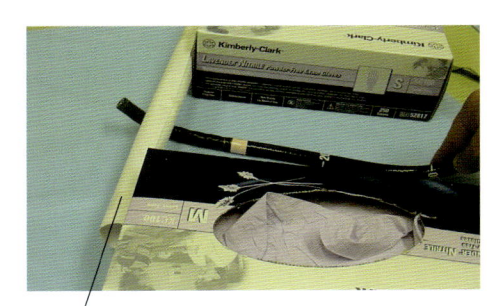

紙の筒（箱にテープなどで両側を固定する）

2 屈曲に対する力加減

2-4-10

屈曲に対する接触の度合い（力加減）を3段階に分けます．左からレベル1，2，3です．

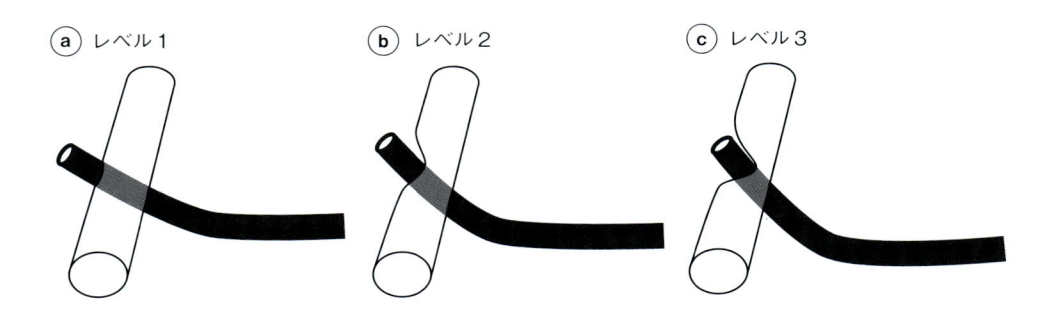

ⓐ レベル1　　ⓑ レベル2　　ⓒ レベル3

ⓐレベル1の状態です．紙にスコープヘッドが接しているだけの状態です．TCSに例えると，全く痛くないレベルです

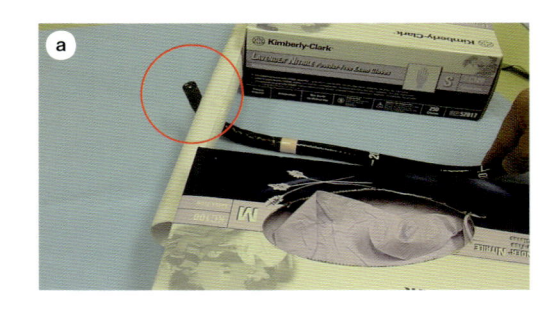

ⓑレベル2の状態です．紙が半分凹んだ状態です．TCSに例えると，腸が少し引っぱられるレベルです

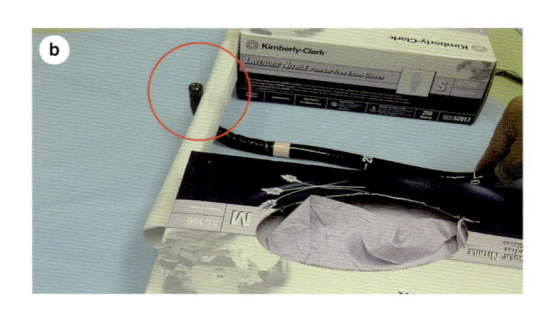

ⓒレベル3の状態です．紙が全部へこんだ状態です．TCSに例えると，患者が痛いというレベルです

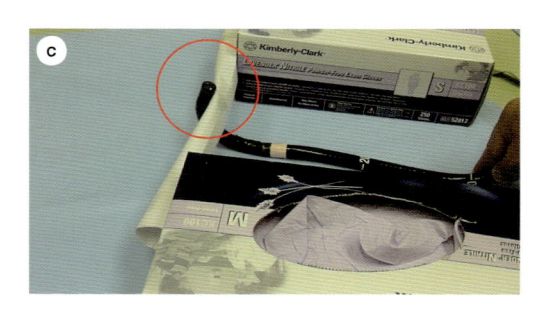

3 無痛の状態でスコープを挿入するには？　2-4-11

❶レベル1の状態を維持しながらスコープを進めます

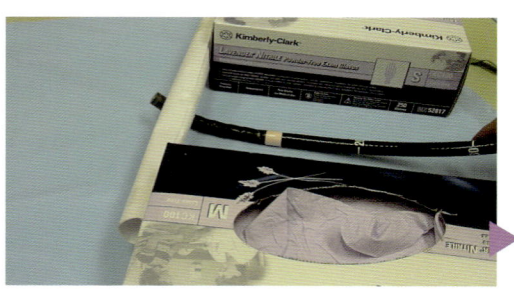

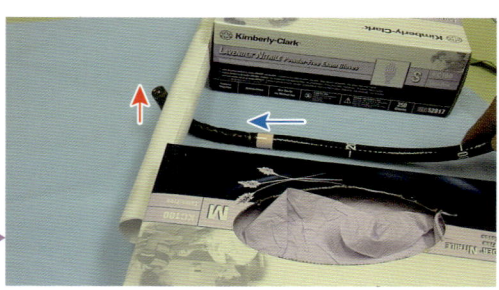

❷アップアングルを少しずつかけながら，紙の筒がへこみそうになったらスコープを進めます

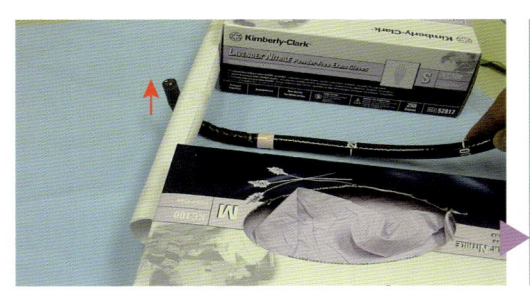

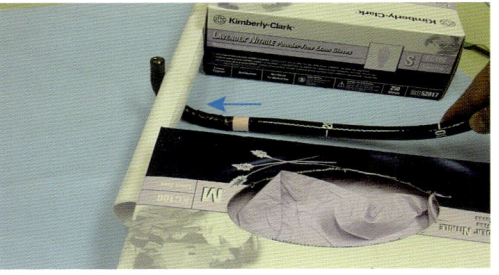

❸柔らかい紙の筒がへこまないように，またスコープが筒から離れないようにしながらスコープヘッドを進めます

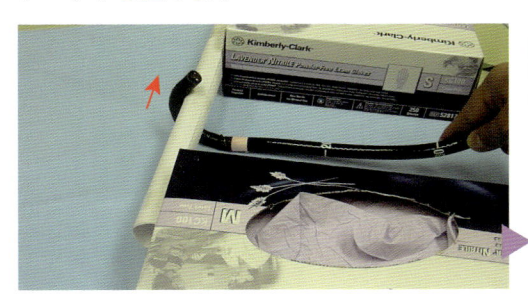

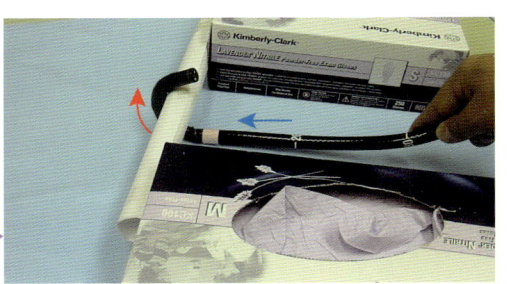

> ***memo*** **検査の前処置**
> 検査だけでなく，前処置も患者さんに負担の少ないように工夫することが大切です．
> 慣れるまでは，少量の鎮静剤を使用します．痛みは危険な操作を回避する有効なサインですから，あまり多量の鎮静剤を使うことは望ましくありません．しかし熟練するに従い，右手の感覚を磨くことが大切です．疼痛の有無に頼らず，安全に操作できる右手の感覚を養うのが大切です．

Self-Training 11
スコープが「抜けそうで抜けない」感覚を身につけるトレーニング（ヘアゴムを使って）

2-4-12

> ●**用意するもの**
> □ ヘアゴム（ある程度太さがあり，直径は3～5cm程度で腸管の太さに似ているもの．100円ショップで購入可能です）

　上級者はスコープを引いてくる際，もう少しで抜けそうだけれど，ぎりぎり抜けないところで挿入しています．しかし，慣れないうちは抜けたくないと思うと，アップアングルを強くかけたままスコープを引く傾向にあります．アップアングルを強くかけたままで引くと，あるところで突然一気にスコープが抜けてしまいます．

　ここではアップアングルを緩めながら引くことが大切なのです．スコープが抜ける寸前に抜けそうな感覚を察知できるように，右手の感覚を磨きましょう．

1 写真のようなセットを用意します

❶ ヘアゴムを手ごろなもの（壁のフックなど）で固定します．スコープヘッドにアップアングルをかけてヘアゴムに通します

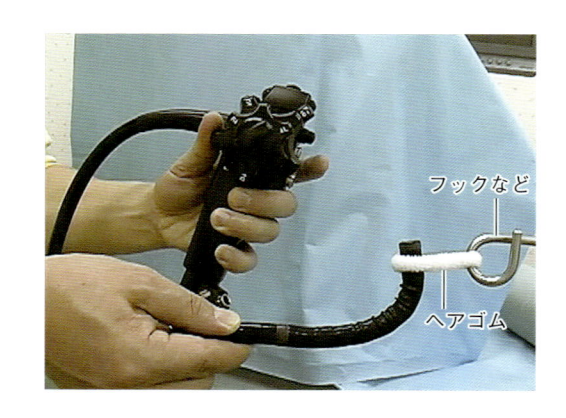

❷ スコープを手前に引くと，ヘアゴムが伸びます．ヘアゴムの長さが約3cmになるように調整します

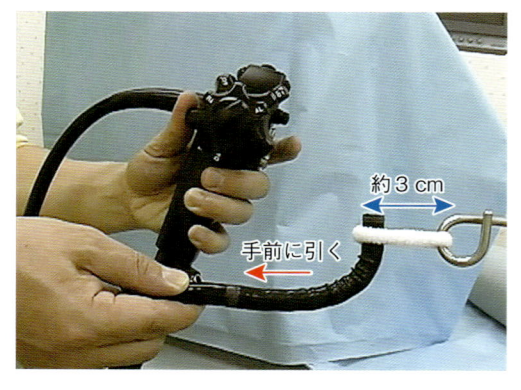

2 屈曲をイメージしながらスコープを動かします

❶ ヘアゴムが伸びると屈曲にかかる抵抗が増すので，アップアングルを緩めてヘアゴムの長さを元の 3 cm に戻します

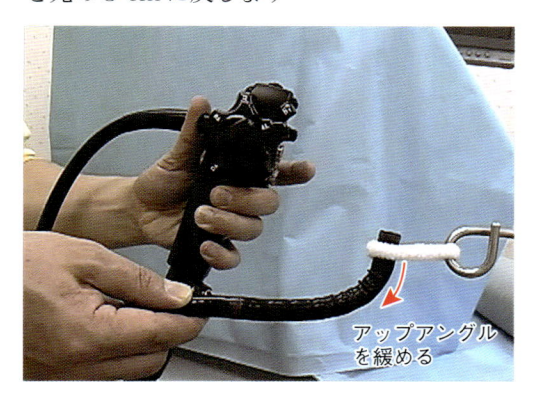

アップアングルを緩める

❷ この操作を 2〜3 回行うと，スコープヘッドが屈曲から滑り落ちそうになります

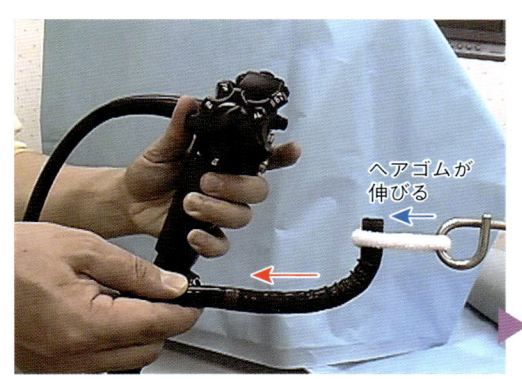

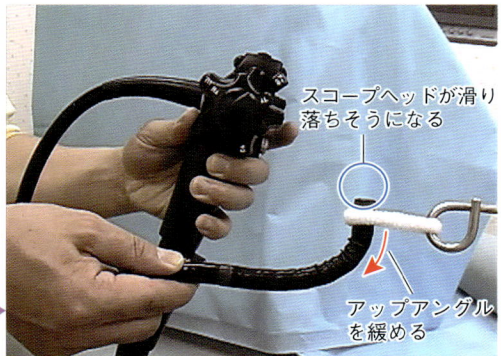

ヘアゴムが伸びる

スコープヘッドが滑り落ちそうになる

アップアングルを緩める

❸ 滑り落ちそうなギリギリまで引くことが大切です．このギリギリのところでスコープを引っかけた屈曲の対側の粘膜がみえてきます

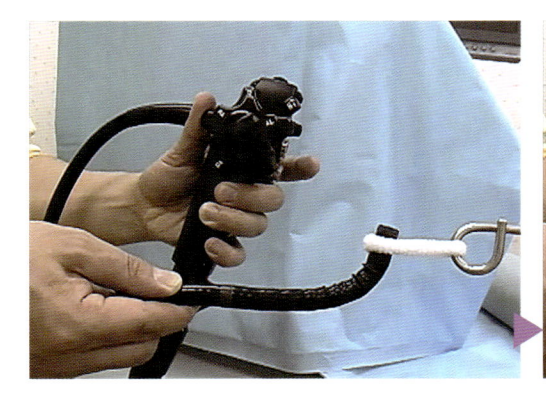

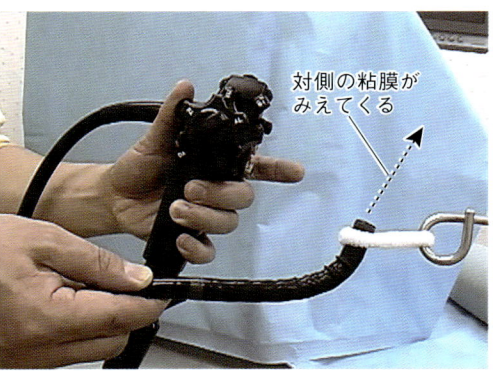

対側の粘膜がみえてくる

❹細かい左右アングル操作で次の管腔を探します．次の管腔がみえたら，そちらにアップアングルで進めます

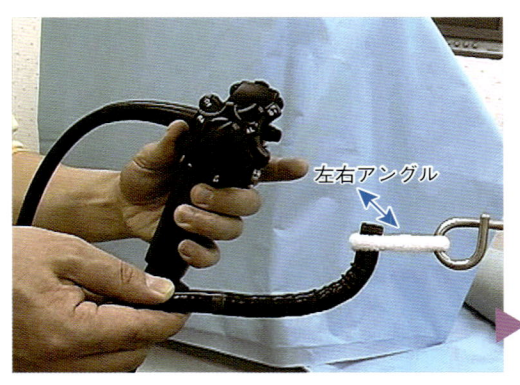

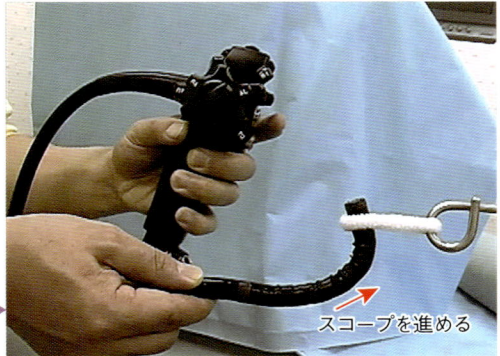

❺手前の屈曲を這い上がるように，アップアングルをかけます．屈曲の反対側には触れていません．最終的にアングル部の根元まで挿入されます

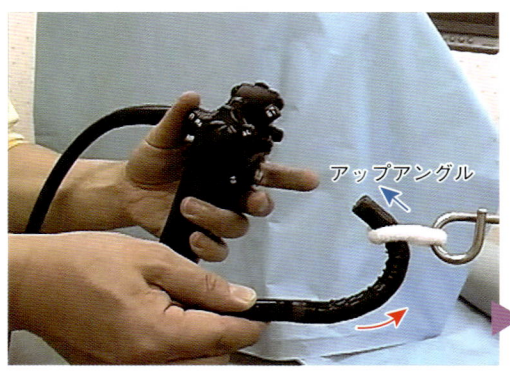

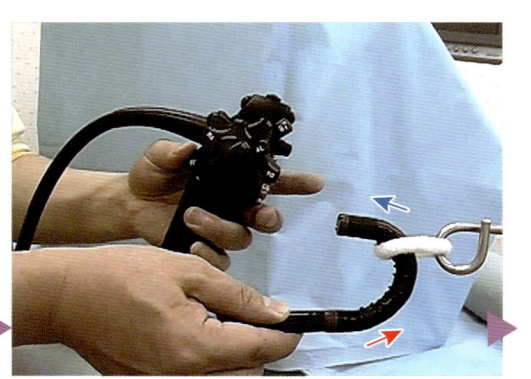

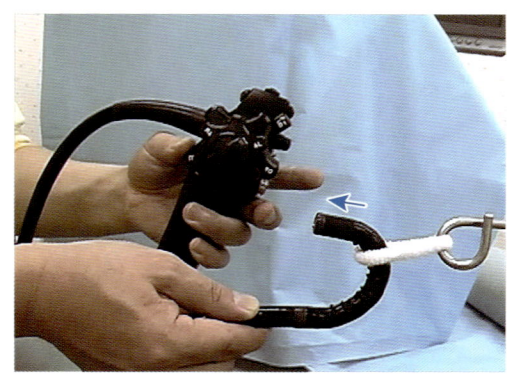

●第2章 わかりやすい軸保持短縮法　§4 間合いのとり方

Self-Training

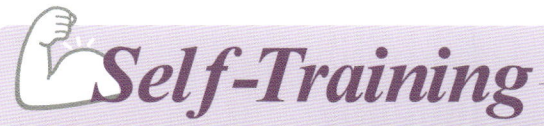

12　スコープの押し引きの感覚をつかむトレーニング（右手と左手を使って）

2-4-13〜15

● 用意するもの
　なし

　アップアングルをかけながら，屈曲にスコープが引っぱられる感覚を利用して挿入する場合，一般に屈曲を引き込みながら挿入しようとすると，アップアングルをかけるときやスコープを引くときに，右腕に必要以上に力を入れる傾向があります．
　屈曲にアップアングルをかけるときには，屈曲側にスコープが引っぱられる感覚があります．この力には無理に抵抗しないように，右腕に力が入りすぎないように，右肘の力を抜いて操作しましょう．

1　右手を使ってスコープの押し引きの感覚をつかみます

　右手の中指をスコープヘッドと考えます．
❶左手の親指と人差し指で，指先の約1 cmの部分を両側から挟みます
❷右手の中指を曲げます
❸右手の位置を変えず，さらに右手の中指を曲げると，指先にかかる抵抗が増加します

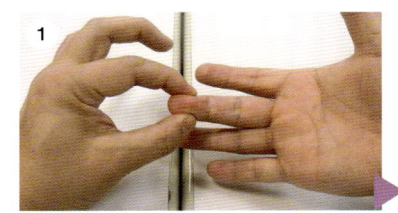

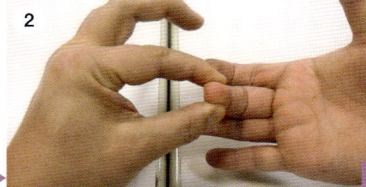

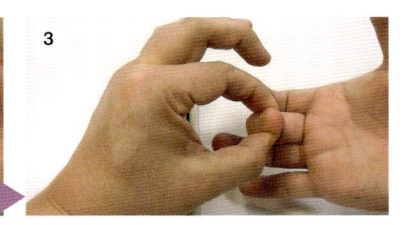

　指にかかる抵抗が増加しないようにするためには，協調運動が必要です．右手の指先に抵抗を感じたら，その分，右腕を抵抗がなくなるまで前に進めます．右腕に力が入っていると，指先の抵抗が増すだけです．右肘の力を抜いて，腕をゆっくり進める感覚にするとよいようです．右肘は固定しません．スコープ先端を主体に考えます（写真❹〜❾）．

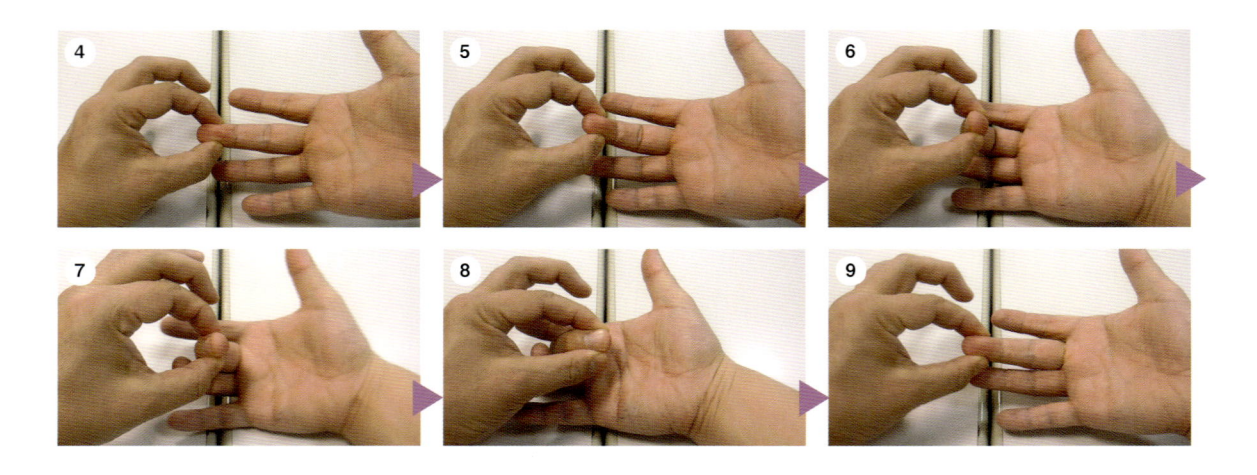

3 左右の手でいくつもの屈曲を越していくイメージトレーニングです

❶右手をスコープヘッド，左手の指を屈曲と思います．ヘアゴムのトレーニングで学んだ要領で，アップアングルで屈曲を越していきます

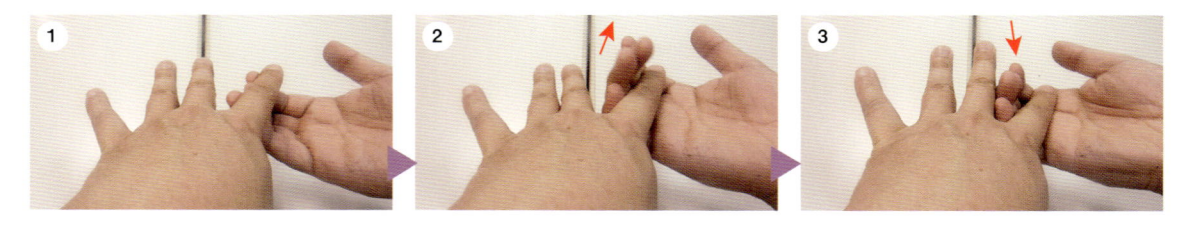

❷アップアングルの根元までスコープが進んだら，次の指にスコープを進めるために，アップアングルを緩めます．次の指に届いたら，同様の操作を行います

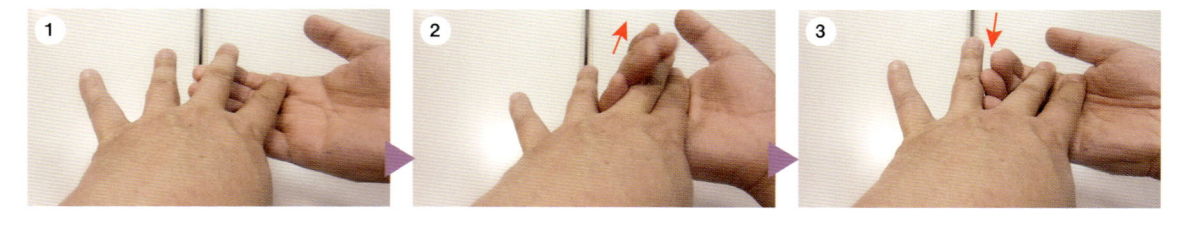

❸この操作を連続で行うと，スコープを押すことなくスコープヘッドを進める感覚がつかめるようになります．これは屈曲挿入時に役立ちます（**第2章§5-A参照**）

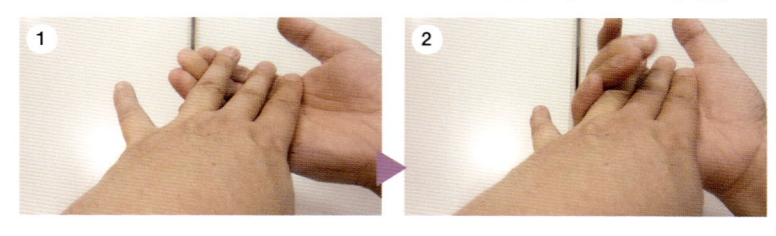

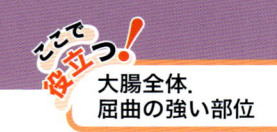

第2章 わかりやすい軸保持短縮法

§5 屈曲を越えるテクニック

A. アップアングルを使って12時方向の屈曲へ挿入

ここで役立つ！ 大腸全体，屈曲の強い部位

「どうしてホバリングで屈曲を12時方向にもってくるのでしょうか」と尋ねられたことがあります．その答えは，この挿入テクニックを使うとアップアングルだけで屈曲を挿入可能となるからです．この際，右手の感覚がとても重要です．必要最小限にスコープを進めることにより，無理なく挿入が可能となります．

1 スコープを押さずに挿入できる

最も簡単な挿入は，12時方向に位置する緩やかな屈曲をアップアングルだけで挿入するものです．この場合，スコープを必要以上に押さずに挿入することができます．

1）直線の挿入イメージ

屈曲がないときは，スコープを押して挿入するしかありません．

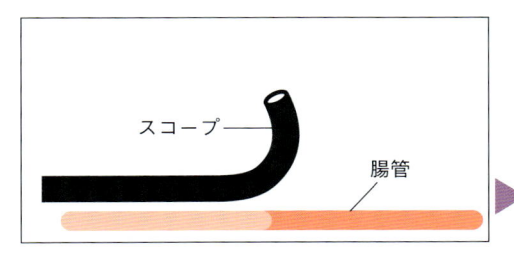

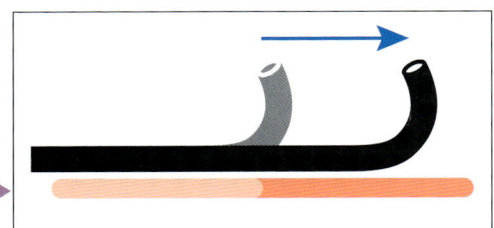

スコープ
腸管

2）屈曲部での挿入イメージ

屈曲部ではスコープヘッドを屈曲に引っかける（粘膜にスコープを軽く接触させる）ことにより，スコープを押すことなく挿入可能です．このとき，スコープヘッドと対側粘膜との距離感（間合い）が重要となります（第2章§4-A参照）．

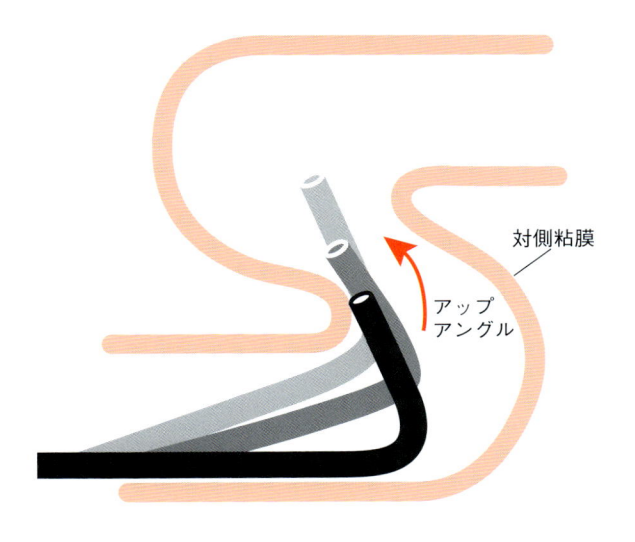

対側粘膜
アップアングル

A．アップアングルを使って12時方向の屈曲へ挿入

このテクニックを使わないと，屈曲の対側をスコープで押すことになります．この方法では，屈曲が強くなってしまいます．屈曲が強まると腸管が伸びきるまでスコープが進みません．

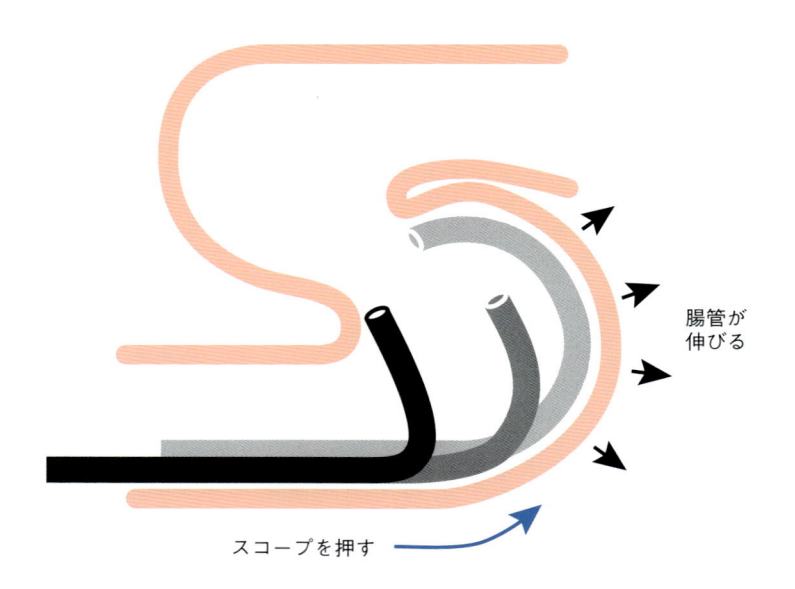

腸管が伸びる

スコープを押す

ホバリングによって屈曲を12時方向にもってきてアップアングルで挿入すると，腸管を伸ばさずに容易に挿入可能です．

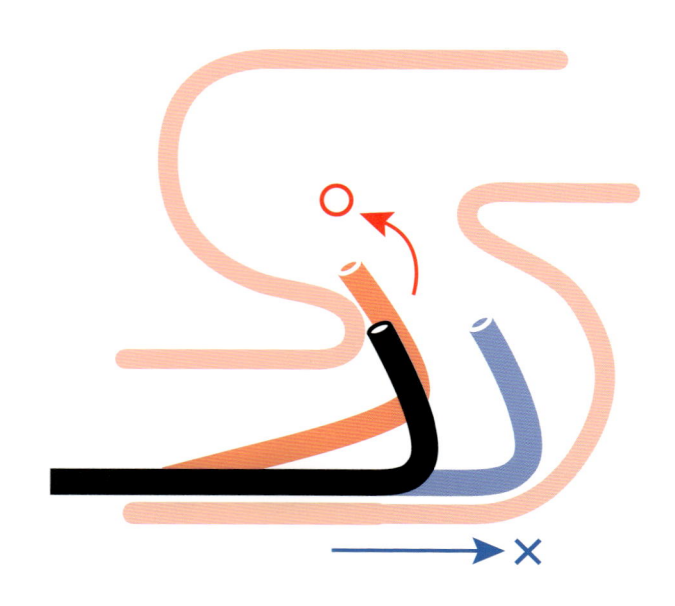

●第2章 わかりやすい軸保持短縮法　§5 屈曲を越えるテクニック

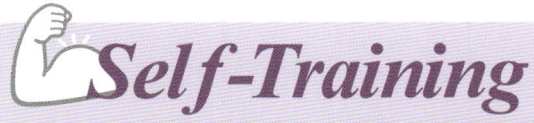

Self-Training

2-5-01

13 アップアングルで12時方向の屈曲へ挿入するトレーニング

●用意するもの
□ 丸い動かない棒状のもの（机や壁などに固定する）

1 スコープヘッドの約1cmの部分を丸い棒にあてます

屈曲にかかっているスコープヘッドの抵抗感を一定にしながら，スコープヘッドを進めるトレーニングです．スコープヘッドが屈曲から大きく外れないように注意が必要です．またスコープヘッドに余分な力が加わるとスコープヘッドが屈曲をうまく滑ってくれませんので，右手の感覚が特に重要です．

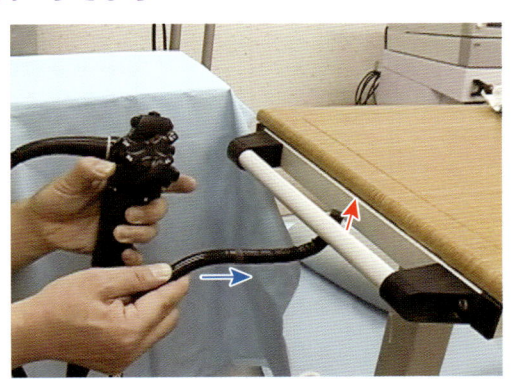

このトレーニングでは，次の3つの力を常に意識しながら，操作することが大切です．
①スコープヘッドにかかる抵抗
②右手の指先に伝わる力
③操作部のアップアングルノブにかけている左手親指にかかる力

2 アップアングルをかけてスコープを進めます

❶アップアングルをかけます．スコープを進めます

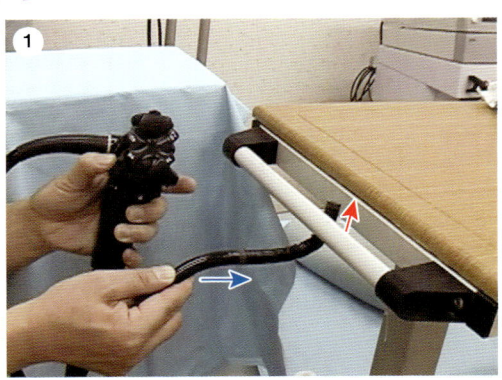

Self-Training

❷さらにアップアングルをかけ続けて，スコープを進めます

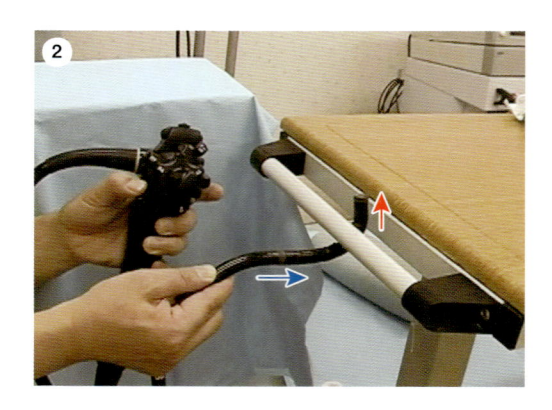

❸最終的にスコープヘッドの根元までスコープが進みます．このときのアップアングルは約90°です

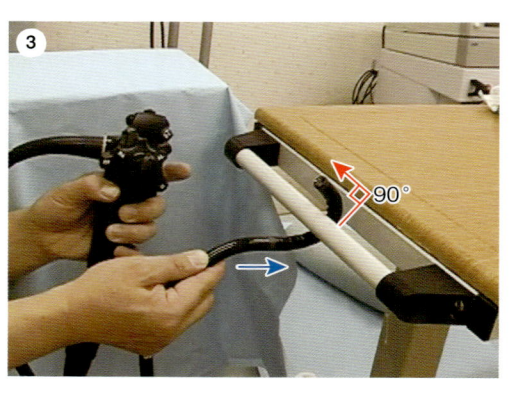

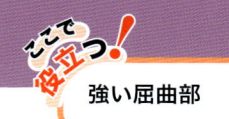

第2章 わかりやすい軸保持短縮法

§5 屈曲を越えるテクニック

ここで役立つ！ 強い屈曲部

B．フッキングザフォールド

スコープヘッドで屈曲を直線化しながら挿入したいときに使うテクニックです．屈曲が急角度となり，行き先がみえなくなったときなどに使います．この操作により，大量送気を避けることができます．

1 フッキングザフォールドとは？

屈曲を越えてスコープの先端を2〜3 cm進め，同時に右に少し回します（トルク）．そして先端にアングルをかけて静かに尾側に引き戻します．この手技でヒダはスコープによって術者側に引き寄せられます．このテクニックはフッキングザフォールド（hooking the fold）と呼ばれています．

管腔が直線であればスコープをまっすぐに進めることで挿入可能です．しかし，屈曲部ではフッキングザフォールドが有効です．

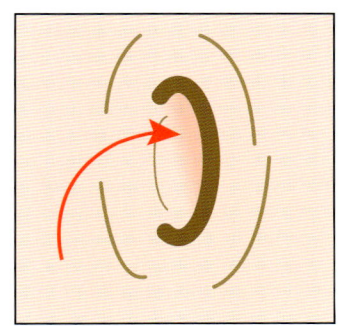

急角度の屈曲のイメージです．屈曲を越えて，スコープヘッドを進めます．

＊「コロノスコピー」（新谷弘実 著），p56，医学書院，1989を参考に作成．

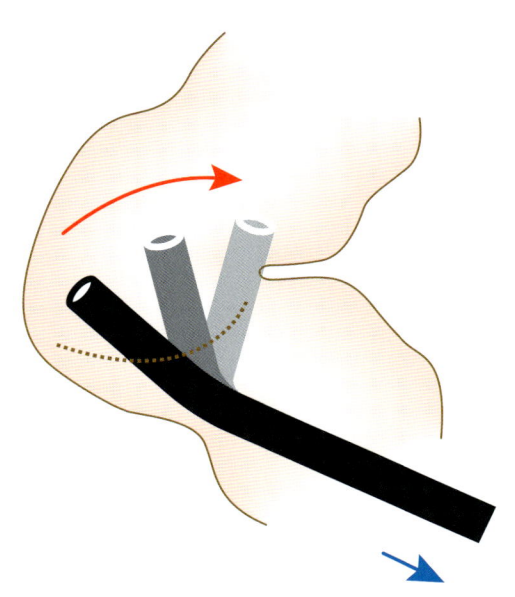

アングルをかけてから尾側に引き戻すことにより，屈曲を直線化します．

2 フッキングザフォールドのテクニック 2-5-02〜04

1）操作のイメージ（マウスピースを使って）

❶屈曲に見立てたマウスピースをスコープの斜め前に配置します

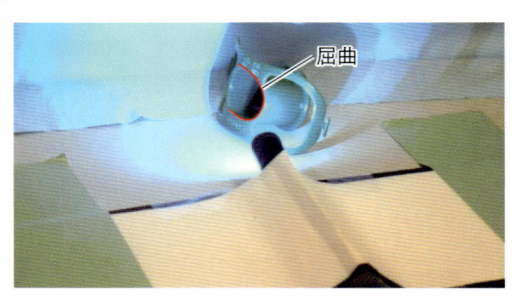

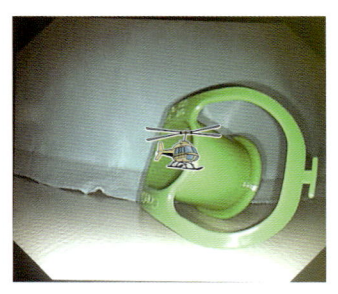

❷スコープヘッドを屈曲（マウスピースの縁）を越えて2cm程度進めます．スコープヘッドが屈曲よりも先に進むと，屈曲はみえなくなります

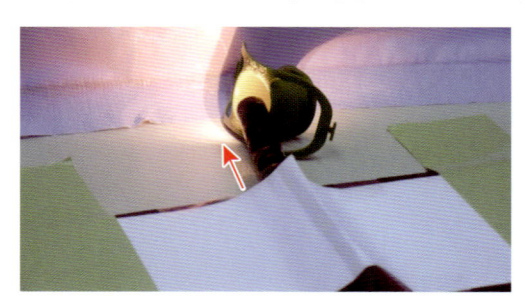

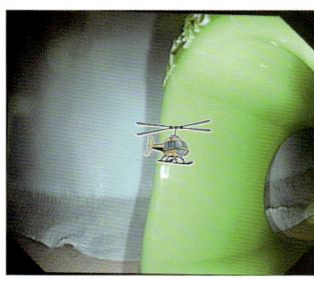

❸さらに2cm程度進めて右にターンし，少しスコープを引きます（ヒダを術者側に引き寄せるイメージです）

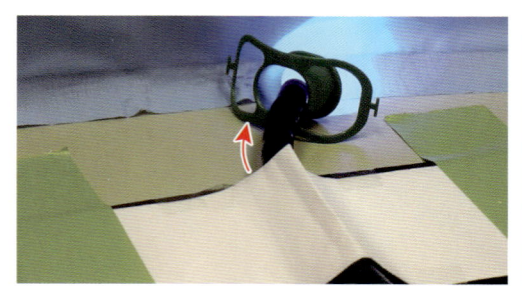

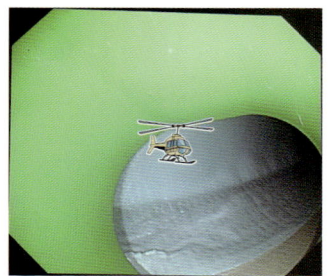

2）透明フードを使った場合

通常は屈曲を越して2cm挿入する間に，屈曲がみえなくなる時間があります．透明フードを装着すると，透明フード越しに屈曲が確認できます．そのため，透明フードを使って練習すると習得が早くなります．

❶屈曲に見立てたマウスピースをスコープの斜め前に配置し，スコープを進めます

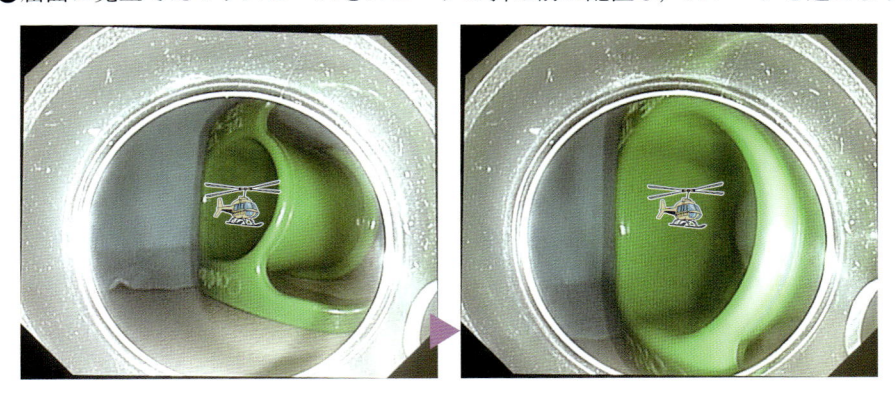

❷透明フードが屈曲（マウスピースの縁）を越えて数ミリ進めてから右にターンします．透明フードなしの場合，ここではスコープヘッドが屈曲に引っかかりません

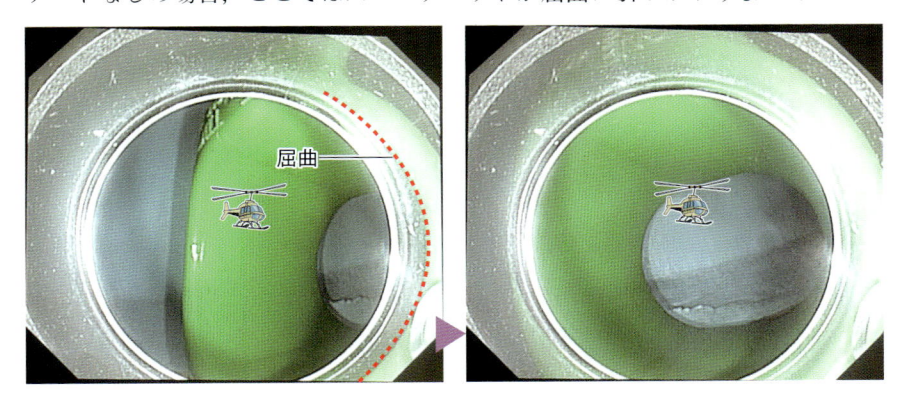

❸少しスコープを引いて，ヒダを術者側に引き寄せます．透明フードなしの場合とみえ方を比較してください（**前ページ参照**）

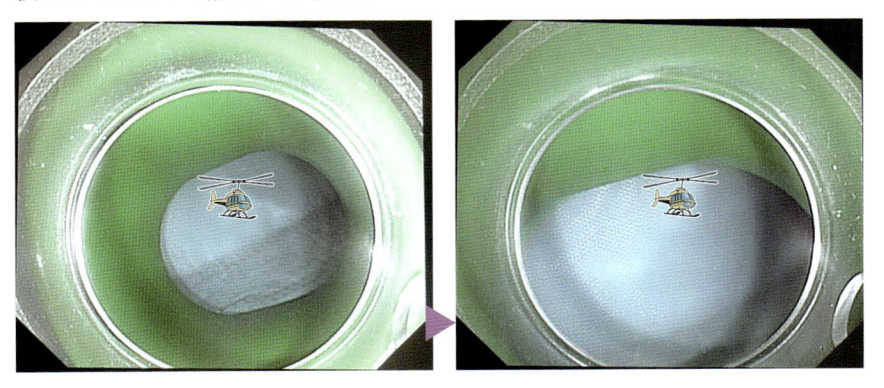

B．フッキングザフォールド

Self-Training

📀 2-5-05,06

14 フッキングザフォールドの間合いをつかむトレーニング

●用意するもの
- □ イラスト（ヘリコプター） ➡ 付録 2
- □ イラスト（円と楕円①） ➡ 付録 7

※セッティングの方法はp.39参照

　フッキングザフォールドのテクニックを使うためには，屈曲を越えてスコープを進める必要があります．この際，画面から屈曲が消えるまでスコープを進めなければいけません．ここでは屈曲を越えてスコープを進める距離感（間合い）や，屈曲を越える際の基本動作について練習します．

フッキングザフォールドのスコープ操作のイメージ

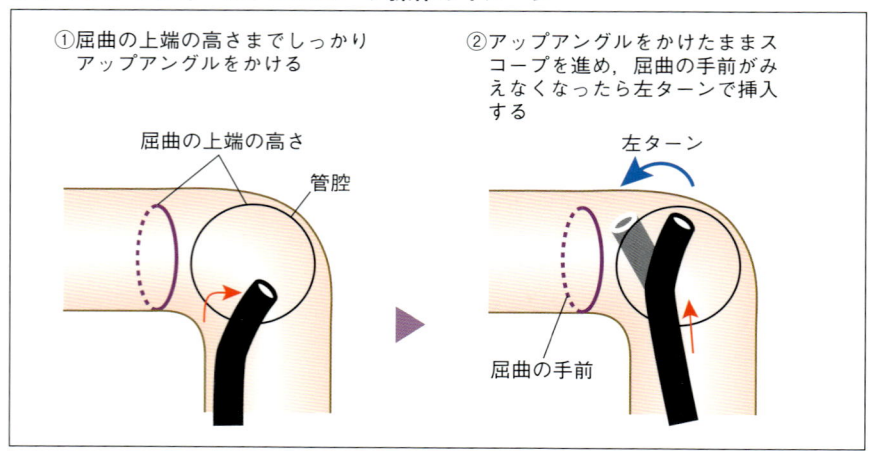

① 屈曲の上端の高さまでしっかりアップアングルをかける

屈曲の上端の高さ
管腔

② アップアングルをかけたままスコープを進め，屈曲の手前がみえなくなったら左ターンで挿入する

左ターン
屈曲の手前

1 屈曲部でスコープを進める間合いを身につけるトレーニングです

❶ イラストを壁などに貼り，スコープを構えます．スコープヘッドがイラストの中心にくるようにします

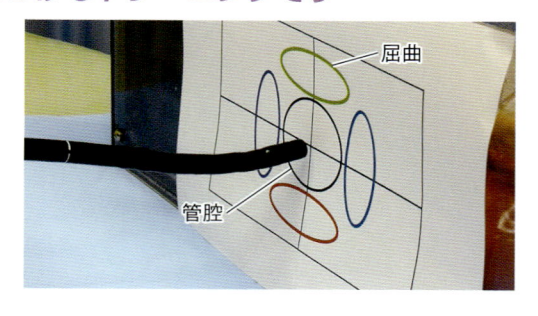

屈曲
管腔

92　1カ月で身につく！ひとりで学ぶ大腸内視鏡挿入法

●第2章 わかりやすい軸保持短縮法　§5 屈曲を越えるテクニック

❷まず，スコープを把持する右手を動かさないでアングル操作をします．アップアングルをかけるだけでは，スコープヘッドはイラストから離れてしまいます

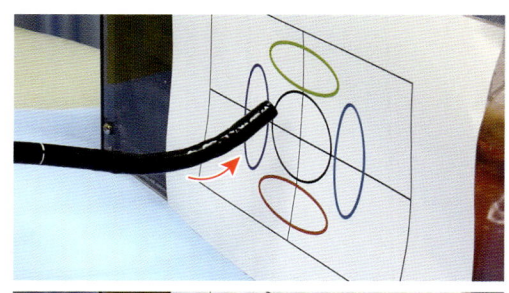

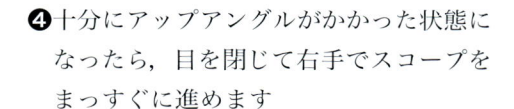

❸約90°アップアングルがかかると，粘膜からかなりの距離，スコープヘッドが離れます

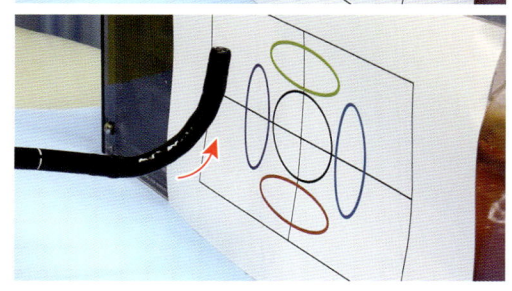

❹十分にアップアングルがかかった状態になったら，目を閉じて右手でスコープをまっすぐに進めます

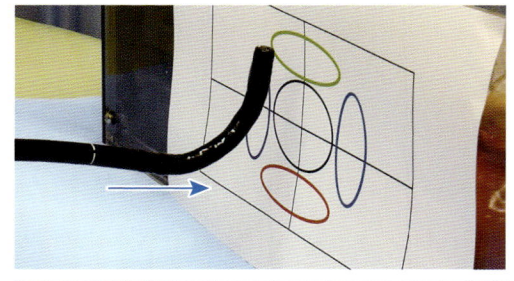

❺スコープヘッドがイラストにあたるまで進めます．目を閉じてスコープを進めると，かなり長い距離を進めないといけないことに気づくと思います

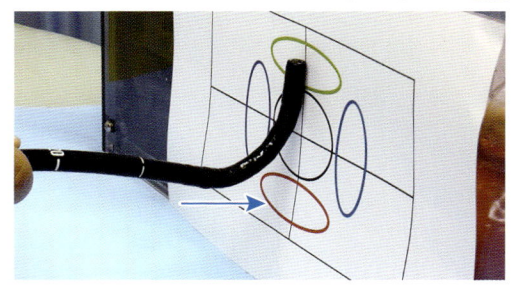

Self-Training

2 画面をみながらフッキングザフォールドの基本動作を練習します

❶ 1 と同様にイラストを壁などに貼ります．紙で腸管に見立てたトンネルをつくって固定し，スコープを通します．スコープヘッドはイラストの中心に向けるようにします．左側の屈曲に挿入していきます．まず屈曲の手前（楕円の破線の部分）がみえなくなるまで，スコープをまっすぐに進めます

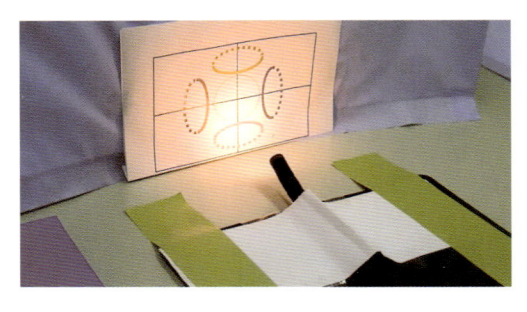

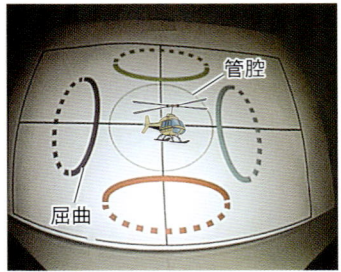

管腔
屈曲

❷画面の中央まで進めます

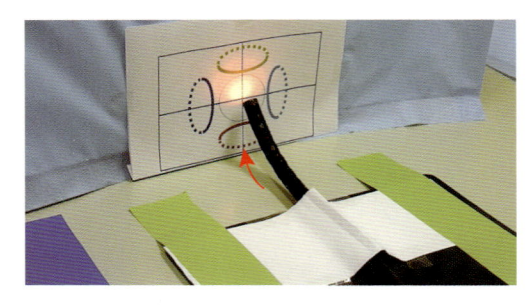

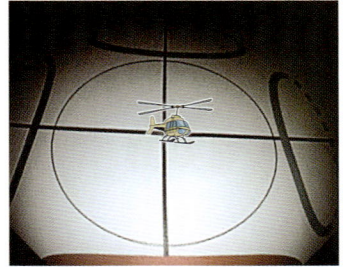

❸左側の屈曲の上端と同じ高さまでアップアングルをかけます

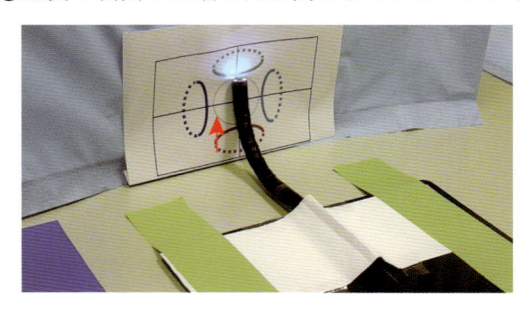

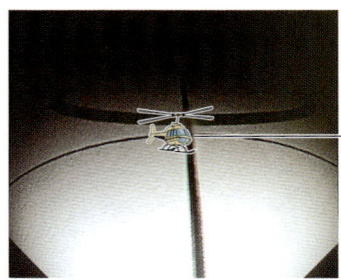

屈曲の上端と
同じ高さ

❹左ターンを行います．左側に傾いた屈曲を越すことができます

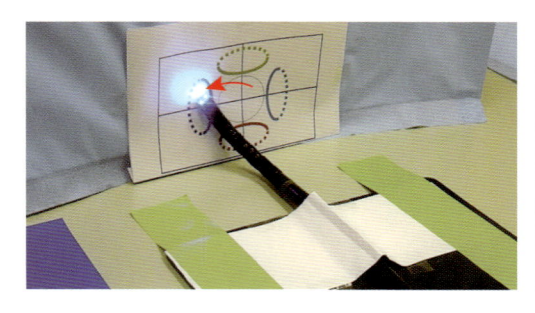

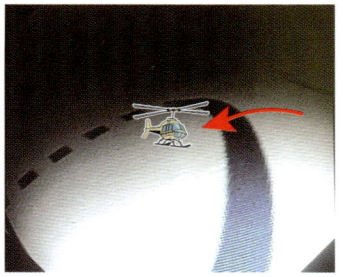

●第2章 わかりやすい軸保持短縮法　§5 屈曲を越えるテクニック

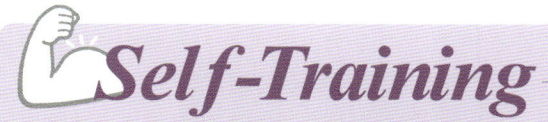

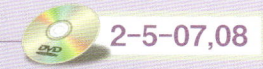

Self-Training
15 フッキングザフォールドの基本動作を身につけるトレーニング

2-5-07,08

●用意するもの
- □ 紙（1枚）
- □ イラスト（ヘリコプター）➡ 付録2
- □ イラスト（円と楕円①）➡ 付録7

※セッティングの方法はp.39参照

1 フッキングザフォールドの基本動作の練習です

Self-Training14ではフッキングザフォールドでのスコープの間合いや基本操作を練習しました．次は紙の屈曲を使って，実際の管腔に挿入するイメージをつかみましょう．

❶ Self-Training14の 2 と同様にイラストとスコープをセットし，左の屈曲の上（◯）に大きめの紙を貼ります（楕円が半分隠れるようにします）．紙は上下をテープなどで留め，真ん中を少したわませて管腔に見立てます

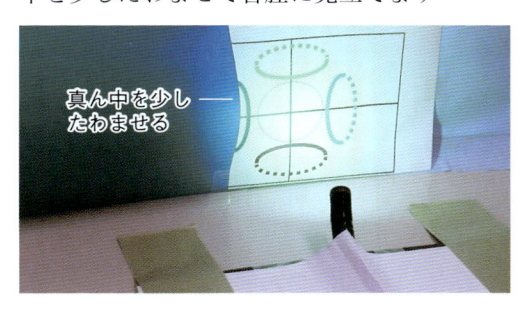

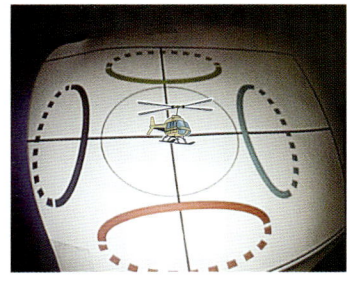

真ん中を少したわませる

❷ 左の紙がみえなくなるまで，スコープを進めます

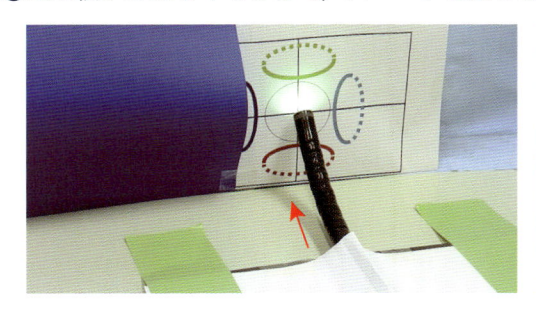

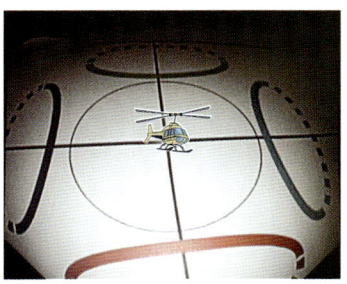

Self-Training　95

❸左側の屈曲の上端と同じ高さまで，アップアングルをかけます

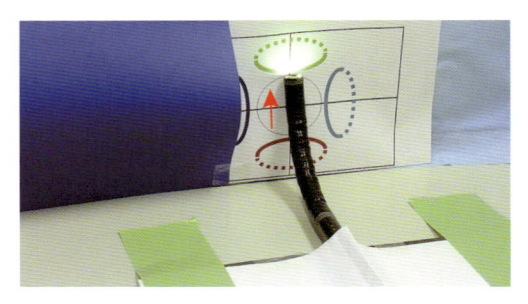

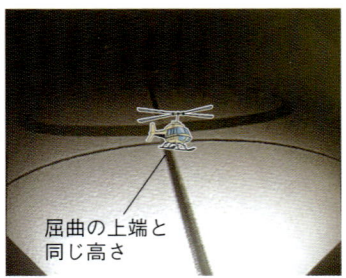

屈曲の上端と
同じ高さ

❹左ターンをかけながら，少しスコープを進めます

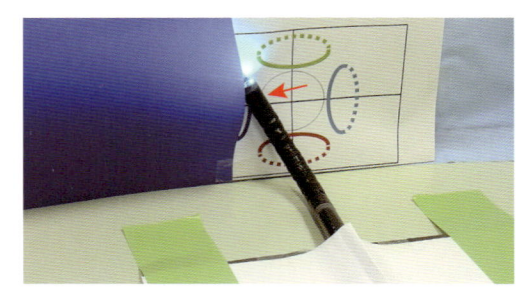

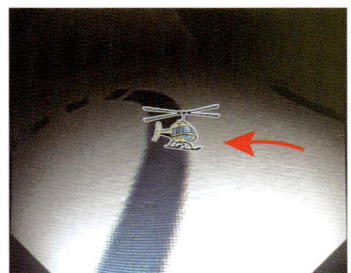

❺紙の裏にスコープを回りこませたら，スコープを引っかけて引きます

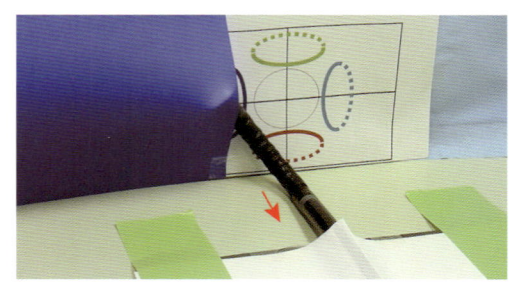

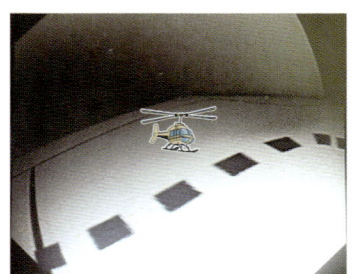

❻フッキングザフォールドが完成しました

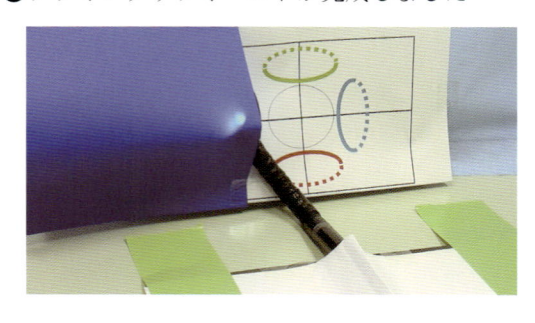

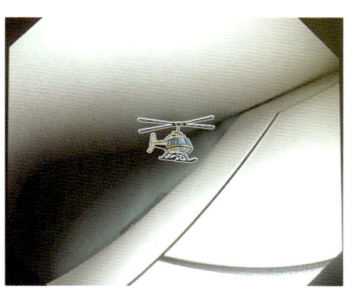

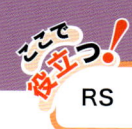

第2章 わかりやすい軸保持短縮法

§5 屈曲を越えるテクニック

C．左ターンでの挿入

RS

直腸S状部（RS）は一般に，左ターンで挿入します．注意点が2つあります．1つ目は，次の管腔が右からみえてくるまで十分に左ターンを行うことです．管腔がスコープ画面の左に残った途中の状態で左ターンをやめると，そのままスコープを押すことになります．すると次の管腔も左から出てくることが多くなります．左ターンの挿入が多くなると腸管が伸びるので注意が必要です．2つ目は，左ターンしながらスコープを押さないことです．その場で左ターンするか，もしくはスコープを少し引きながらターンします．

1 左ターン後は右の屈曲がみえる

ⓐ 10時方向の屈曲の上端から左ターンを行い次の管腔を探します．その際，次の管腔がスコープ画面の右側にみえてくるまで左ターンを続けます
ⓑ 屈曲を消して，スコープをターンする始点と終点のスコープの位置だけを示します．結局，押さないで左ターンしているだけです

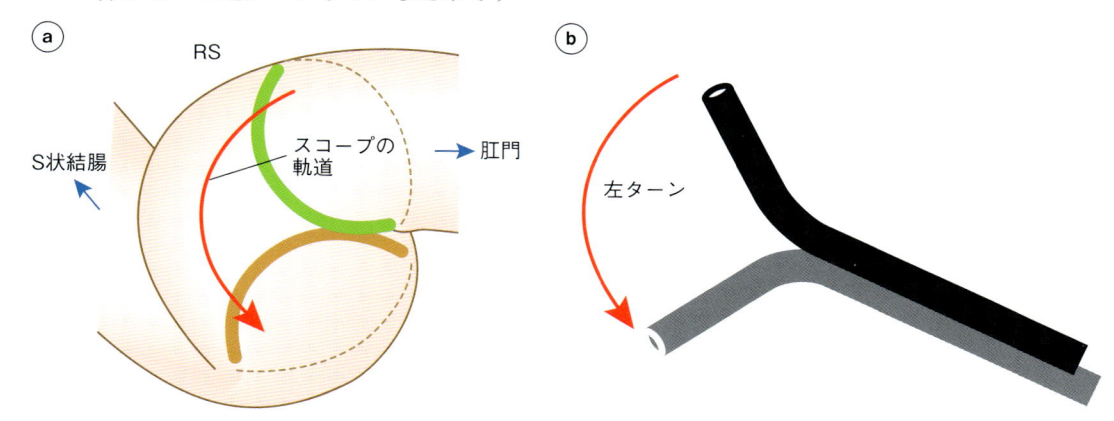

2 左ターンで挿入する仕組み

RSは急な屈曲を形成しています．そのため，挿入時には屈曲を直線化する必要があり，スコープヘッドを屈曲に引っかけて少し引き戻さなくてはいけません．しかし次の管腔をみるために本能的にスコープを進めてしまうので，押さずにその場で左ターンするのは難しく，引きながら左ターンするのはもっと難しくなります．右のようなイラストを使って左ターンでスコープを引くテクニックを学んでいきましょう．

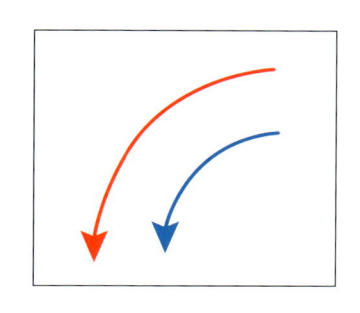

1）アングルだけで操作する場合

　まずスコープを動かさないで，アップアングルの強さを変えて2つの矢印をなぞります．小さい方の矢印（→）をなぞる場合は，アングルを弱めて左ターンします．大きい方の矢印（→）をなぞる場合は，アングルを強めて左ターンします．

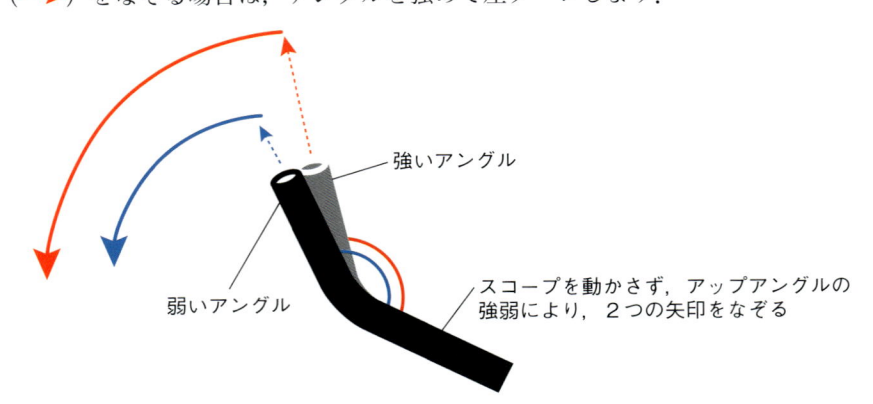

強いアングル

弱いアングル

スコープを動かさず，アップアングルの強弱により，2つの矢印をなぞる

2）アングルを固定した場合

　次に，小さい方の矢印にアップアングルを合わせて固定します．この状態で大きい方の矢印をなぞります．

　アップアングルを固定したので，右手のスコープの押し引きでコントロールするしかありません（ⓐ）．この場合，スコープを引くことで大きい方の矢印の上を移動できます（ⓑ）．つまり左ターンするときに，つい引いてしまうような癖をつけるのです．

ⓐ

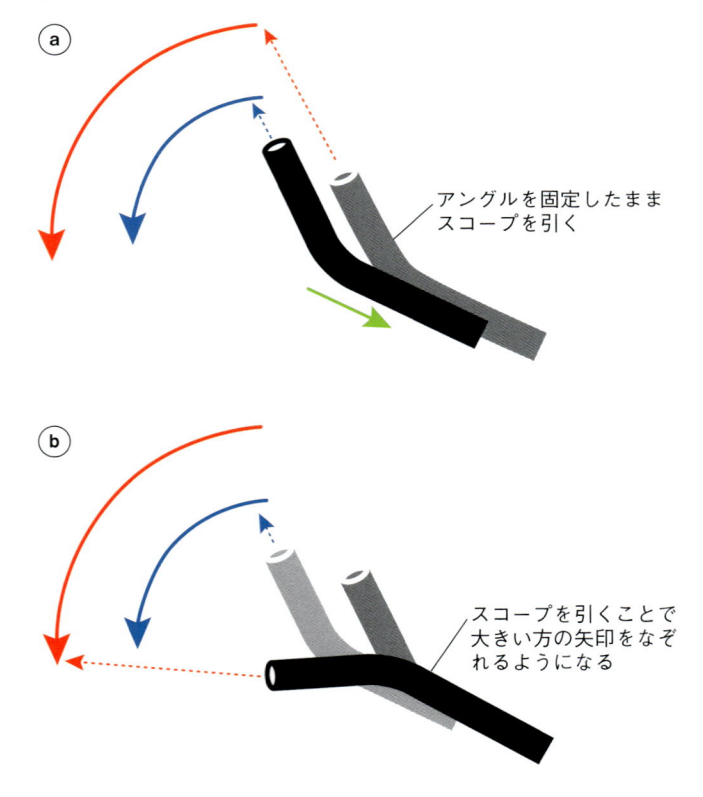

アングルを固定したままスコープを引く

ⓑ

スコープを引くことで大きい方の矢印をなぞれるようになる

●第2章 わかりやすい軸保持短縮法 §5 屈曲を越えるテクニック

Self-Training

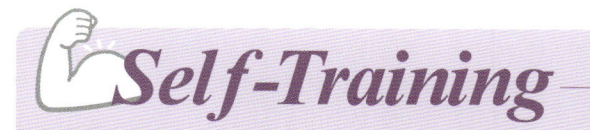

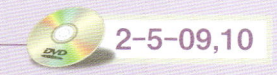

2-5-09,10

16 スコープを引きながら左ターンするトレーニング

●用意するもの
□ イラスト（ヘリコプター） ➡ 付録❷
□ イラスト（2つの矢印） ➡ 付録❾

※セッティングの方法はp.39参照

1 アップアングルを固定して左にターンします

　イラスト（2つの矢印）を壁に貼り，スコープをセットします．アップアングルをかけて，小さい方の矢印の始点に合わせて固定します．スコープを左にターンしながら引き戻すと大きい方の矢印の上をなぞれます．

❶小さい方の矢印の始点に合わせてアップアングルを固定します

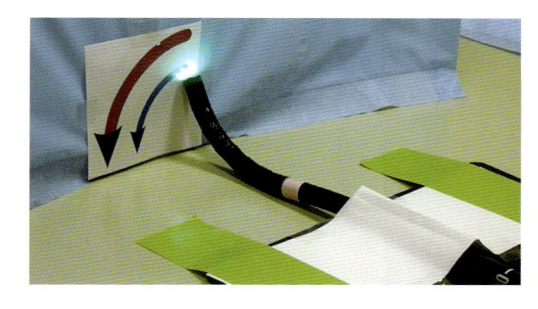

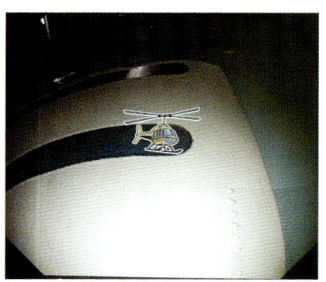

❷スコープを引き，画面中央のヘリコプターを大きい方の矢印の上に移動．左ターンでなぞっていきます

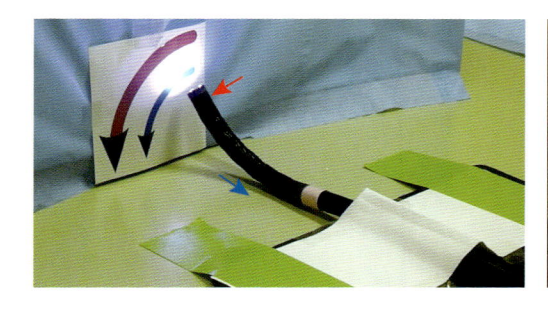

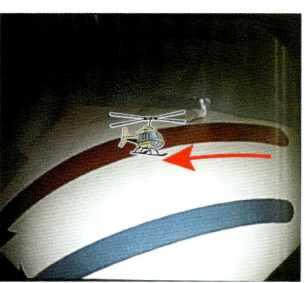

❸スコープを引きながら左ターンしていきます

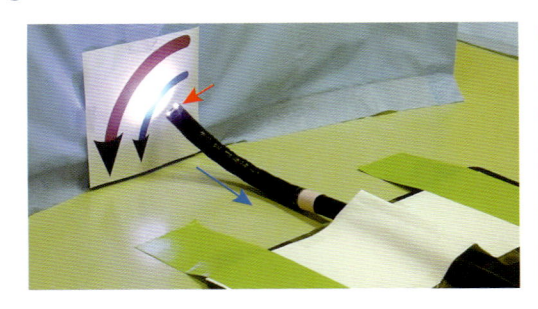

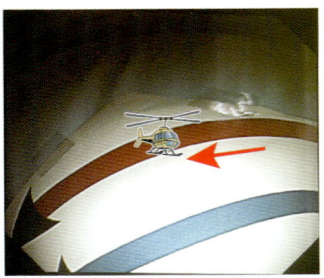

❹さらに左ターンします

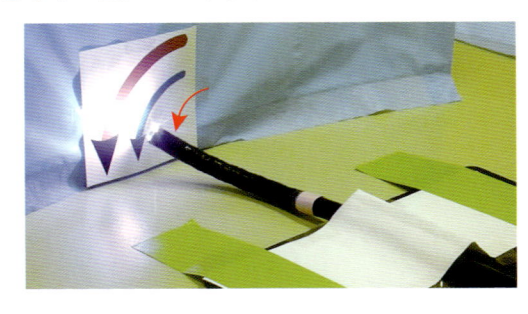

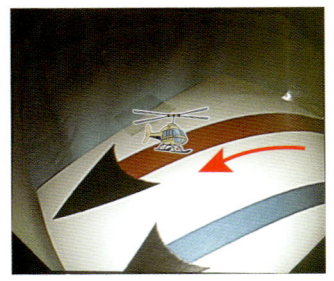

❺矢印の終点までヘリコプターを移動させます

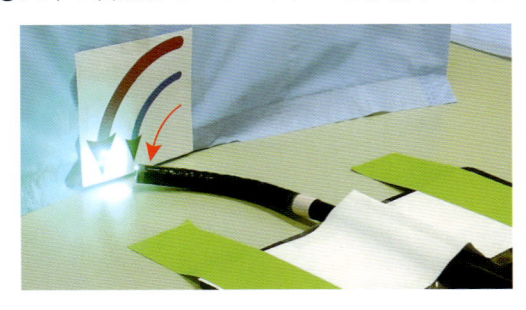

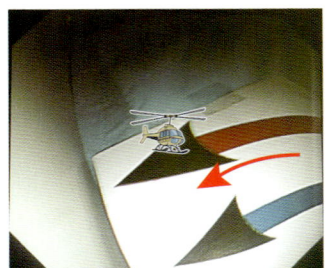

●第2章 わかりやすい軸保持短縮法　§5 屈曲を越えるテクニック

Self-Training

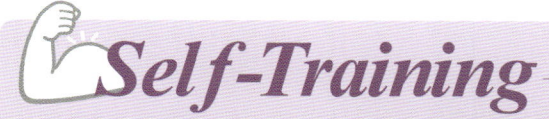

2-5-11,12

17 左ターンでの挿入を身につけるトレーニング（挿入が簡単な腸管）

●用意するもの
- □ バリウムコップ
- □ 色紙（2色）
- □ イラスト（ヘリコプター） ➡ 付録❷

1 バリウムコップを使って腸管のモデルをつくります

　バリウムコップの底にスコープが通過する程度の丸い穴をあけます．コップの側面2カ所にカッターで切れ目を入れ，色紙（10×15 cm くらいの長方形，2色）を挟みます．このとき，切れ目の深さや角度を変えることで屈曲の強さを調整できます．

　屈曲が口側に傾斜している場合は，なだらかで比較的容易に越えることができます．肛門側に傾斜するにつれ，角度が垂直に近くなり越えるのが難しくなります．Self-Training17〜19は「簡単な腸管」「やや困難な腸管」「かなり困難な腸管」の3つの状況で，左ターンで挿入するテクニックを練習していきます．

2 なだらかな屈曲を左ターンで越えます

❶左の屈曲近くまでスコープを進めます

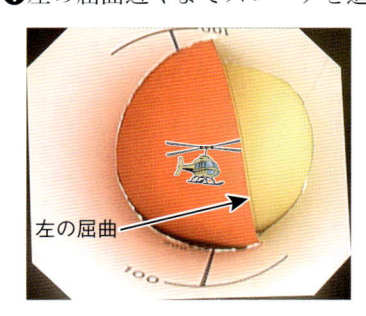

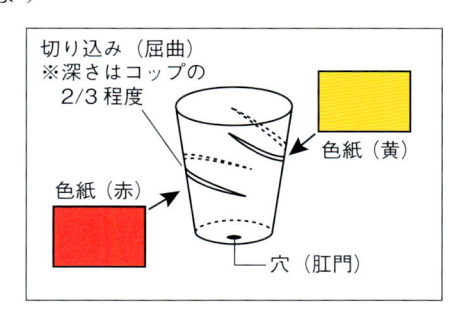

❷左の屈曲の上端までスコープを進めます

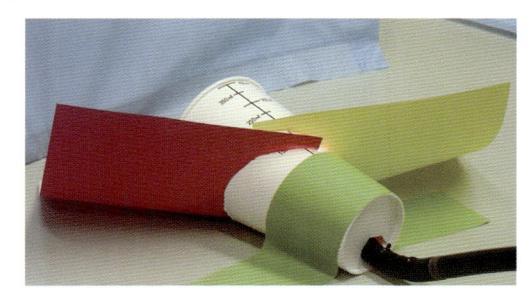

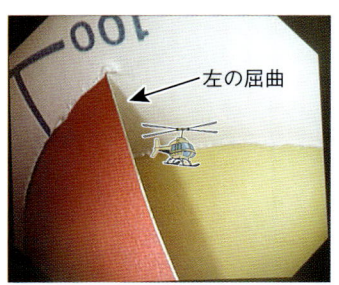

❸左の屈曲がスコープ画面から消えるまでスコープを進めます

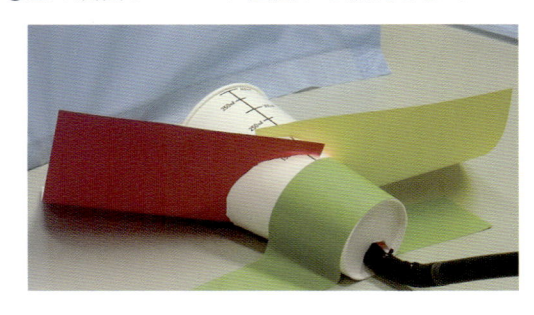

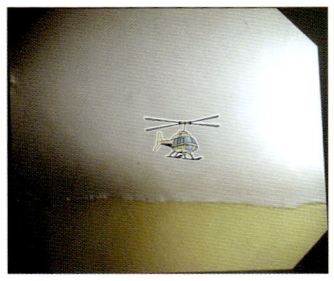

❹次に右の屈曲がみえてくるまで左ターンをかけます．なだらかな屈曲でスコープを押しながらでも挿入が可能です

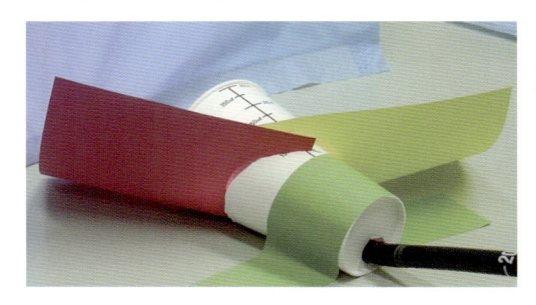

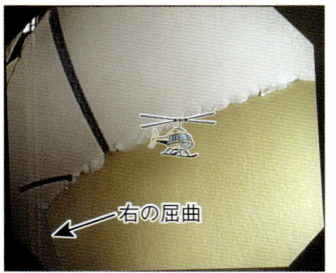

← 右の屈曲

❺右の屈曲の上端に合わせます

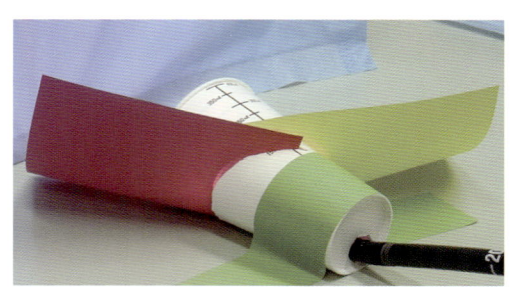

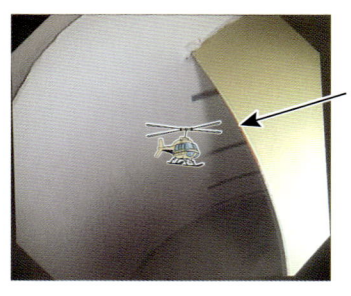

右の屈曲 →

❻右の屈曲が画面からみえなくなるまでスコープを進めます

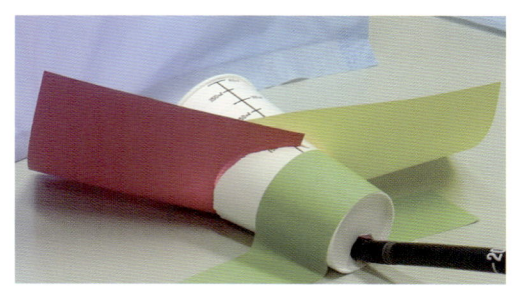

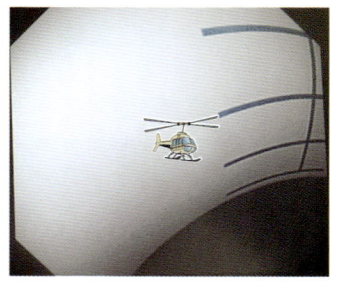

ポイント
　屈曲がなだらかな場合は，スコープを押しながら左ターンで挿入可能です．

●第2章 わかりやすい軸保持短縮法　§5 屈曲を越えるテクニック

Self-Training

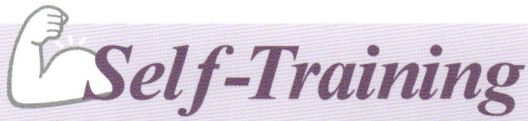

2-5-13,14

18 左ターンでの挿入を身につけるトレーニング（挿入がやや困難な腸管）

●用意するもの
- □ バリウムコップ
- □ 色紙（2色）
- □ イラスト（ヘリコプター） ➡ 付録❷

1 バリウムコップを使って腸管のモデルをつくります

つくり方はSelf-Training17と同様ですが，コップの側面2カ所に入れる切れ目を底と平行にします．屈曲が垂直となり，越えるのが難しくなります．

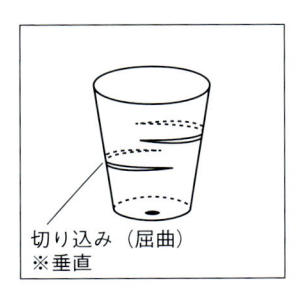

切り込み（屈曲）
※垂直

2 垂直な屈曲を左ターンで越えます

❶左の屈曲近くまでスコープを進めます

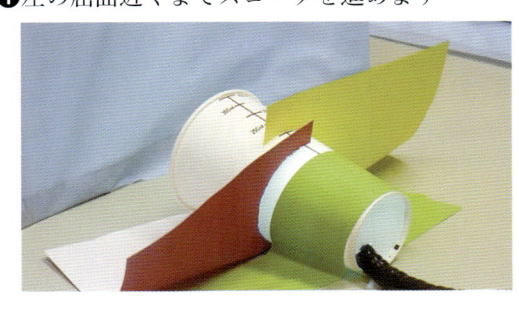

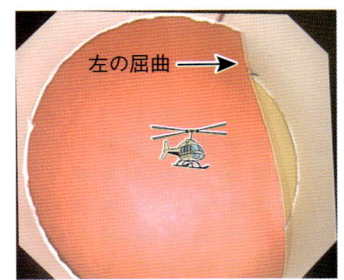

左の屈曲→

❷左の屈曲の上端までスコープを進めます

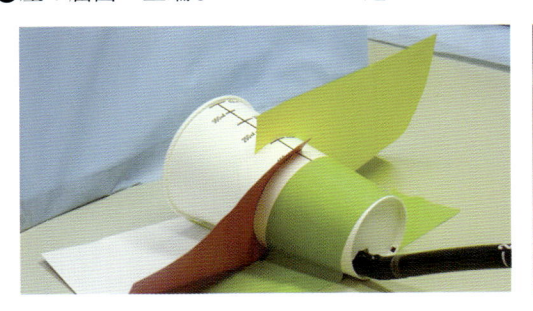

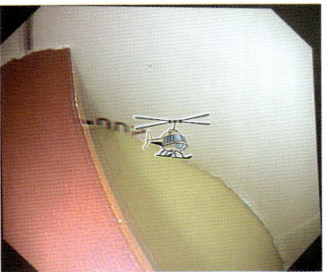

Self-Training 103

❸左の屈曲がスコープ画面から消えるまでスコープを進めます

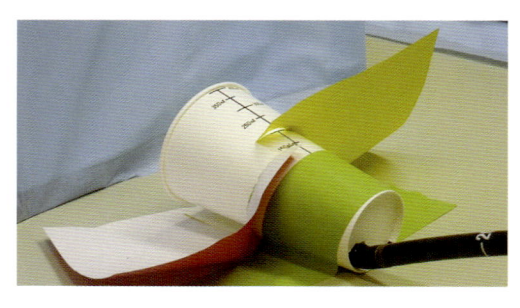

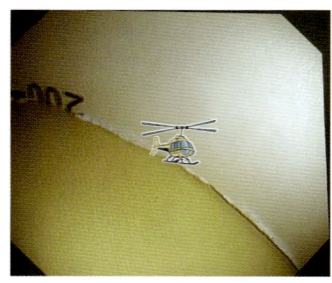

❹次に右の屈曲がみえてくるまで左ターンをかけます．このとき，スコープは押さずその場でターンします

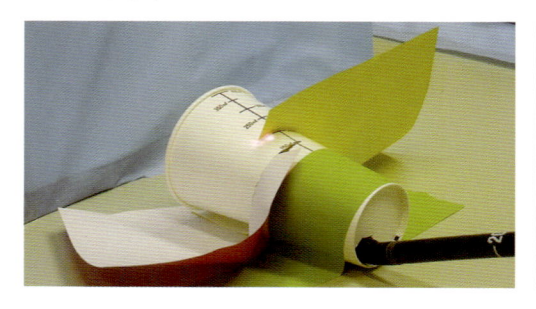

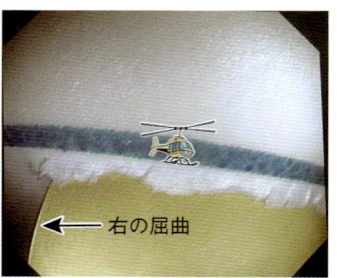

← 右の屈曲

❺右の屈曲が画面からみえなくなるまでスコープを進めます

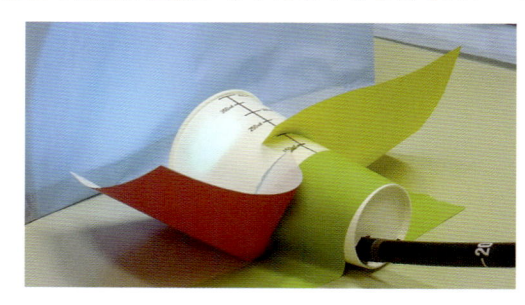

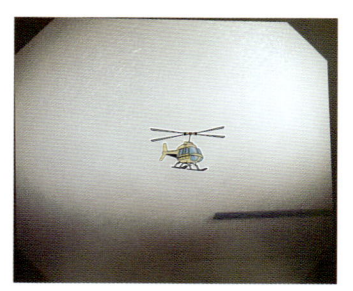

ポイント
　屈曲が垂直の場合は，スコープを押さないでその場で左ターンします．次の屈曲が右にみえてくるまでしっかりターンをしたら，スコープを進めます．

● 第2章 わかりやすい軸保持短縮法　§5 屈曲を越えるテクニック

Self-Training　　　　　　　　　　　2-5-15,16

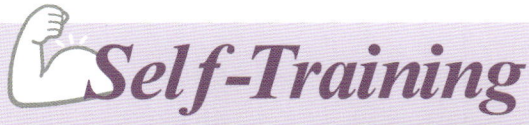

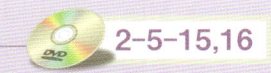

19 左ターンでの挿入を身につけるトレーニング（挿入がかなり困難な腸管）

●用意するもの
- □ バリウムコップ
- □ 色紙（2色）
- □ イラスト（ヘリコプター） ➡ 付録❷

1 バリウムコップを使って腸管のモデルをつくります

つくり方はSelf-Training17, 18と同様ですが，コップの側面2カ所に入れる切れ目を肛門側（カップの底側）に傾斜させます．屈曲の角度が強くなり，越えるのがより難しくなります．

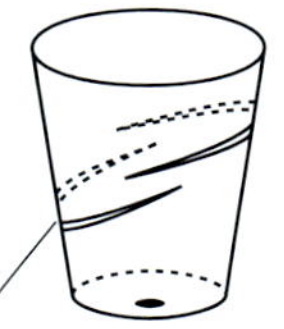

切り込み（屈曲）
※肛門側に傾ける

2 角度の強い屈曲を左ターンで挿入します

❶ 左の屈曲の近くまでスコープを進めます

←左の屈曲

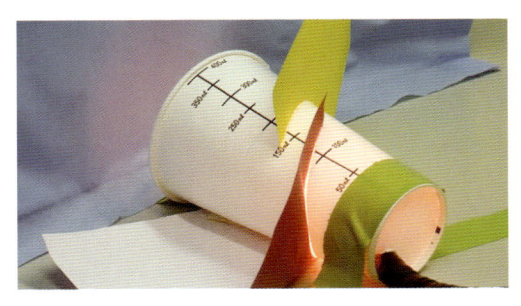

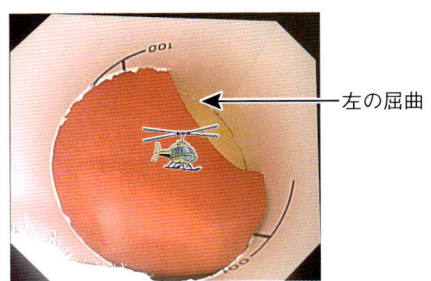

❷ 左の屈曲の上端までスコープを進めます

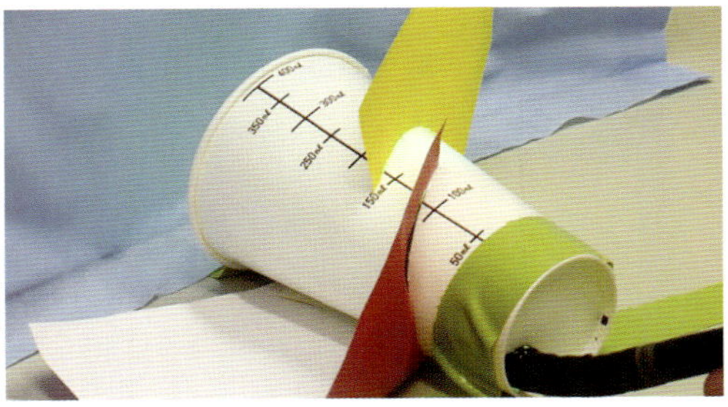

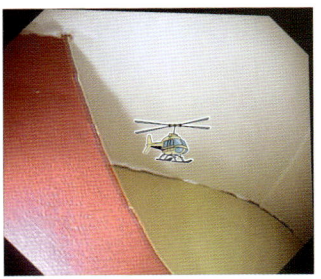

❸左の屈曲がスコープ画面から消えるまでスコープを進めます

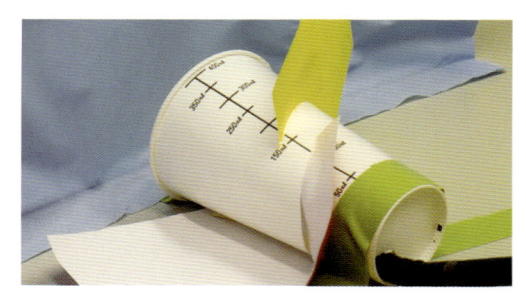

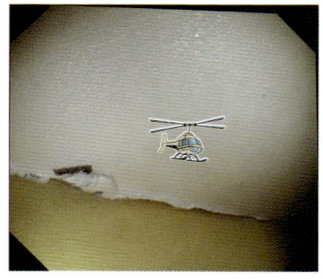

❹左ターンをかけますが，すぐには次の右の屈曲はみえてきません

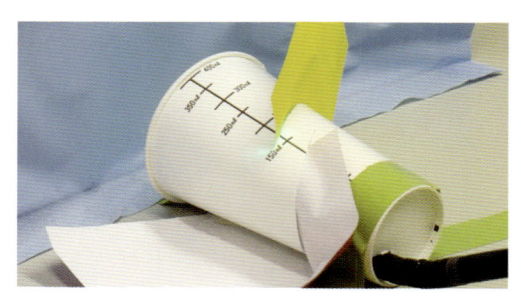

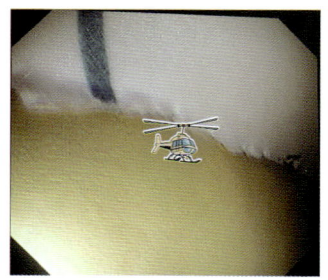

❺スコープを引きながら，次の右の屈曲がみえてくるまで左ターンをかけます

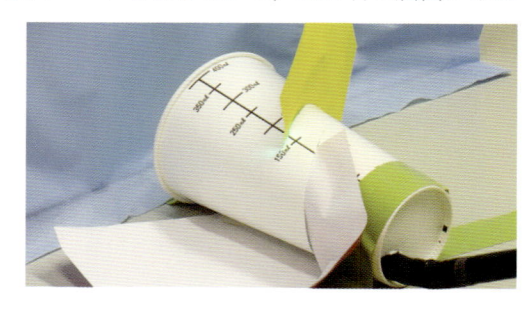

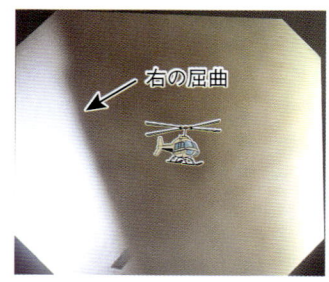

❻右の屈曲が画面からみえなくなるまでスコープを進めます

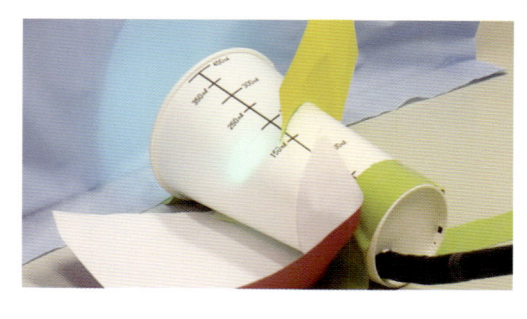

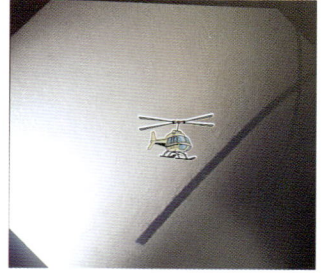

ポイント

　　屈曲が肛門側に傾斜している場合，スコープを引きながら左ターンを行います．その際，次の管腔がスコープ画面にみえてくるまで我慢強くゆっくり引くことが大切です．

●第2章 わかりやすい軸保持短縮法　§5 屈曲を越えるテクニック

3 弾力性のある手袋を使ったトレーニング

　コップの白さと区別がつきやすいように色紙を使いましたが，挟む素材は何でも構いません．
　ここでは弾力性のある手袋を使ったトレーニングも紹介します．色紙だとスコープがカクカクと動く感じになりますが，弾力性のある手袋ではスコープの動きがスムーズになります．

❶左の屈曲の近くまでスコープを進めます

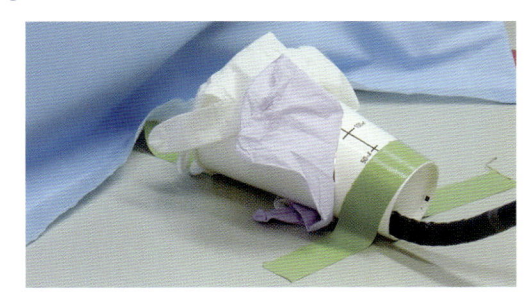

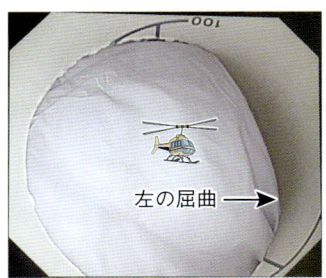

❷左の屈曲の上端までスコープを進めます

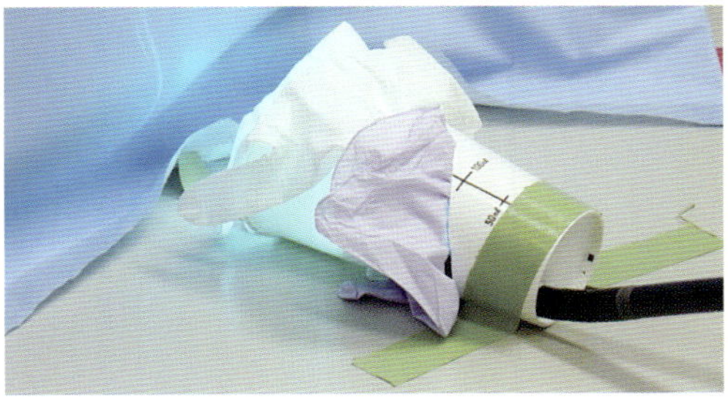

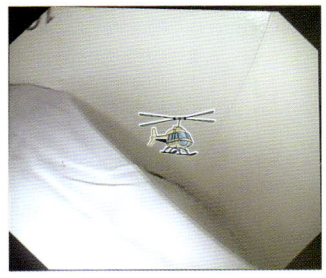

❸左の屈曲がスコープ画面から消えるまでスコープを進めます

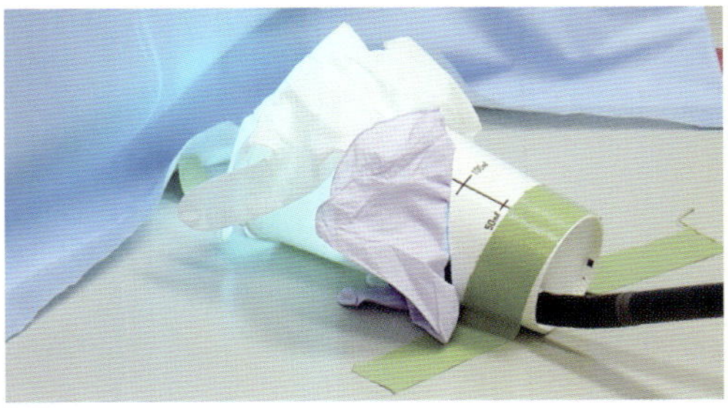

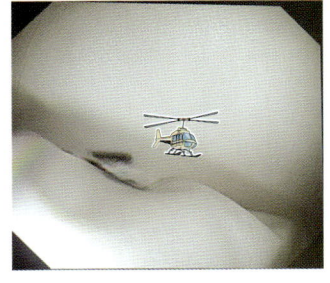

❹スコープを引きながら左ターンすると次の右の屈曲がみえてきます

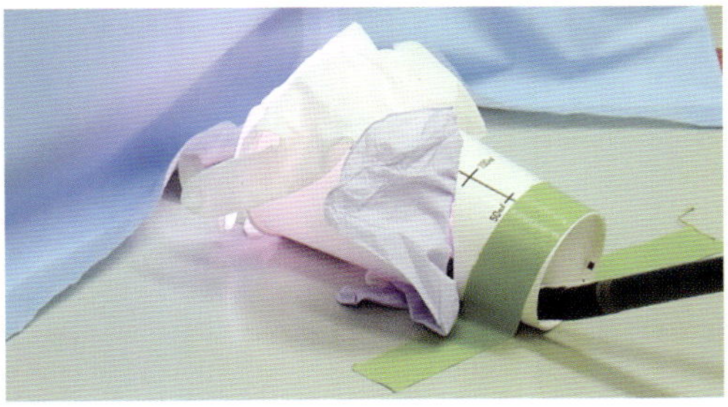

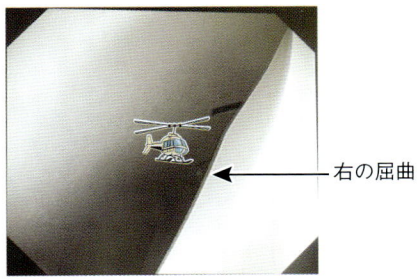

Self-Training　107

❺右の屈曲が画面からみえなくなるまでスコープを進めます

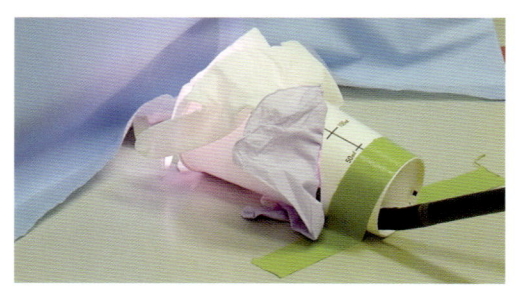

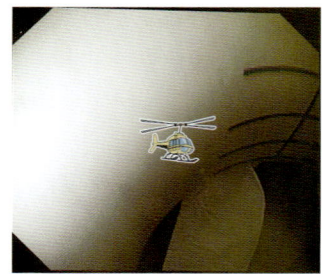

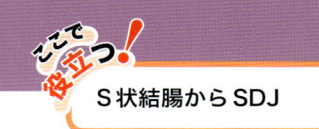

第2章 わかりやすい軸保持短縮法

ここで役立つ！ S状結腸からSDJ

§6 管腔を見失わずに挿入するコツ

A．3つの粘膜との間合い

> 正面の粘膜との間合いをとるときに，左側の粘膜と管腔上方の粘膜との間合いを利用すると次の屈曲を見失わず安定した挿入が行えます．

❶ 管腔の方向を探す目印はいくつかある

1）屈曲の上端を利用する

屈曲の端は2つあります．アップアングルで操作するので上の端を利用します．屈曲の形はいつも弧状にみえて変化しませんが，その弧の向きによって次の管腔の方向がわかるのです．
屈曲の上端の接線方向は，屈曲の角度に関わらず次の管腔の方向を示しています．

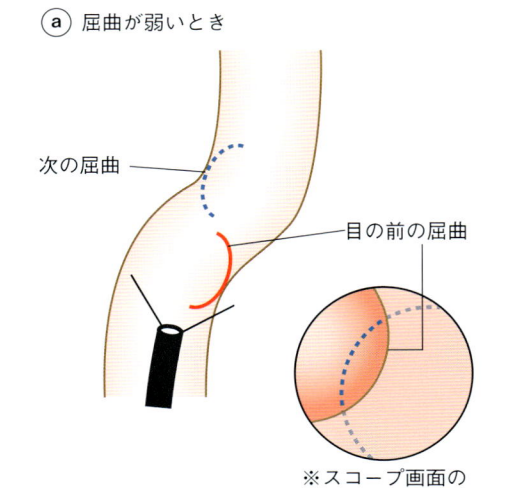

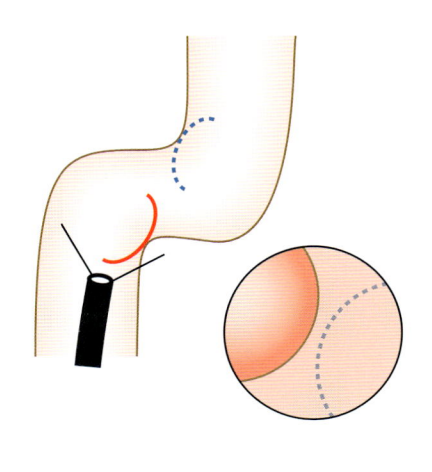

ⓐ 屈曲が弱いとき

次の屈曲
目の前の屈曲
※スコープ画面のみえ方

ⓑ 屈曲が直角のとき

ⓒ 屈曲が強いとき

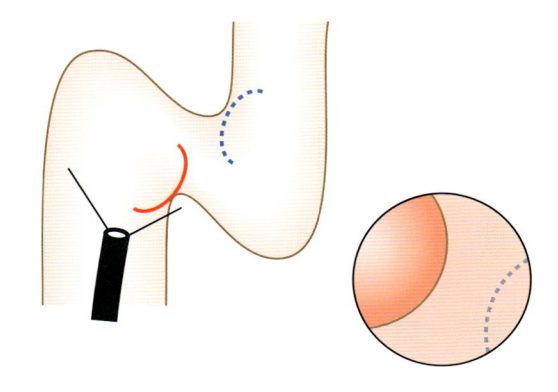

ⓐⓑⓒいずれの場合も屈曲の上端の接線方向に次の管腔があります．

屈曲の上端
接線方向

2) 狭い視野で次の管腔を探す手がかり

次の管腔を探す手がかりは3つあります（**p.111のmemo参照**）．

スコープが屈曲から離れているときは，屈曲の両端をみつけてその中点を確認すると，その垂線方向が次の管腔方向です．また対側の弧がみえたらその両端を確認し，その中点の垂線方向から次の管腔を探し出せます．しかしスコープ挿入中は粘膜に近接しているので，屈曲の両端を確認して中点を見つけることはできません．近接した場合は，屈曲の上端を探し出してその接線方向を見つけ出すことで方向がわかるのです．

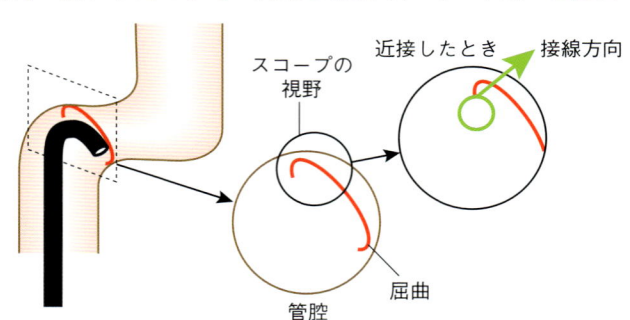

2 屈曲の上端を伝って挿入するには

屈曲の上端の粘膜から5 mm，左の粘膜から5 mm，また正面の粘膜から5 mmの部分にスコープヘッドを通していきます．

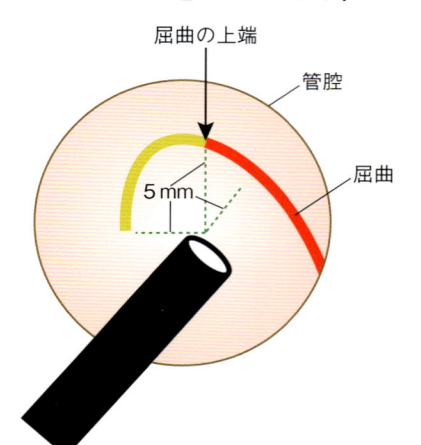

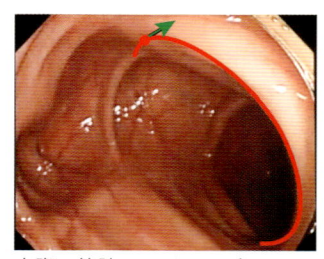

実際の管腔でのイメージ

管腔のこの部分にスコープヘッドを通していくと，次の屈曲を見失うことなく挿入可能です．

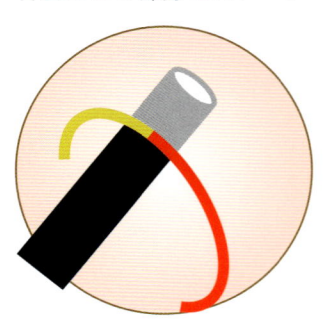

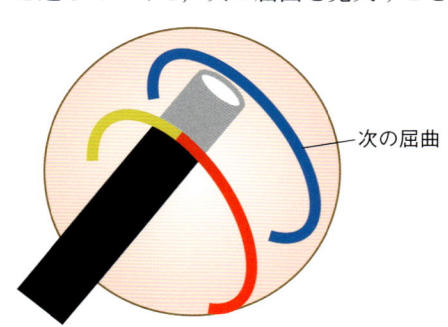

●第2章 わかりやすい軸保持短縮法 §6 管腔を見失わずに挿入するコツ

memo 次の管腔を探す手がかり
大腸で管腔の方向を示すものは3つあります.

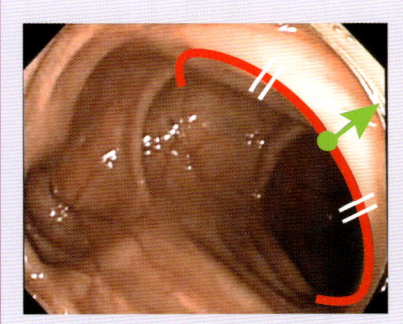

屈曲の両側の中央の垂線方向 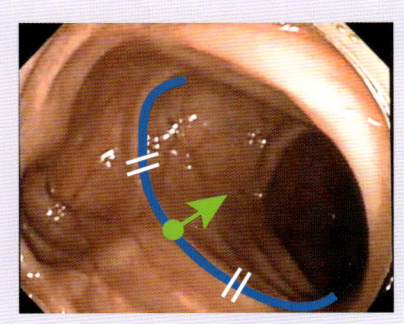　　屈曲の対側の中央の垂線方向

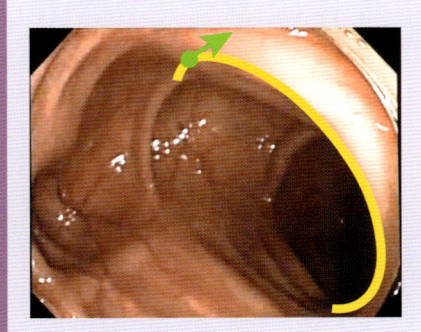

屈曲の一端の接線方向

A．3つの粘膜との間合い　111

Self-Training 20

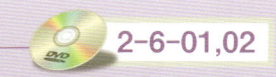

管腔を見失わずに挿入するためのトレーニング（トライアングルを使って）

2-6-01,02

●用意するもの
- □ バリウムコップ
- □ 色紙（3色）
- □ イラスト（トライアングル） → 付録10

※セッティングの方法はp.101参照

1 スコープ画面にトライアングルのシールを貼ります

フッキングザフォールドを行うときは，越えようとする屈曲が画面からみえなくなると，初級者は不安になります（**第2章§5-B参照**）．画面に小さな丸形のシールを三角形（トライアングル）をつくるように貼ると，屈曲の口側までスコープヘッドを進めても画面上に屈曲のあった方向が残るので安心して操作できます．また，前ページで説明した3つの粘膜との間合いを維持しながら挿入する練習にも役立ちます．

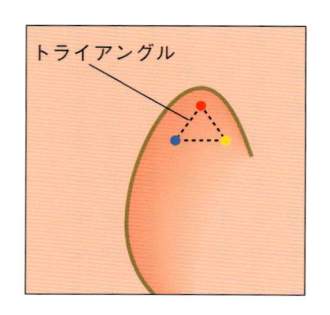

2 3つの垂直な屈曲を越えます

❶写真のように，バリウムコップで3つの屈曲をつくります

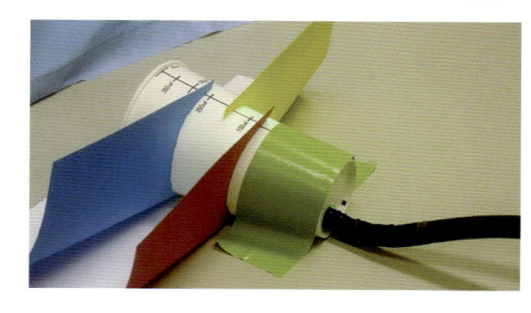

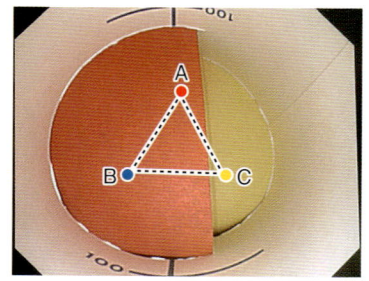

❷赤色紙の上端までスコープを近づけます．トライアングルのAとBを結ぶ辺（以下，辺AB）を赤色紙の屈曲の上端に合わせます

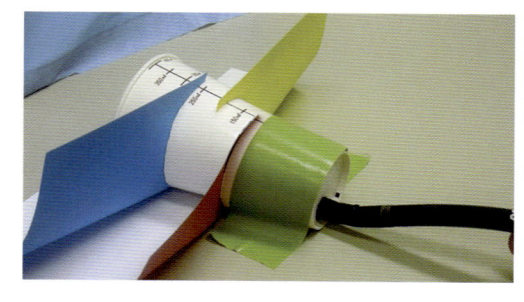

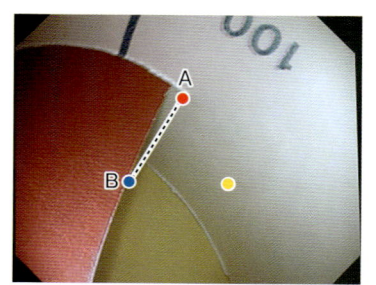

●第2章 わかりやすい軸保持短縮法　§6 管腔を見失わずに挿入するコツ

❸スコープヘッドをまっすぐに進めます．このとき，スコープをターンしないことが大切です

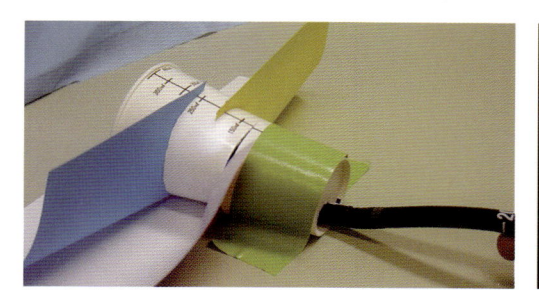

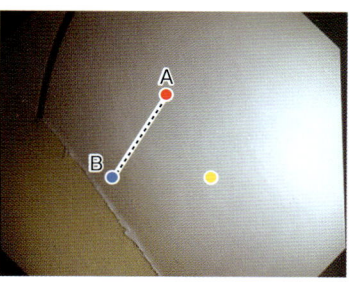

❹画面上，屈曲はみえなくなります．しかし，屈曲の上端と合わせたトライアングルが画面上に残っていますので，次の管腔方向を見失うことはありません．辺ABに垂直な方向にスコープヘッドを進めます

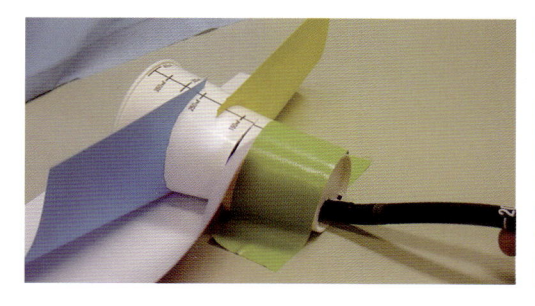

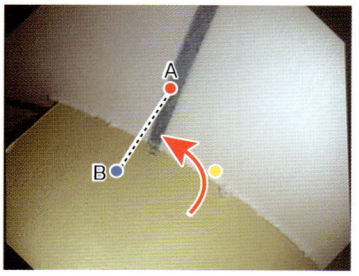

❺黄色紙の屈曲（右）がみえてきます．同様に，屈曲の上端とトライアングルの辺ACを合わせます

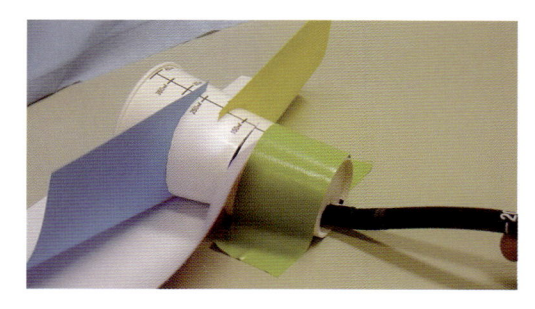

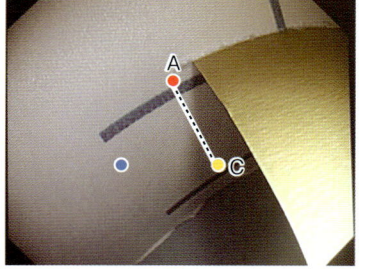

❻屈曲がみえなくなるまでスコープヘッドをまっすぐに進めます．辺ACと直交する方向にスコープヘッドを進めます

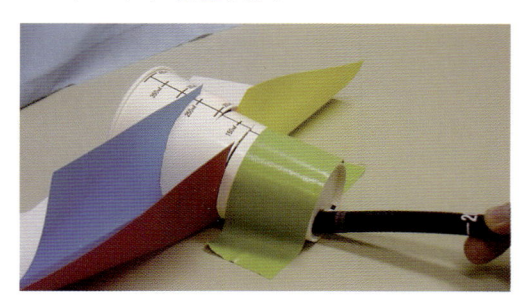

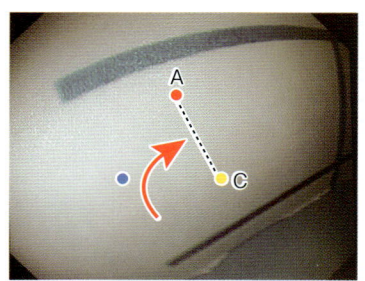

Self-Training　113

❼青色紙の屈曲（左）がみえてきました．同様の操作でスコープを進めます

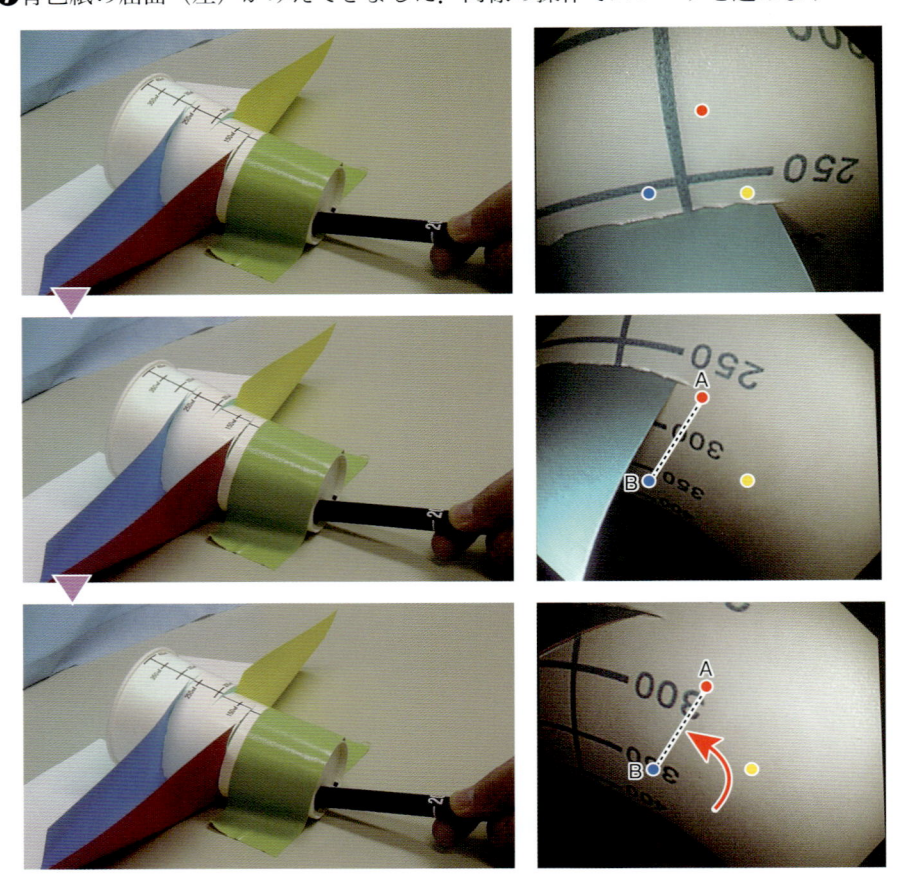

●第2章 わかりやすい軸保持短縮法 §6 管腔を見失わずに挿入するコツ

memo 上部消化管内視鏡への応用

トライアングルのテクニックを上部消化管内視鏡（EGD）の上十二指腸角（SDA）で使ってみました．

❶幽門輪を挿入します

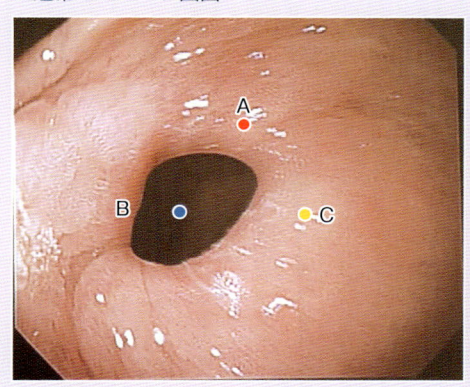

※通常のスコープ画面　　　　　　　　※透明フードを装着した場合

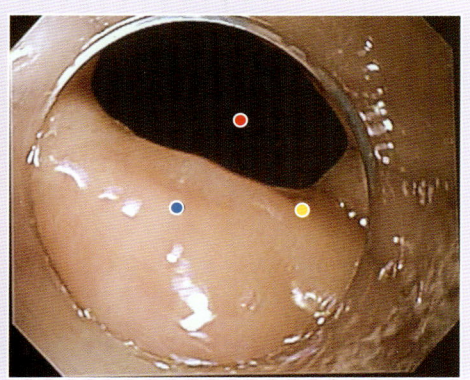

❷SDA を縦方向にとらえます．上端にトライアングルの辺 AC を結ぶ線を合わせます

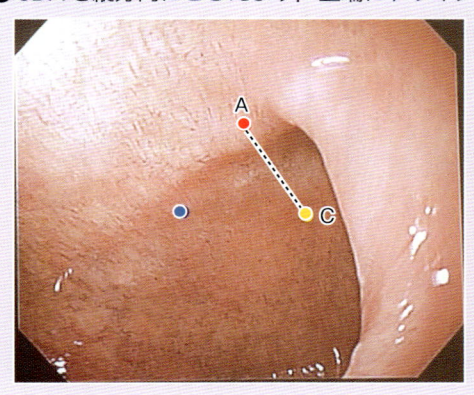

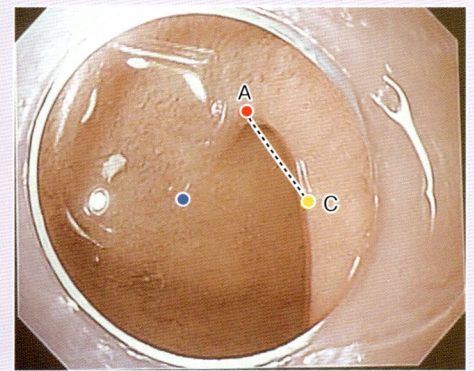

❸屈曲がみえなくなりますが，スコープをターンしていないので次の管腔の方向はわかります．透明フードがある場合，フード越しに屈曲を確認できます

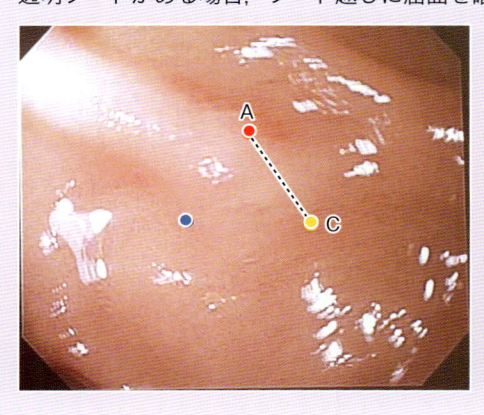

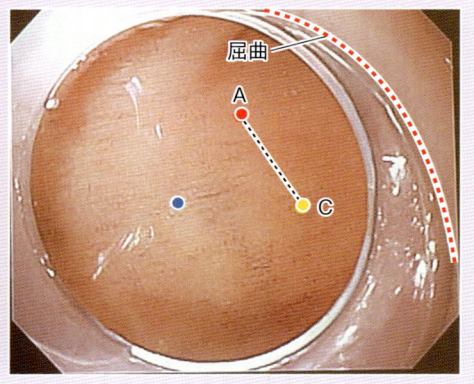

屈曲

※次ページへ続く

Self-Training

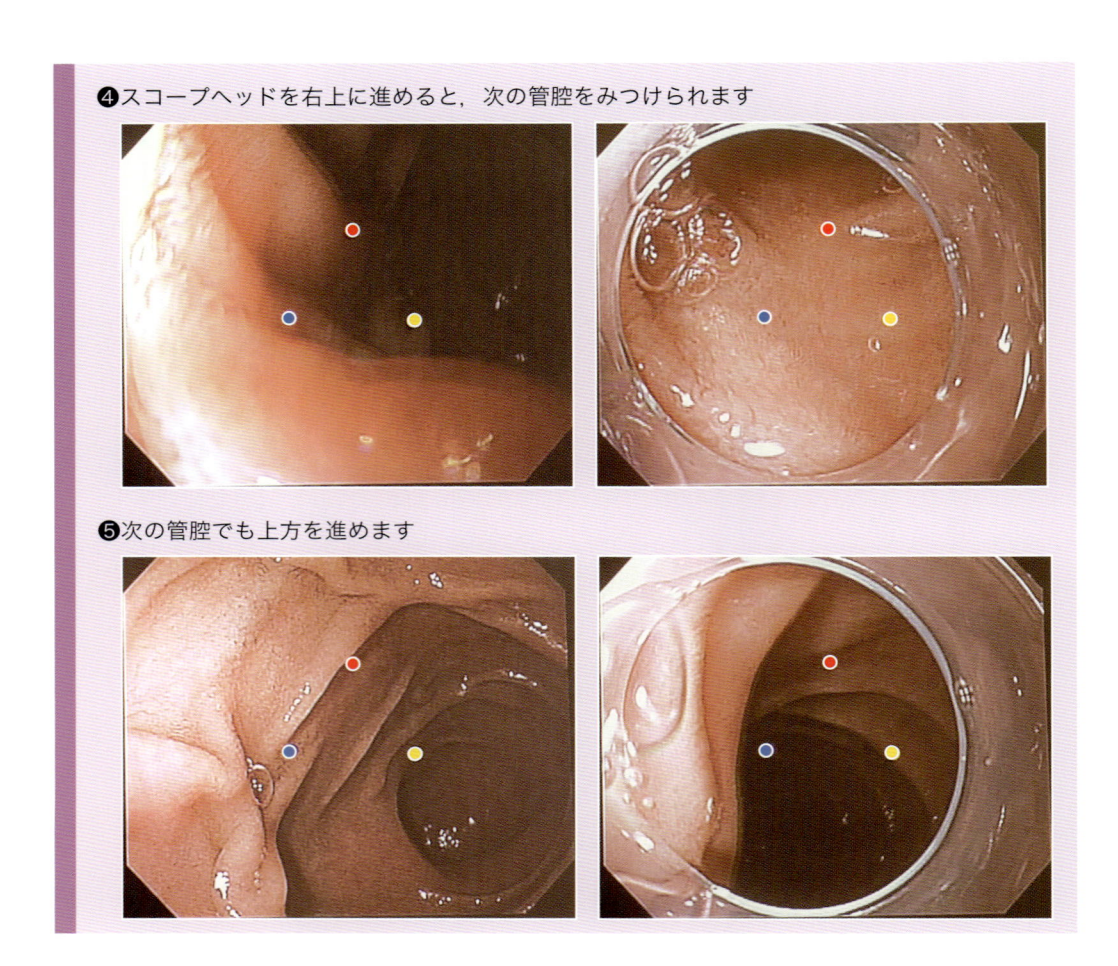

❹スコープヘッドを右上に進めると，次の管腔をみつけられます

❺次の管腔でも上方を進めます

第2章 わかりやすい軸保持短縮法

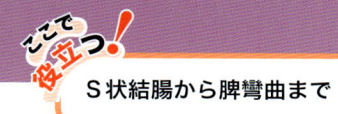

ここで役立つ！ S状結腸から脾彎曲まで

§7 屈曲をスムーズに越えるコツ① スရロームテクニック

A．スラロームテクニック

アングル操作やターン操作，トルク操作，吸引などにより強い屈曲を越えると，次のヒダは通常反対方向にあらわれます．したがって，1つの屈曲部を越えたらすぐさまアングルとトルクをリズミカルに反対方向に向けるようにすると，効率的にヒダを越えることができます．このテクニックをスラロームテクニックと呼んでいます．

1 効率的に屈曲を越えるためのテクニック

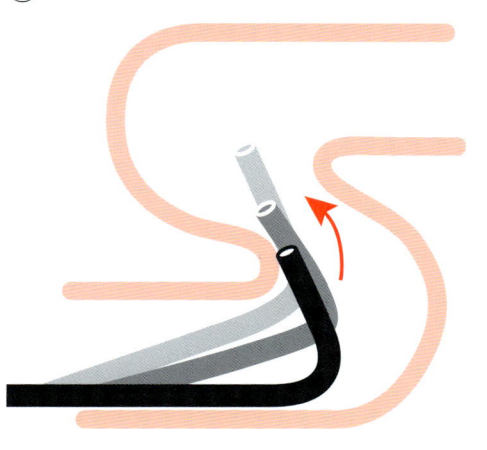

ここで，スラロームテクニックを使う場合（ⓐ）と使わない場合（ⓑ）を比較してみましょう．スラロームテクニックを使うと，管腔を直線に近づけながら回り道をせずに，最短距離でスコープを進めることができます．スラロームテクニックを使わないと，管腔の屈曲が強くなり，大きなループを形成しながらスコープを無駄に押して挿入することになります．

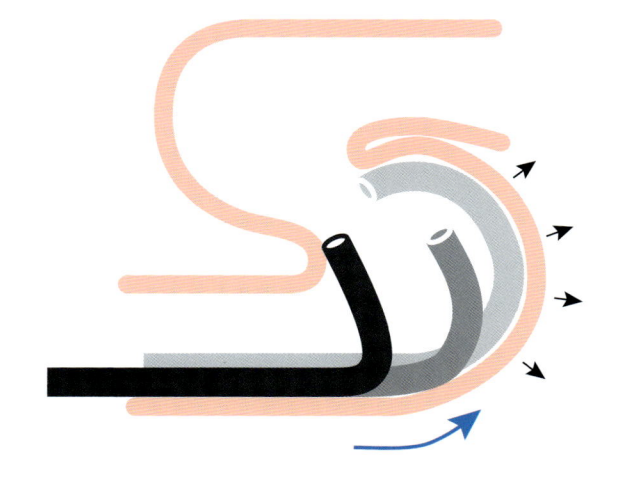

ⓐ 屈曲の内側にスコープヘッドが接します
ⓑ 屈曲の対側にスコープシャフトがあたります

ⓐ スラロームテクニックを使った場合

ⓑ スラロームテクニックを使わない場合

ⓐ次の屈曲も内側にスコープヘッドがあたります
ⓑ次の屈曲も屈曲の対側にスコープシャフトがあたります

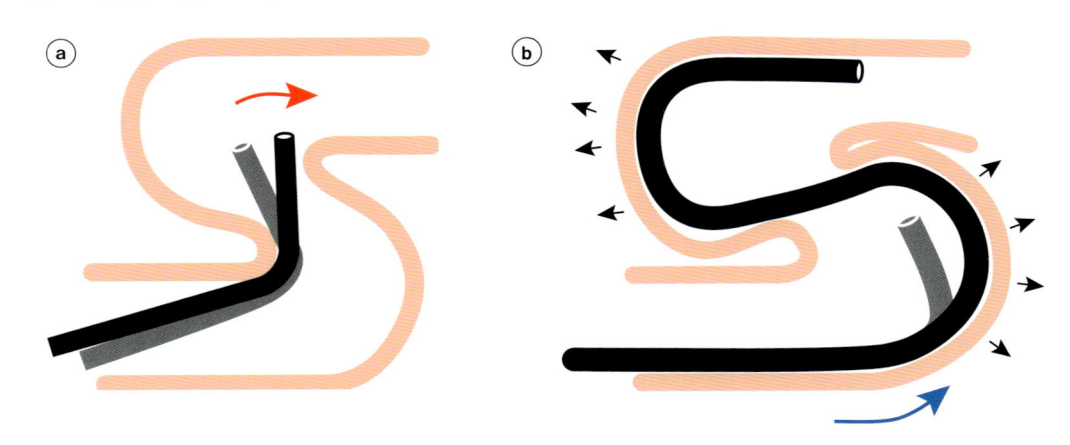

ⓐⓑスコープと接触している粘膜の色を変えました

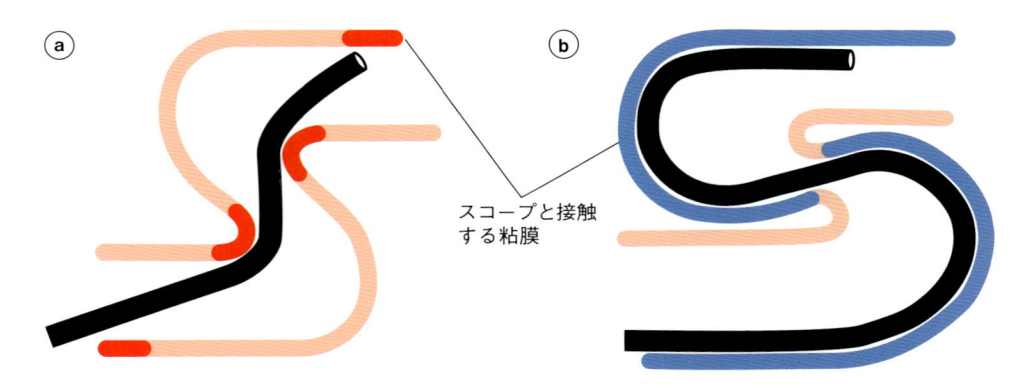

スコープと接触する粘膜

ⓐⓑスコープと接触してない粘膜を消します

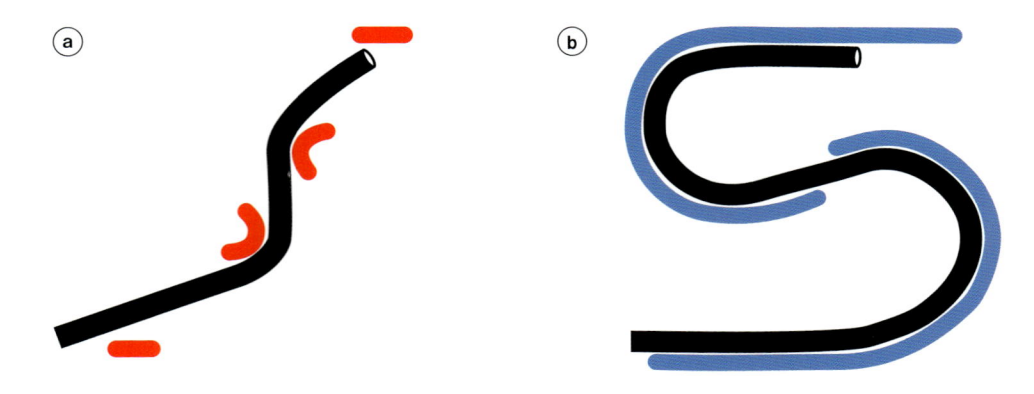

　　スラロームテクニックを使う場合と使わない場合では，スコープと接触する粘膜が全く異なることがわかります．

●第2章 わかりやすい軸保持短縮法　§7 屈曲をスムーズに越えるコツ① スラロームテクニック

Self-Training

21 スラロームテクニックのトレーニング（スキー板のイラストを使って）

2-7-01

●用意するもの
- □ バリウムコップ
- □ 色紙（3色）
- □ イラスト（スキー板）　➡ 付録⓫　※細い付箋でも代用可能

※セッティングの方法はp.101参照

1 スコープ画面にスキー板のイラストを貼ります

　スコープ画面の下方にスキー板のイラストを貼ります（細い付箋2枚で代用しても構いません）．また，バリウムコップで腸管のモデルを作成します．

　右左右の順でアングル操作とトルク操作（またはターン操作）を行って，屈曲を越えていきます．スキー板が屈曲を避けて通るように，スコープヘッドを進めます．

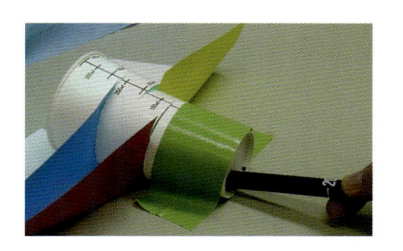

ⓐこのトレーニングはスキー板をはいて壁を避けて滑走するイメージです．屈曲により管腔の奥はみえません．左の屈曲の次に右の屈曲がみえてきます

ⓑ屈曲を壁ではなく曲線で示すとⓑのようになります

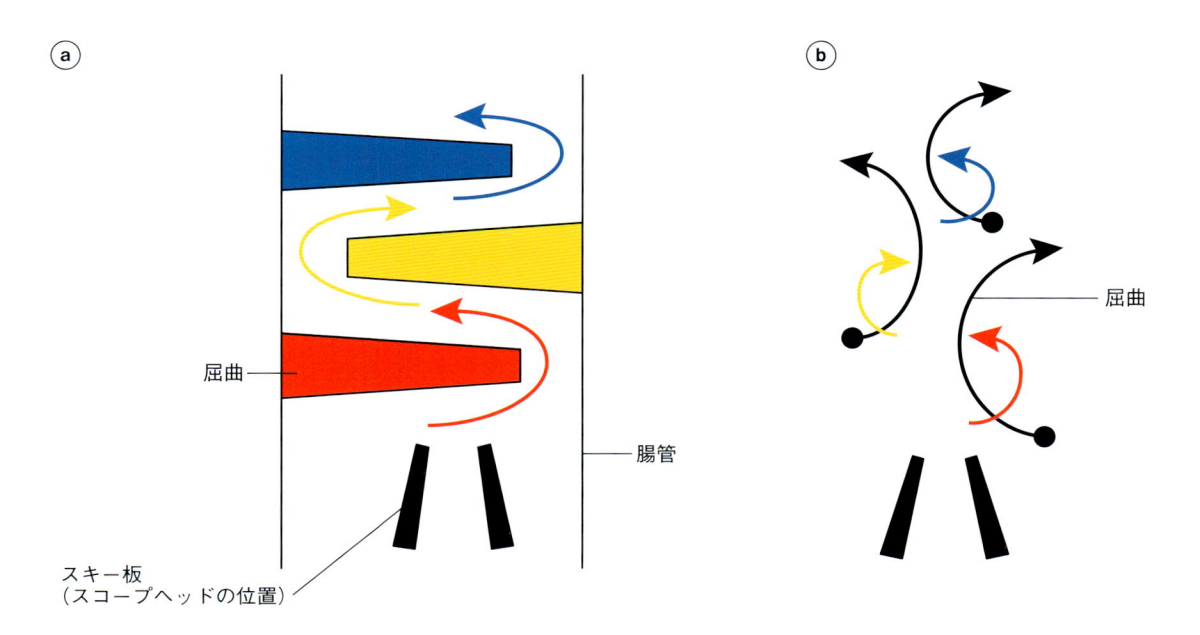

ⓐ 屈曲／腸管／スキー板（スコープヘッドの位置）

ⓑ 屈曲

2 スラロームテクニックを使ってスコープを進めます

❶画面にスキーの板（または付箋）を貼りスコープをまっすぐ進めます

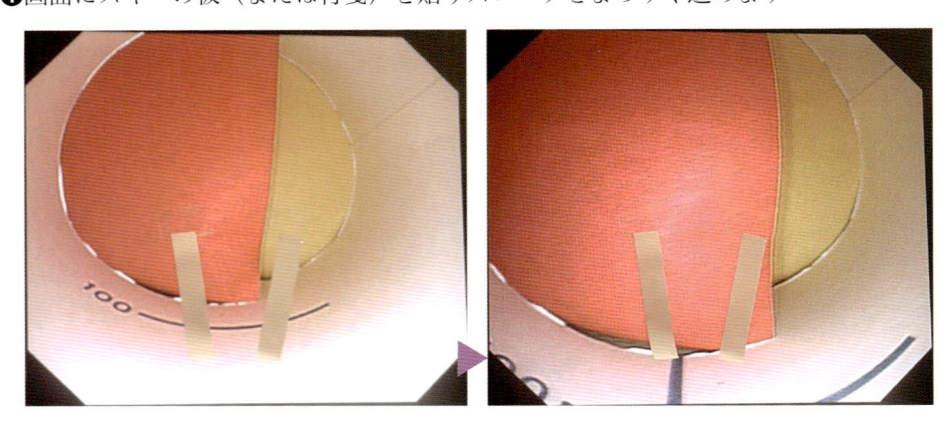

❷1つ目の屈曲（左）を避けるようにスコープヘッドを右に移動させます．屈曲をかわして，口側へスコープを進めます

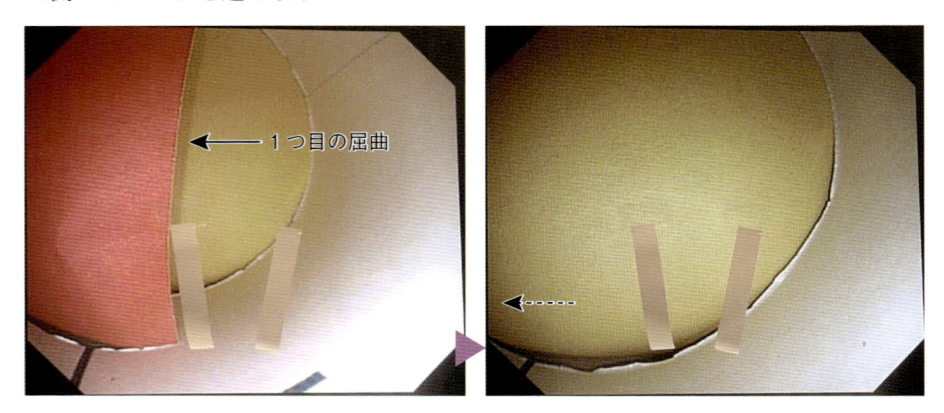

1つ目の屈曲

❸スコープヘッドを左に移動させます．2つ目の屈曲（右）をかわして，さらに口側へ挿入します

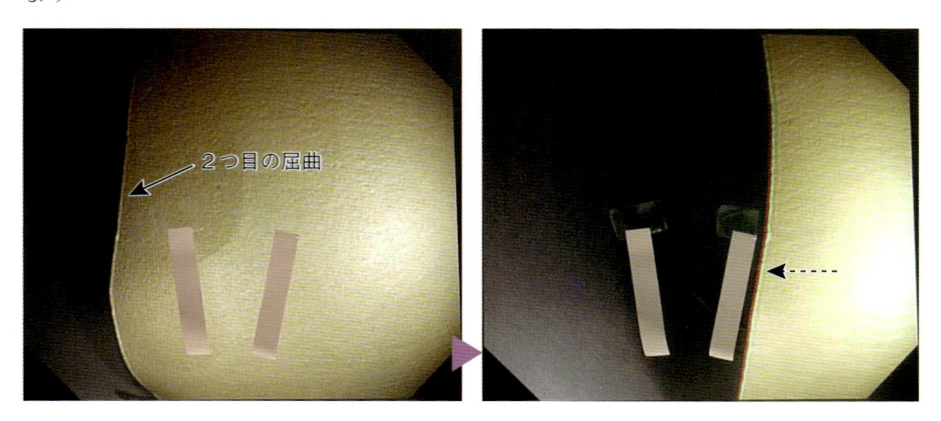

2つ目の屈曲

120　1カ月で身につく！ひとりで学ぶ大腸内視鏡挿入法

❹3つ目の屈曲(右)がみえたら,スコープヘッドを右へ移動させます

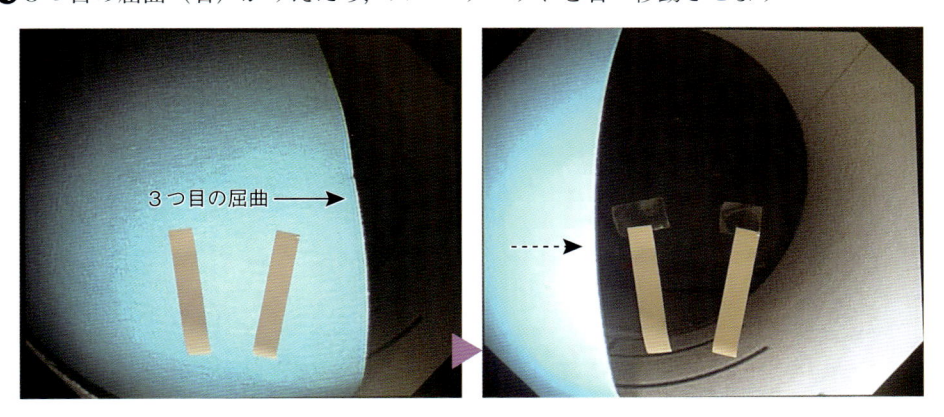

❺屈曲をかわして口側へ進めます

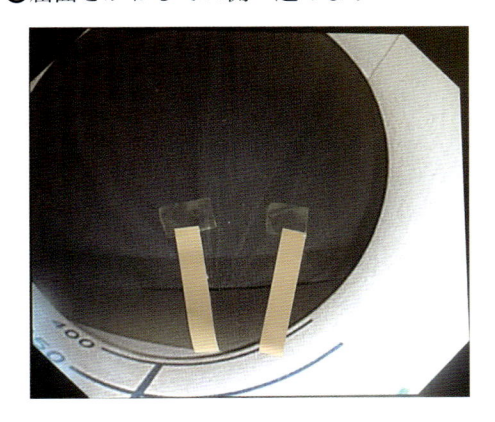

> ***memo*** トルクと吸引
> **トルク**
> 本書では,トルクとはスコープをねじることを指しています.ターンとの違いが大切です.ターンの場合は,スコープをねじることによってスコープ先端が粘膜に対して回転します.トルクをかけるだけではスコープにはねじれの力が加わり,少し硬くなり操作しやすくなるだけで,粘膜に対して回転まではしません.小さなねじれでスコープヘッドが回転しないのがトルク,大きくねじってスコープヘッドが回転するのがターンというように表現しています.
> **吸引**
> 吸引は空気を吸うことです.腸管内の空気を抜くと,スコープを動かさなくても屈曲がスコープヘッドに近づきます.相対的挿入といわれています.空気を吸引して腸管を縮めることにより越えようとする屈曲を近づけて,スコープヘッドが屈曲を越せたらアップアングルなどを使えば,スコープを押さずに挿入可能となります.

第2章 わかりやすい軸保持短縮法

ここで役立つ！ 大腸全体，特にS状結腸

§8 屈曲をスムーズに越えるコツ② 2時方向に整える

A．座標平面を利用して

> 屈曲をスムーズに越えるテクニックの1つとして，挿入しやすいように屈曲の位置と向きを整えることがあります．右ターンで挿入していく場合，最も挿入しやすいのはスコープ画面の右上に位置する2時方向の屈曲です．ここではxy座標平面を利用して画面を4つの区画に分け，それぞれの区画から2時方向の屈曲を画面右上にもってくるテクニックを解説します．

1 xy座標平面を利用する

　中学の数学の時間を思い出して下さい．X軸とY軸で区切られた4つの平面が座標平面（xy座標平面）です．これをスコープ画面に適応させます．屈曲の向きが2時方向であれば，どの象限に位置しているかによって，次に行う操作が決まっています．ヘリコプターのあるところがスコープヘッドです．

ⓐ 普通のxy座標平面

第2象限	第1象限
第3象限	第4象限

ⓑ 各象限で2時方向の屈曲を第1象限に整えるためのスコープ操作

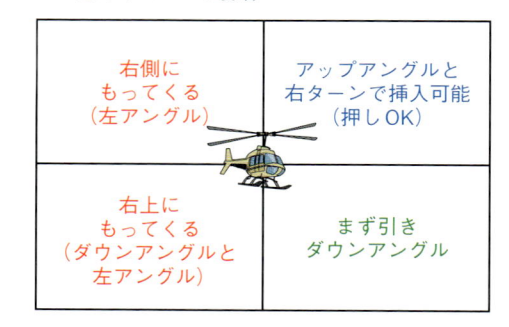

右側にもってくる（左アングル）	アップアングルと右ターンで挿入可能（押しOK）
右上にもってくる（ダウンアングルと左アングル）	まず引きダウンアングル

2 2時方向の屈曲を移動させるには

1) 屈曲が第1象限にある場合

第1象限の2時方向の屈曲は挿入が最も簡単です．画面上の位置を移動させる必要はなく，アップアングルの右ターンで挿入可能です．

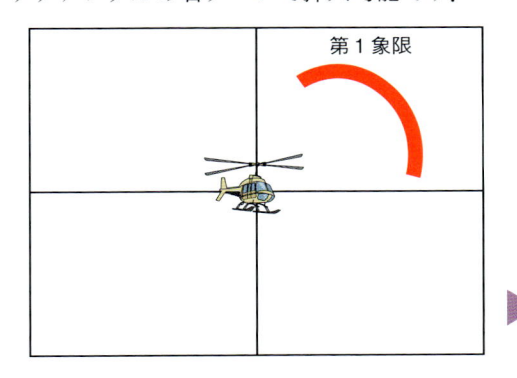

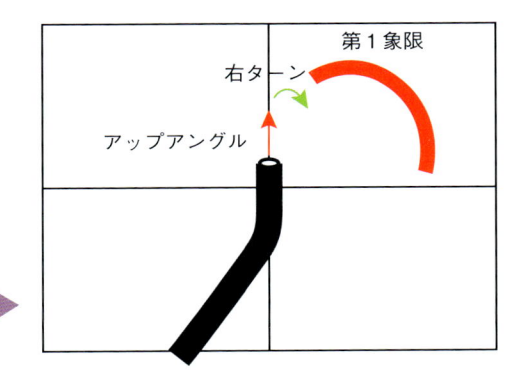

2) 屈曲が第1象限以外にある場合

第1象限以外の2時方向の屈曲を第1象限にもってくる操作を考えます．

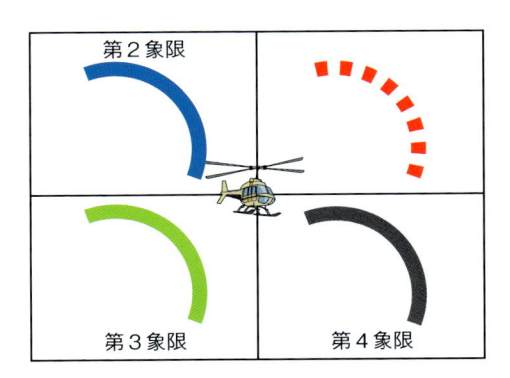

ⓐ 第2象限の屈曲は，左アングルをかけると画面上第1象限にもってくることができます

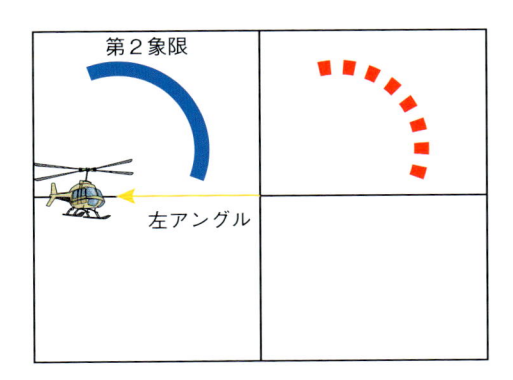

A．座標平面を利用して

ⓑ第4象限の屈曲は，ダウンアングルをかけると第1象限にもってくることができます

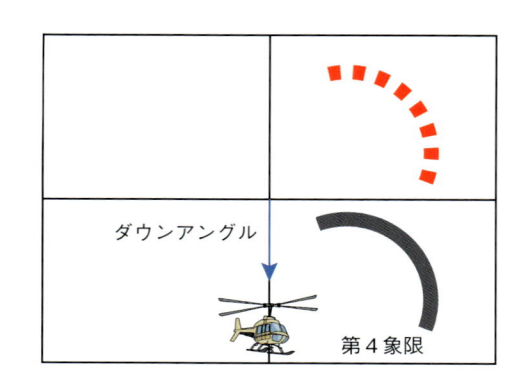

ⓒ第3象限の屈曲は，左アングルにダウンアングルをかけると第1象限にもってくることができます

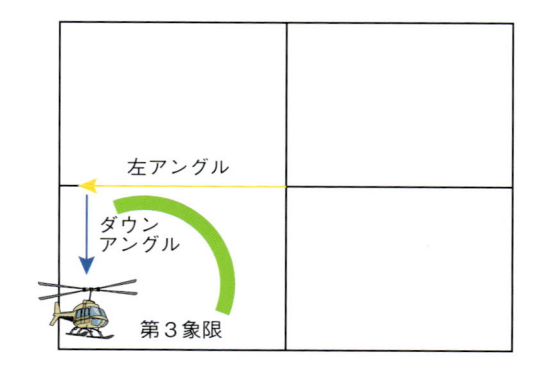

●第 2 章 わかりやすい軸保持短縮法　§8 屈曲をスムーズに越えるコツ② 2時方向に整える

Self-Training

2-8-01, 02

22　2時方向の屈曲を第1象限に整えるトレーニング（座標平面を使って）

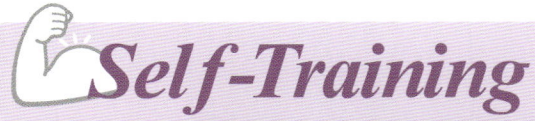

●用意するもの
□ イラスト（ヘリコプター）➡ 付録❷
□ イラスト（座標平面）➡ 付録⓬

※セッティングの方法はp.39参照

1　座標平面のイラストを壁など垂直な平面に貼ります

スコープをイラストの中央に位置させます．

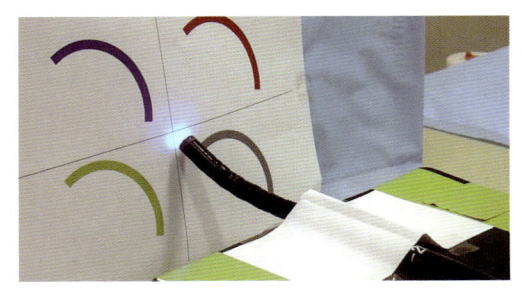

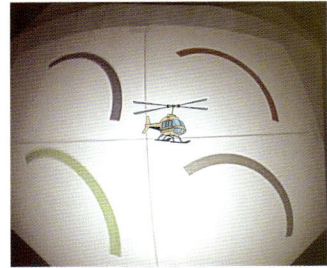

ⓐ第1象限はそのままの位置でアップアングルの右ターンで挿入可能です

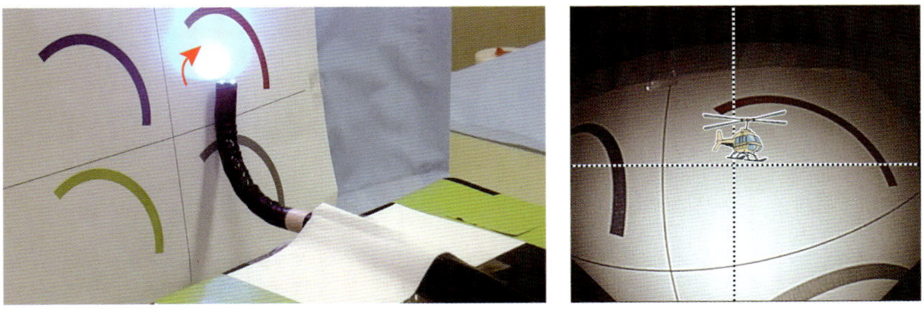

ⓑ第2象限は左アングルをかけて第1象限にもってきます

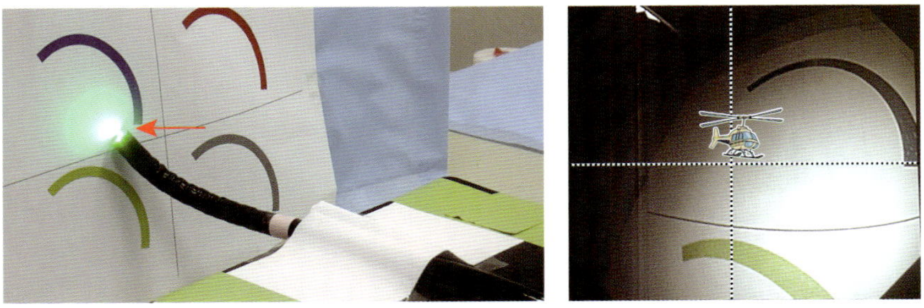

ⓒ第4象限はダウンアングルをかけて第1象限にもってきます

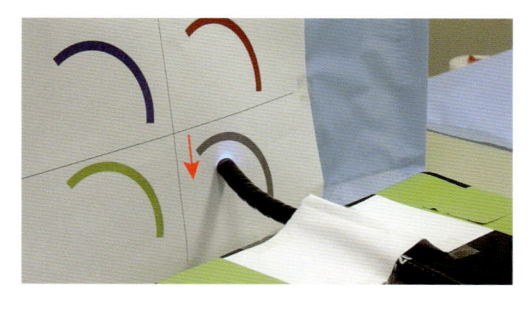

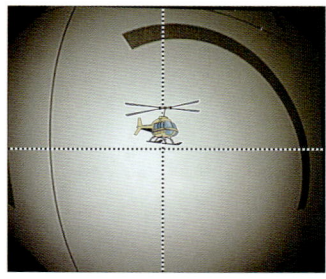

ⓓ第3象限は左アングルとダウンアングルをかけて第1象限にもってきます

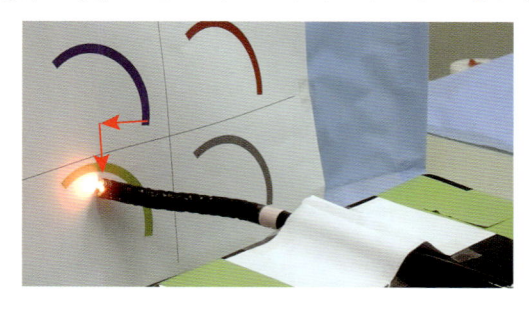

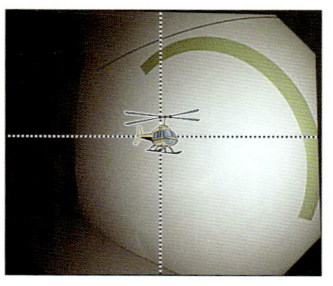

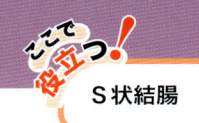

第2章 わかりやすい軸保持短縮法

§8 屈曲をスムーズに越えるコツ② 2時方向に整える

B．座標平面とホバリングの融合テクニック

ここで役立つ！ S状結腸

2時方向の屈曲であれば，アングル操作だけで第1象限にもってこれます．しかし，屈曲の向きが2時方向以外の場合は，ホバリングが必要です．

1 挿入しやすい屈曲にするテクニック

屈曲が第1象限以外にあり，かつ2時方向以外の向きである場合，2段階の操作を行う必要があります．最初に座標平面のテクニックを利用して（**第2章§8-A参照**），屈曲の位置を第1象限へと移動させます．次にホバリングのテクニックを利用して（**第2章§1-B参照**），屈曲の向きを2時方向にもってくるのです．

❶アングル操作で屈曲を第1象限へ移動させます

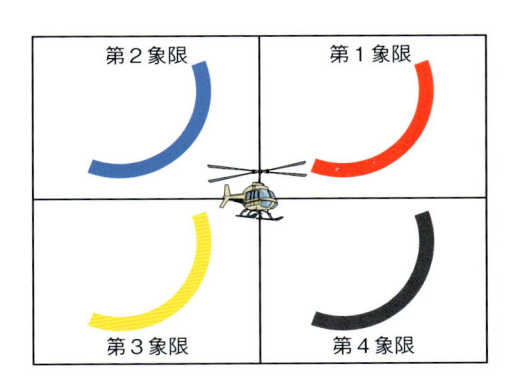

第2象限：左アングル
第3象限：ダウンアングルと左アングル
第4象限：ダウンアングル

❷ホバリングを行って屈曲の向きを2時方向にします

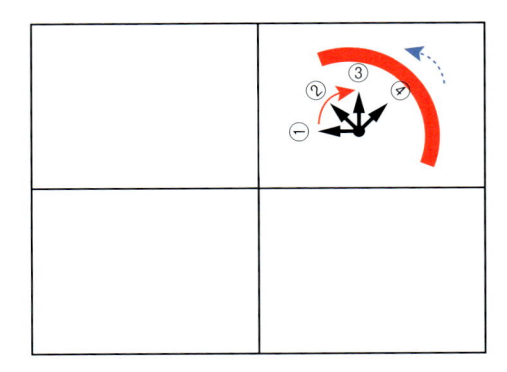

❸屈曲が第1象限の2時方向となったらアップアングルと右ターンで挿入します

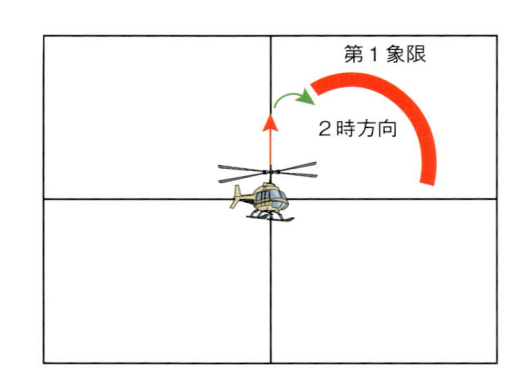

2 あらゆる屈曲がコントロール可能になる

2段階に分けると，理論上はすべての屈曲を第1象限で2時方向にもってくることができます．イラスト ⓐ のようなさまざまな屈曲もホバリングをイメージするとすべての屈曲がコントロール可能です．ⓑ のイラストは右ターン専用のホバリング用の座標イラストです．

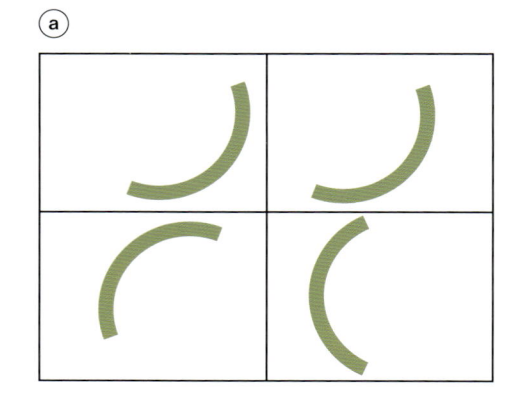

●第2章 わかりやすい軸保持短縮法　§8 屈曲をスムーズに越えるコツ② 2時方向に整える

Self-Training

2-8-03

23 さまざまな屈曲を第1象限の2時方向に整えるトレーニング（座標平面とホバリングを使って）

●用意するもの
- □ イラスト（座標平面とホバリング）➡ 付録⑬
- □ イラスト（屈曲）➡ 付録⑭
- □ イラスト（ニコニコマーク・小）➡ 付録⑮

※セッティングの方法はp.39参照

1 座標平面とホバリングのイラストを壁などに貼ります

スコープヘッドをイラストの中央に位置させます．

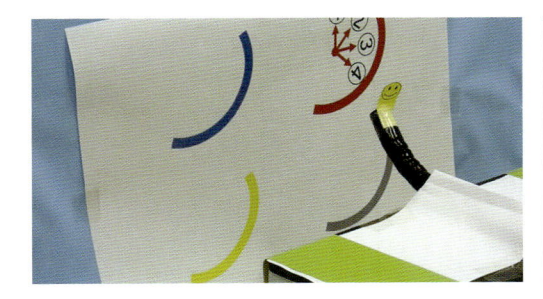

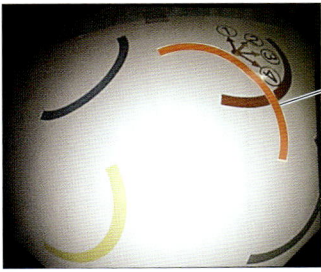

屈曲のイラスト（スコープ画面の第1象限，2時方向に貼る）

2 第1象限の屈曲（赤）を2時方向に整えます

❶第1象限に赤の屈曲をもってきます

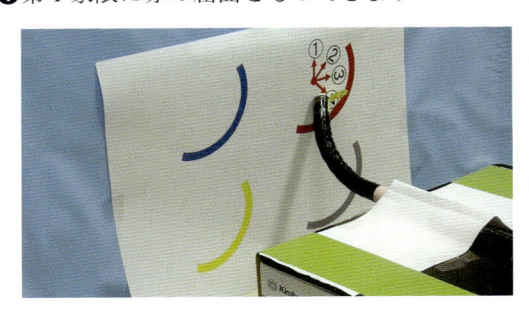

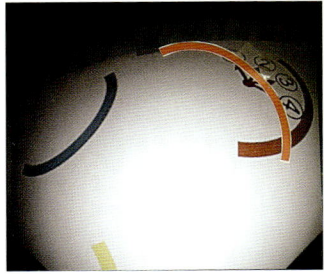

❷ホバリングのテクニックを使って屈曲の向きを変えます．2時方向にもってきたら，アップアングルの右ターンで挿入可能となります

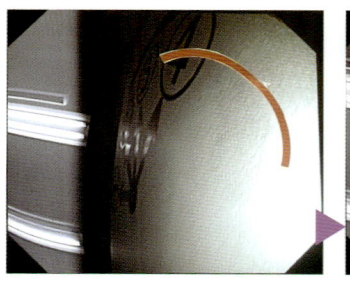

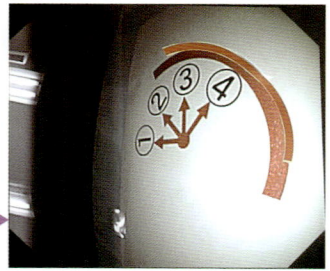

③ 第2～4象限の屈曲（青，黄，灰色）を2時方向に整えます

❶赤の屈曲と同様に第2象限の青の屈曲も画面の第1象限の2時方向にもってきます

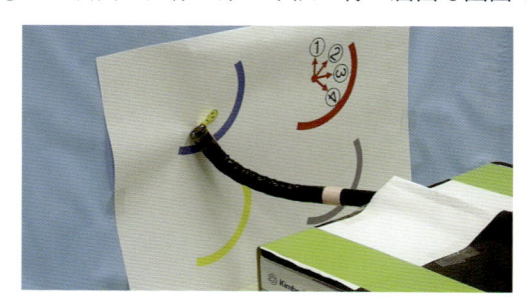

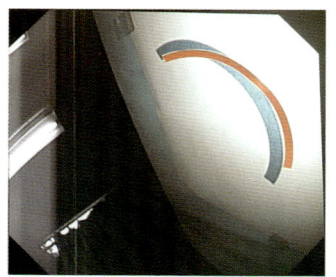

❷第4象限の灰色の屈曲も，第1象限の2時方向にもってきます

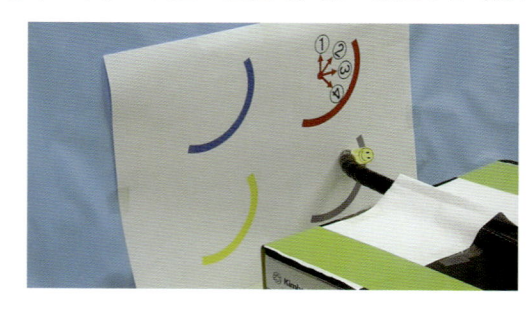

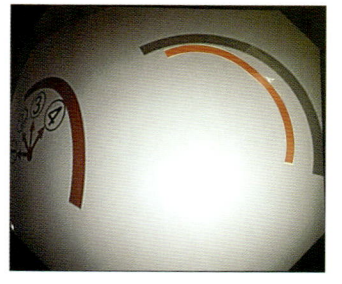

❸第3象限の黄色の屈曲も，第1象限の2時方向にもってきます

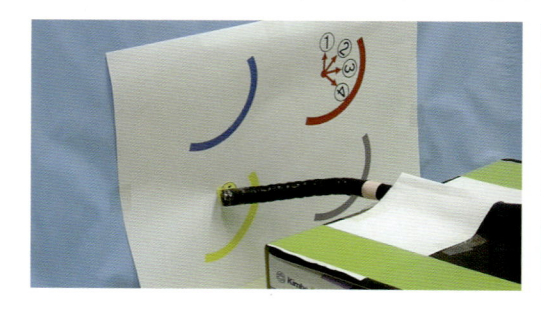

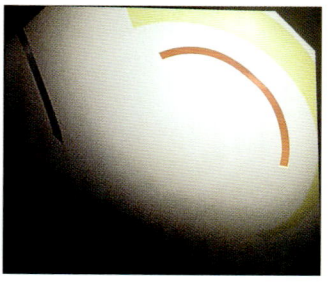

●第2章 わかりやすい軸保持短縮法　§8 屈曲をスムーズに越えるコツ② 2時方向に整える

Self-Training

2-8-04, 05

24 術者の視点を変えるトレーニング（2枚の白い紙を利用して）

●用意するもの
□ 白い紙（2枚）

1 スコープ挿入中の上級者の視点です

上級者はスコープの挿入中に管腔の中央をみていません．管腔の中央とは少しずれた部位をみていることが多いです．右上に挿入したいときは，スコープヘッドをあらかじめ左下方に位置させています．しかし，初級者は管腔の中央をみつめる傾向にあります．

ⓐ S状結腸前半

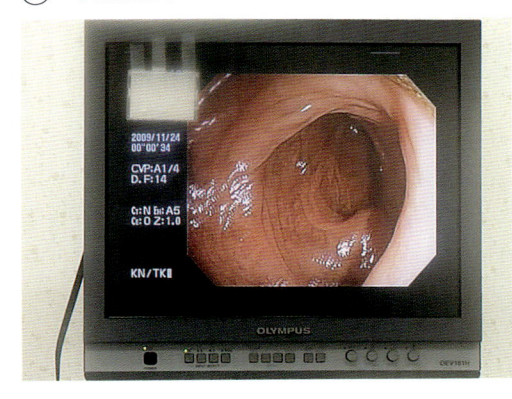

ⓑ S状結腸後半

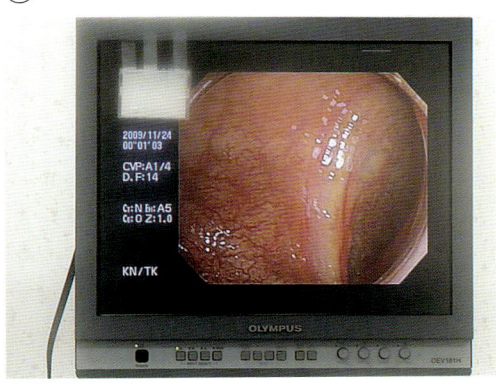

2 強制的に画面のみえ方を変えます

2枚の白い紙を貼って狭くした画面で，管腔を中央にもってきてもらいます．こうすると，必然的に上級者と同じ視野に身につけることができます．

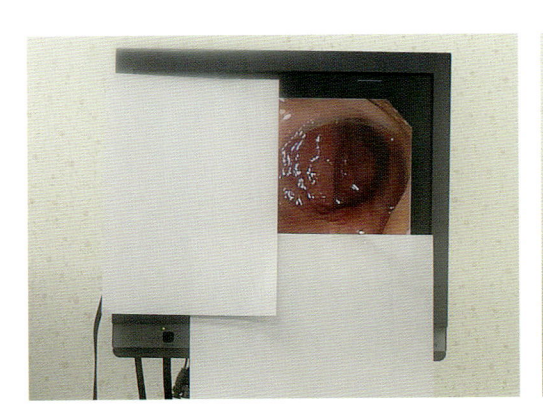

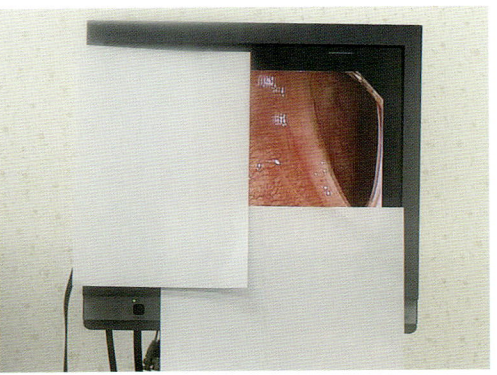

第2章 わかりやすい軸保持短縮法

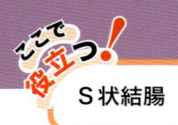

§8 屈曲をスムーズに越えるコツ② 2時方向に整える

C．最小のライトターンショートニング

ここで役立つ！　S状結腸

> ライトターンショートニングは新谷弘実先生（新谷メディカルクリニック）により提唱された方法で，1人法における挿入テクニックのうち最も重要なものの1つです．意識的にスコープを引きながら右回転を加えることにより，S状結腸を短縮・直線化しながら挿入するもので，ある程度長い腸管を通過するときに有効です．そのなかで最も小さな操作が画面中央上方にある2時方向の屈曲を右ターンで挿入するためのテクニックです．

1　S状結腸を短縮・直線化して挿入

　一般的には，やや押し気味にスコープの先端をSDJの向こう側へ突っ込んだ状態からスコープを右にひねりながら引き，S状結腸を短縮・直線化する方法をライトターンショートニングと呼びます．

　ここでいう最小のライトターンショートニングとは，SDJ以外の屈曲でも使います．スコープを押すのではなく，スコープヘッドのアップアングルと左アングルをめいっぱい使うことにより，屈曲の向こう側にスコープヘッドを突っ込んで（右下に巻き込むために，まずはスコープヘッドを屈曲の左上の裏まで），そこから右にひねりながらスコープを引いて屈曲を短縮するものです．最小とはスコープヘッドを進める距離が最小という意味です．スコープを押すのでなく，スコープヘッドにアップアングルと左アングルをかけるという意味です．

2　ライトターンショートニングを使った挿入

画面中央の上方に位置する2時方向の屈曲はTCSで最も頻回に遭遇する屈曲です．

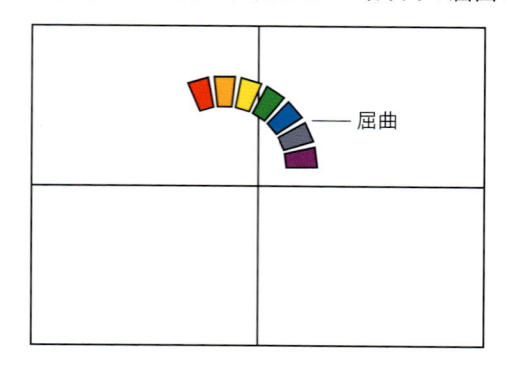

●第2章 わかりやすい軸保持短縮法　§8 屈曲をスムーズに越えるコツ② 2時方向に整える

❶スコープをただ押すだけでは，屈曲が左方向に逃げてしまい次の管腔へ進むことができません

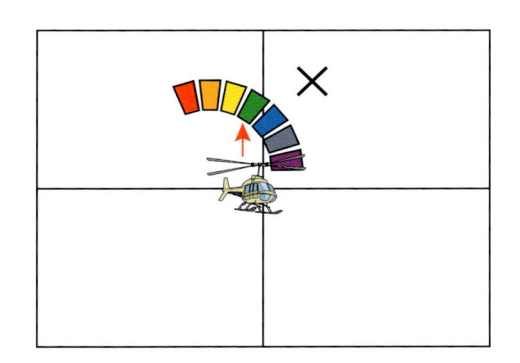

❷少し右にターンをします

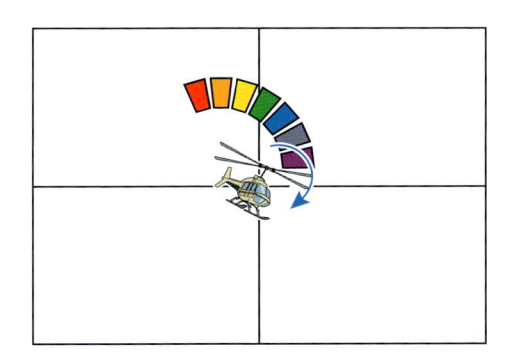

❸次にアップアングルをかけます

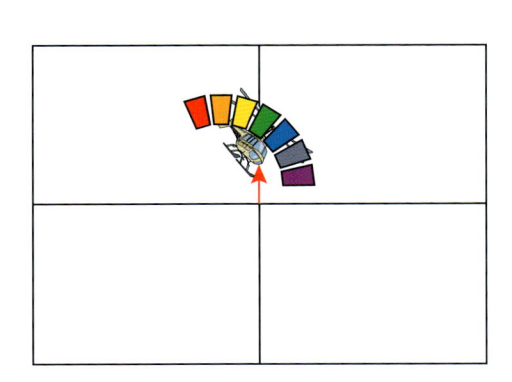

❹左アングルをかけます．スコープヘッドを十分に屈曲裏側の左上まで進めます

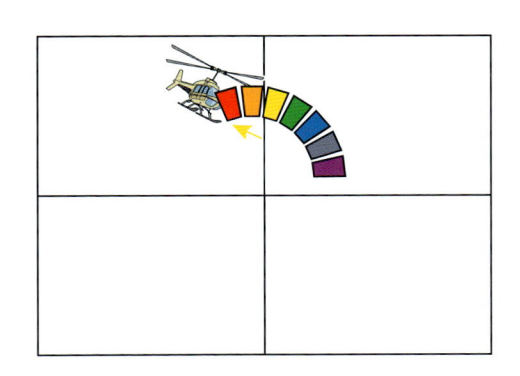

C．最小のライトターンショートニング

❺右アングルと右ターンで虹を再び右側に移動
させます

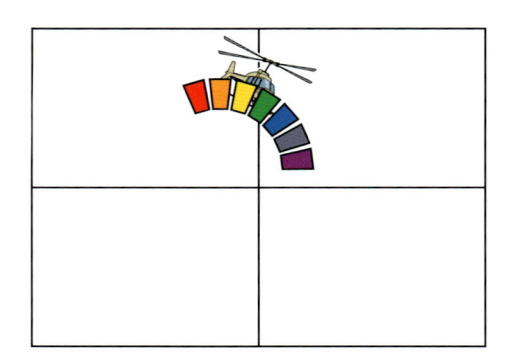

❻右アングルと右ターンで挿入します

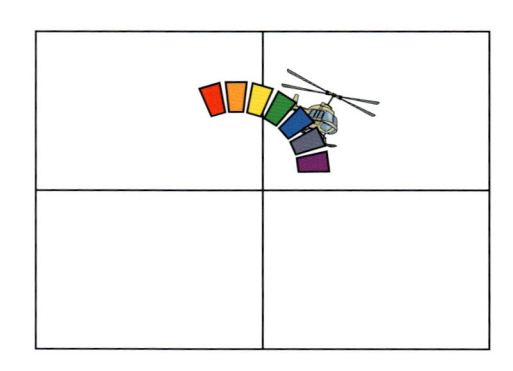

Self-Training

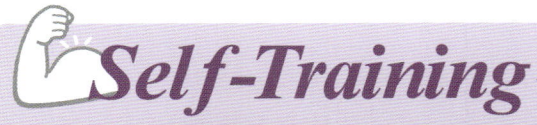

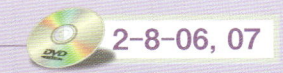

2-8-06, 07

25 画面中央上方にある2時方向の屈曲を越えるトレーニング

●用意するもの
  □ イラスト（ヘリコプター） → 付録❷
  □ イラスト（長方形と虹） → 付録⓰

※セッティングの方法はp.39参照

1 ライトターンショートニングを使って挿入します

　ライトターンショートニングのテクニックを使って，画面中央上方にある2時方向の屈曲に挿入します．画面中央上方にある2時方向の屈曲を右に巻き込むために，スコープを屈曲の左上方にもってきて（実際の腸管では，屈曲の向こう側に挿入します），右ターン（または右アングル）で虹の右端までスコープヘッドを進めます．

❶軽い右トルクをかけてから，右アングルをかけます．軽い右ターンで虹の右端までスコープヘッドを進めます

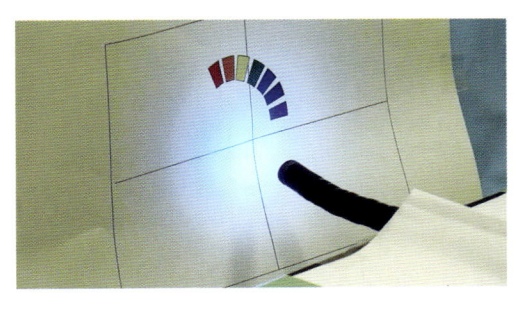

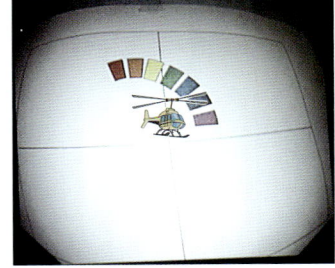

❷アップアングルをかけます

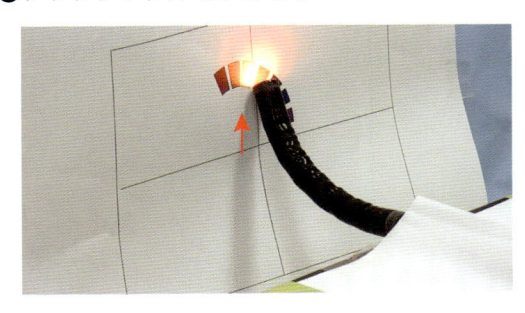

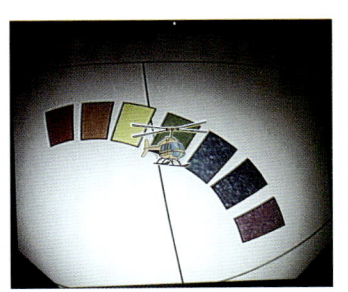

Self-Training 135

❸左アングルでスコープヘッドを虹の一番左端までもってきます

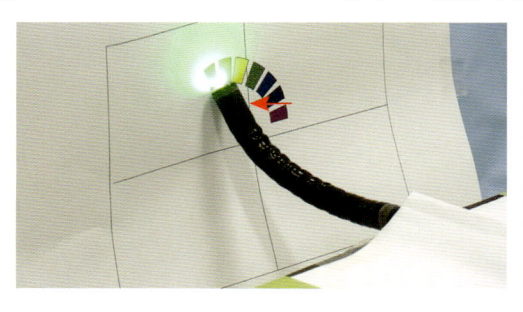

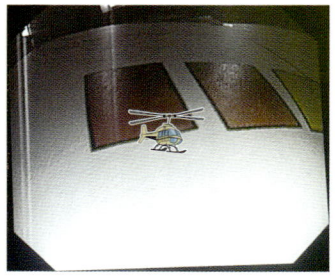

❹右アングルと右ターンで虹を再び右側に移動させます

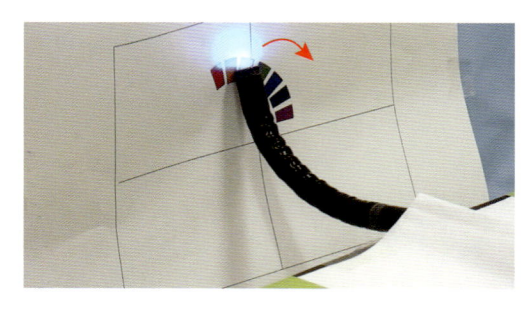

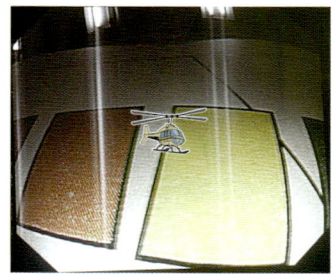

❺右アングルと右ターンで挿入します

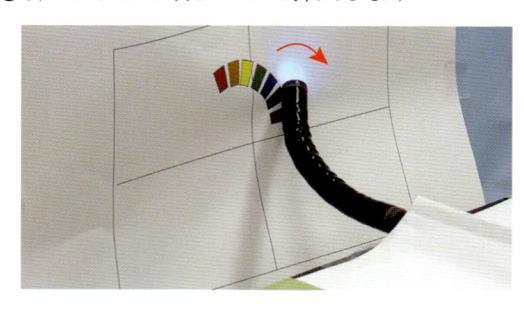

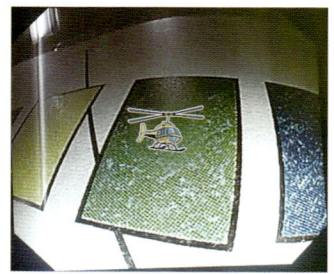

第2章 わかりやすい軸保持短縮法

ここで役立つ！ 直腸から脾彎曲まで

§9 軸保持短縮法によるTCS

A．直腸から脾彎曲までの挿入

第2章で説明してきた軸保持短縮法のさまざまなテクニックを使って，全大腸内視鏡検査（TCS）を行ってみます．部位ごとの挿入法をみていきましょう．まずは直腸から脾彎曲までです．

1 直腸挿入時

直腸に挿入したときに注意することは，少なくとも次の管腔がみえる程度まで最低限度の空気を入れることです．主に左右アングル操作を使って挿入します（第2章§7参照）．アングル操作だけでは挿入しにくい突きあたりにある強い屈曲にあたるまで挿入します．

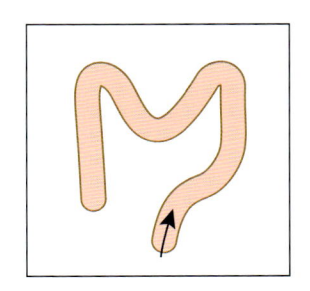

ⓐ 遠景

この屈曲がRSです．10時方向にもっていきます（第2章§1参照）．できれば，次からは直腸に挿入して最初にあたる強い屈曲が10時方向からみえてきやすいような体外ループの形を覚えておくと，挿入がパターン化されます（第2章§2参照）．

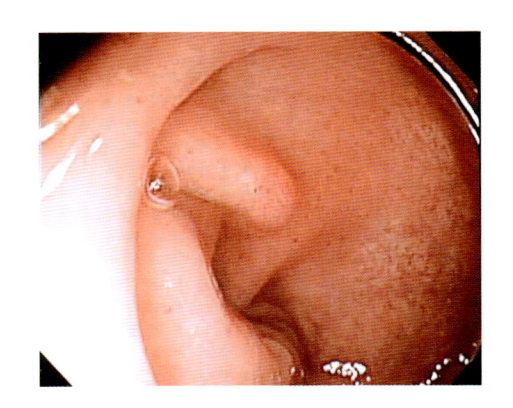

ⓑ 近景

スコープを屈曲の上端にもってきます．屈曲がスコープ画面からみえなくなるまで，スコープをまっすぐに押します（第2章§6参照）．トライアングルのテクニックが役立ちます．

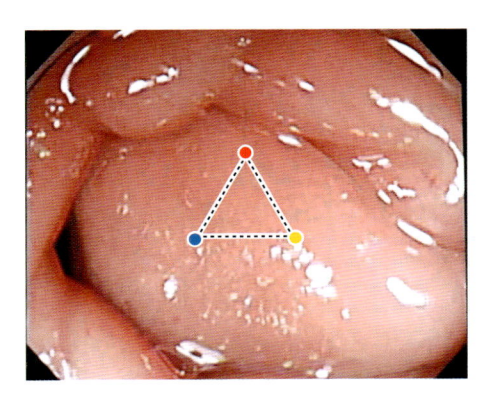

2 RSの左ターン

RSを左ターンの引きで挿入します（第2章§5-B参照）．次の管腔がスコープ画面の右側からみえてくるまで，十分に左ターンを行います．❶の写真の状態では，まだ管腔がみえていません．❷の地点まで左ターンを続けます（第2章§5-C参照）．

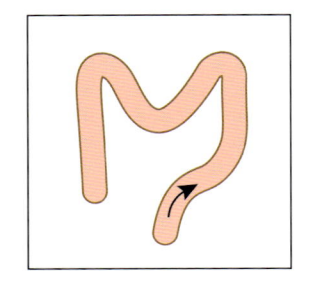

❶直腸（R）の左ターンの途中
　　奥で屈曲がみえないところです．

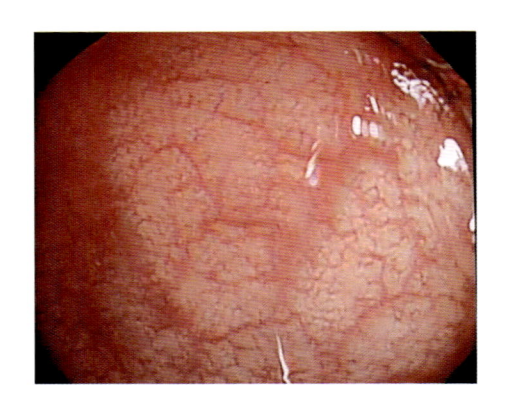

❷Sの入り口．2時方向の屈曲
　　管腔が左からみえてきます．スコープ画面の右側にみえてくるまで左ターンを続けると，屈曲が第1象限にみえてきます（第2章§8-A参照）．ホバリングで2時方向にくるように調節します．その後は，脾彎曲まで（座標平面を利用して）屈曲をスコープ画面の第1象限の2時方向にもってきて，アップアングルの右ターンで挿入していきます．

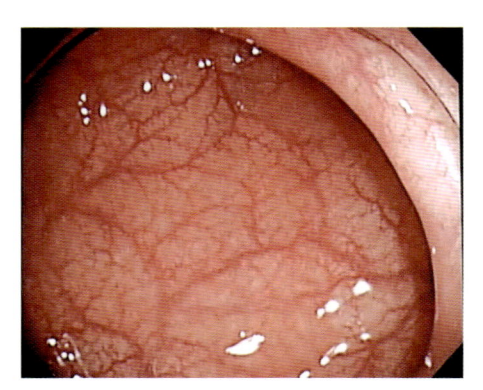

❸2時方向の屈曲
　　おそらくS-top付近です．右方向に巻き込みにくいときは，最小のライトターンショートニングのテクニックでスコープヘッドを十分に屈曲の左上に回し込みます（第2章§8-C参照）．

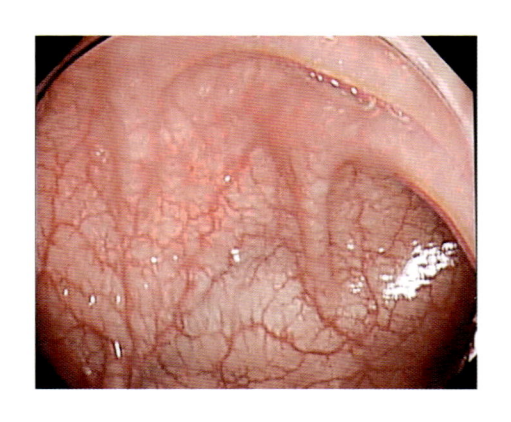

3 下行結腸入り口から脾彎曲まで

　軸保持短縮法で挿入できると，S-topもSDJも認識せずに挿入可能です．S状結腸同様，座標平面のテクニックで屈曲を第1象限の2時方向にもってきて挿入します．

　下行結腸に挿入したら，約10 cm程度で脾彎曲です．脾彎曲は，下行結腸の突きあたりです．左右アングル操作だけでは挿入しにくい強い屈曲として認識されます．仰臥位では9時方向の屈曲として認識されます．

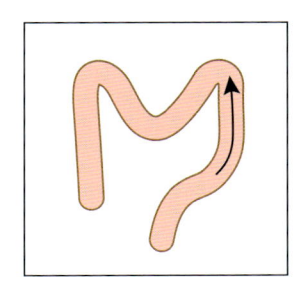

❶下行結腸（D）の入り口
　水がたまっています．

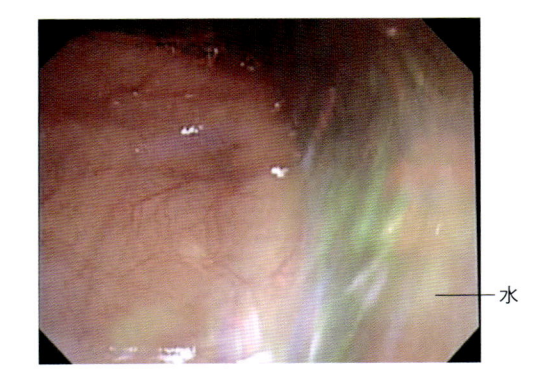

水

❷脾彎曲
　ヒダが少なくなります．9時方向にみえる屈曲が脾彎曲です．

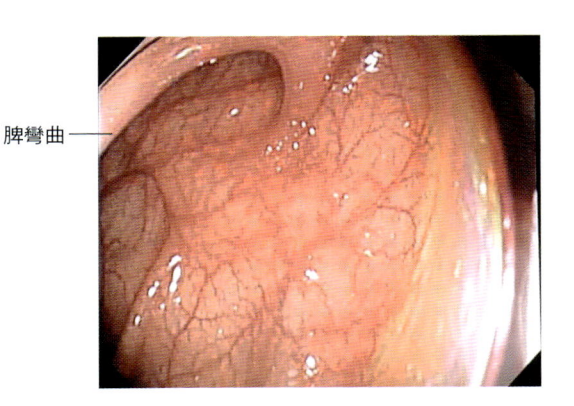

脾彎曲

A．直腸から脾彎曲までの挿入

第2章 わかりやすい軸保持短縮法

ここで役立つ！ 脾彎曲から肝彎曲まで

§9 軸保持短縮法によるTCS

B．脾彎曲から肝彎曲までの挿入

続いて脾彎曲から肝彎曲までの挿入法をみていきましょう．脾彎曲を通過する前に，スコープが直線化されているかどうかを確認する必要があります（直線化確認操作）．

1 脾彎曲の通過前にやっておくこと

　短縮化とはループが解消されて，スコープが直線に近い状態で挿入されていることを指します（ループ解除については**第3章§3参照**）．
　直腸から盲腸まで挿入しようとすると，途中で挿入法のばらつきが大きくなり挿入しにくくなります．これが深部大腸でスコープの挿入が困難になる最大の原因です．これに対し，脾彎曲で一度スコープと腸管を直線化すると，直腸から脾彎曲までスコープを挿入していく間で挿入法に多少のばらつきができても，脾彎曲でまた同じ条件に戻すことができるのです．TCSの後半のスタートである左横行結腸へスコープを進めるときにすべての症例が同じ条件となれば，深部大腸へのスコープの挿入が容易となりTCSを難しいと感じることは少なくなります．

1）直線化確認操作

　まずは挿入長の確認を行います．スコープヘッドが脾彎曲の手前に位置していると，挿入されているスコープの長さは40〜45cmです（→）．
　2つの操作で確認します．
❶右トルクをかけて5cmの振幅で前後方向にスコープを出し入れします
❷スコープをその位置で約60°程度左右に回転させます
　この両方の操作で右手の動きとスコープ画面上の腸管の動きが一致していることを確認します．

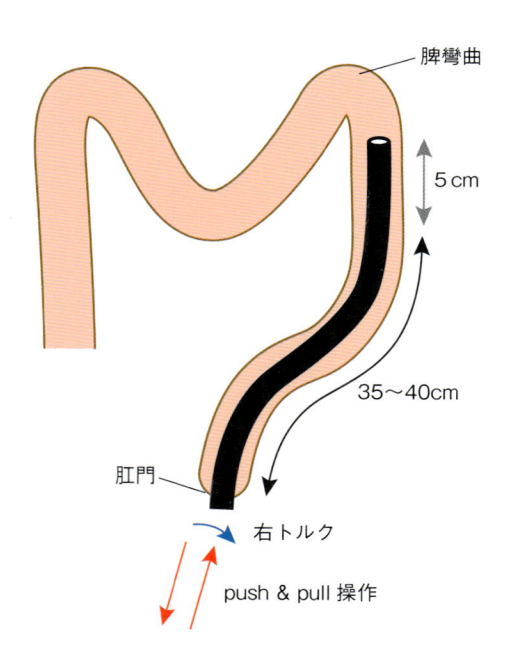

脾彎曲
5cm
35〜40cm
肛門
右トルク
push & pull 操作

2）直線化確認時の注意点

　注意することはスコープが抜けることを恐れて，初心者はついスコープを深く挿入した状態で直線化を確認してしまう点です．50 cm を越えて，60 cm 以上挿入した状態で確認操作を行いがちです．しかし 50 cm 以上スコープを挿入した状態では，脾彎曲の曲がりの途中にスコープヘッドがあるため，直線化を確認することは不可能です．

　ここで，スコープが抜けないポイントがあります．軽い右トルクをかけた状態でスコープを把持します．軽い右トルクをかけていれば，35 cm より手前にスコープを引かない限り，スコープは SDJ より肛門側までは決して抜けませんので安心して下さい．

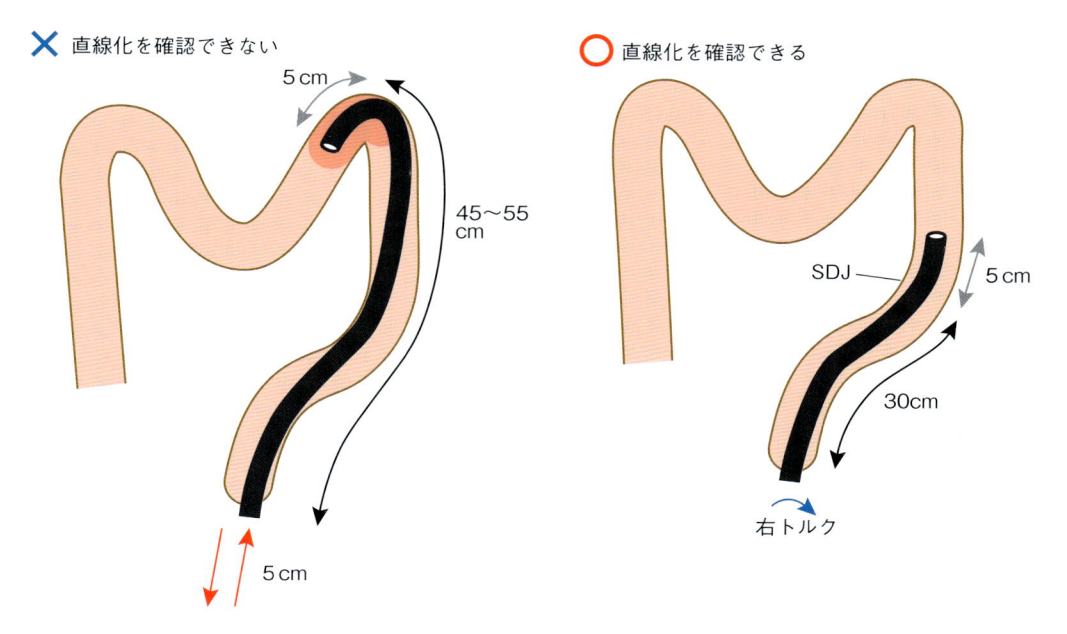

✕ 直線化を確認できない　　　〇 直線化を確認できる

　スコープが抜けない理由は，右トルクをかけるとスコープと腸管の接する部位が違ってくるからだと思われます．

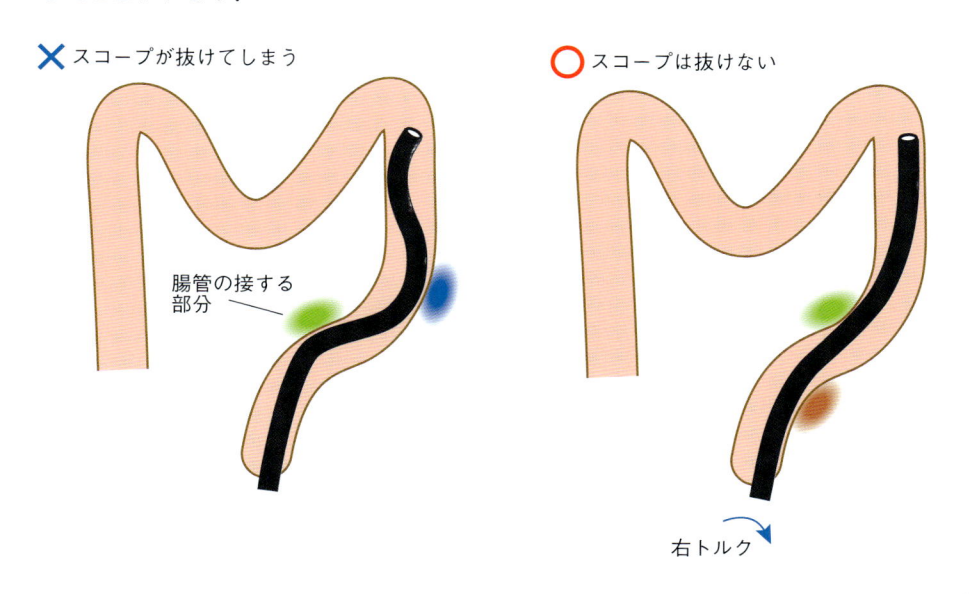

✕ スコープが抜けてしまう　　〇 スコープは抜けない

B．脾彎曲から肝彎曲までの挿入

2 脾彎曲の通過

仰臥位では脾彎曲に達したとき，アップアングル方向が腹側になるので，横行結腸への管腔は概ね9時方向に出てきます．直腸の左ターンと同様に挿入します．屈曲が開いてないとき，挿入が困難なときは，右側臥位にすると有効な場合もあります（第3章§2参照）．

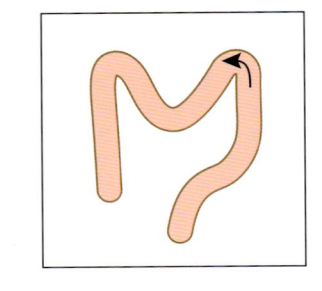

横行結腸への
管腔（9時）

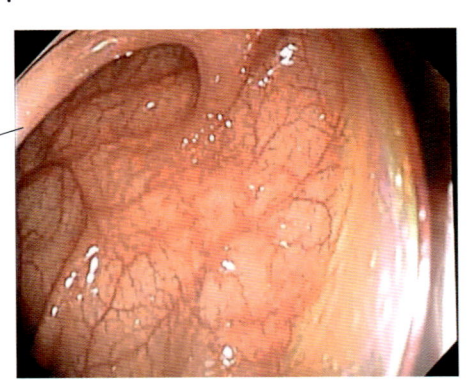

3 横行結腸中部（MT）までの挿入

❶ アップアングルと左アングルで脾彎曲に挿入すると，次の管腔は12時方向につながります．脾彎曲を通過すると，MTまで三角形に近い管腔が直線的に観察されます

❷ MTまでは軽い右トルクで挿入します．脾彎曲まで直線的に挿入できても，脾彎曲に挿入して約10～20 cmの間は，左に大きくターンをかけすぎると，S状結腸が伸びてループを形成してしまいます．管腔の右半分をスコープヘッドが通過するように操作すると，ループを形成するのを防げます

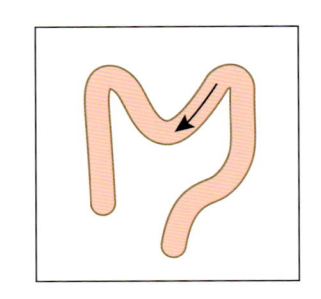

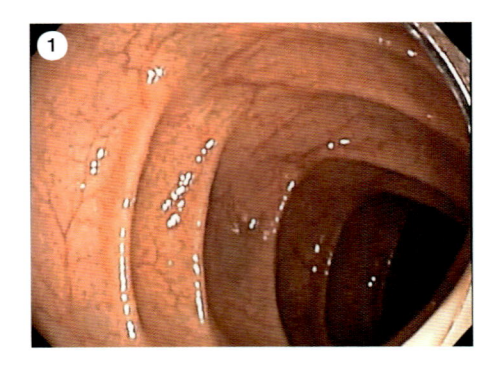

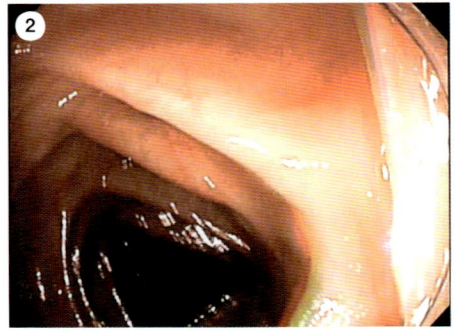

●第2章 わかりやすい軸保持短縮法　§9 軸保持短縮法によるTCS

❸スコープヘッドが粘膜にぶつかりそうになったら，ダウンアングルと左アングルで管腔をとらえます

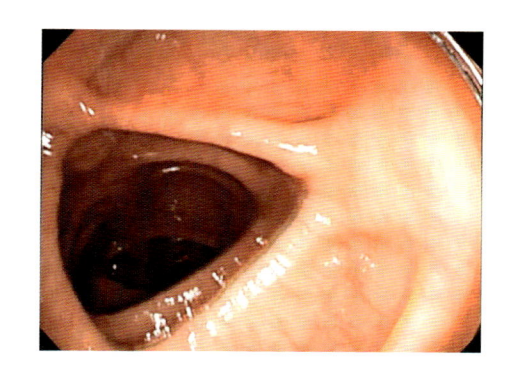

4 MTから肝彎曲までの挿入

ある程度スコープがMTに近づいたら，左ターンで挿入します．

❶9時方向にみえてくる屈曲がMTです．MTでは左ターンで12時方向に屈曲をもっていき，アップアングルで越します

❷屈曲を越すと肝彎曲が遠景で観察されます．肝彎曲は2時方向で挿入します

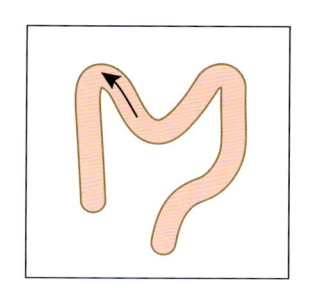

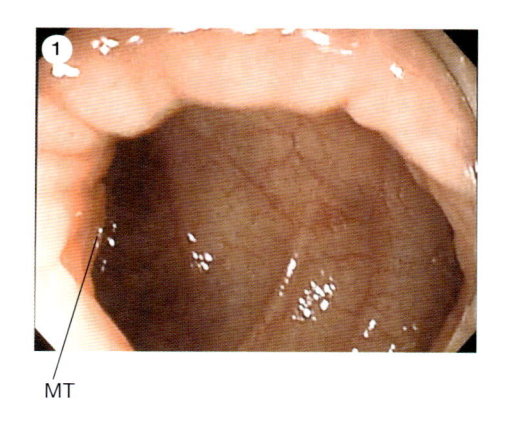

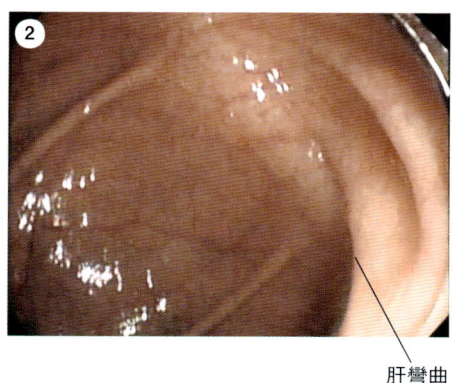

MT　　　　　　　　　肝彎曲

5 肝彎曲の挿入

　肝彎曲を2時方向にとらえて，肝彎曲の対側の粘膜にできるだけ近づきます．もう少しだけど近づきにくいという場合は，患者に深呼吸をしてもらうと有効です．または，患者の臍上を右上方向に圧迫すると有効です．肝彎曲の対側までスコープヘッドを進められたら，トライアングルのテクニックで挿入します（第2章§6参照）．

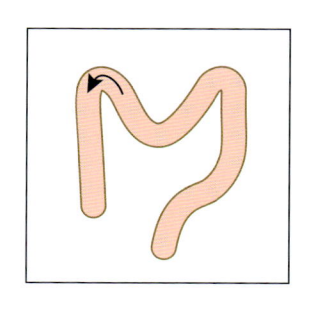

B．脾彎曲から肝彎曲までの挿入　143

第2章 わかりやすい軸保持短縮法

§9 軸保持短縮法によるTCS

C．上行結腸への挿入

ここで役立つ！ 上行結腸から盲腸まで

上行結腸から盲腸までの挿入法です．上行結腸まで到達したら，多くの場合は速やかに盲腸まで達します．あと一歩のところで盲腸に到達できないときには，上行結腸の上部で空気を抜くと盲腸に近づきやすくなります．

1 スムーズな挿入のコツ

❶ 上行結腸に挿入されたら，できるだけ脱気を行い，スコープが抜ける直前までスコープを引き，腸を短縮化します

❷ やや左ターンでスコープを引きます．スコープ先端がわずかに上行結腸から抜けるところまでスコープヘッドを引きます．そこから画面の中央にみえる粘膜までまっすぐにスコープを進めます

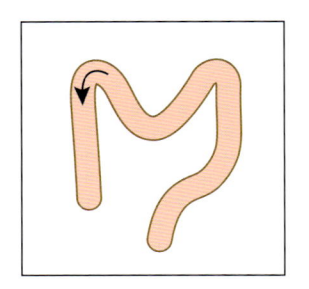

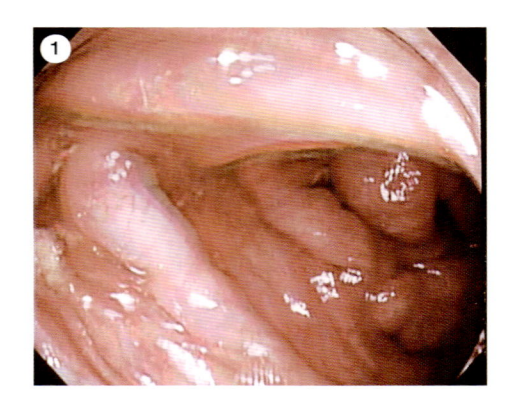

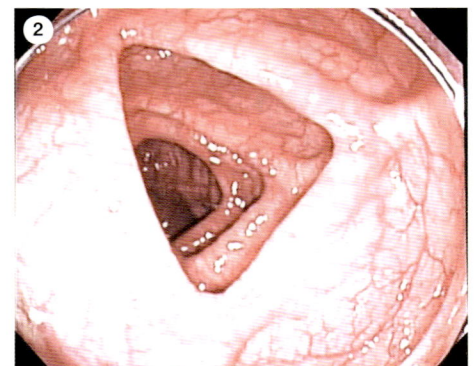

❸ そして，ややダウンアングルをかけると盲腸まで挿入可能です

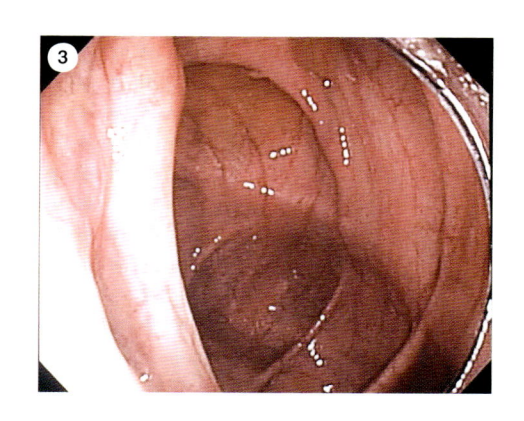

memo 適切な空気量

TCSを行うには適切な空気量が必要です．筆者は進行方向がみえる最低量の空気量が，最も適切な空気量と考えています．これを決めるために，上部消化管内視鏡検査（EGD）で幽門輪を越すときに必要な最小の空気量を参考にしています．下の写真はEGDの前庭部です．

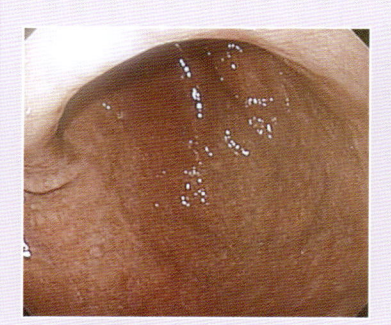

多い空気量

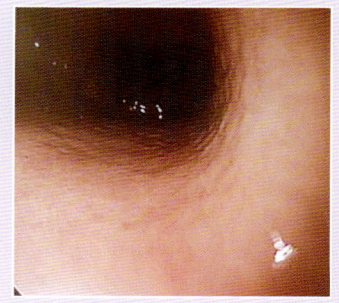

適切な空気量

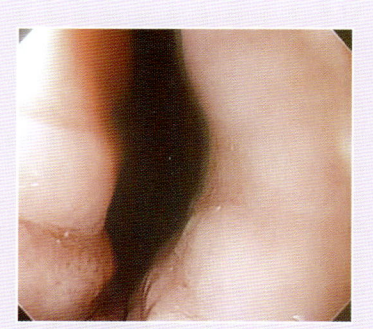

少なすぎる空気量

C．上行結腸への挿入

第3章

軸保持短縮法が
できないときの挿入法

- §1　困難例に対する効率的なアプローチ
- §2　体位変換
- §3　ループ解除のテクニック
- §4　閉じた屈曲への挿入
- §5　短縮できないS-topからSDJまでの挿入
- §6　2時方向以外の屈曲に挿入するテクニック
- §7　土管短縮後の挿入テクニック
- §8　屈曲の向きを自在に変えるテクニック

第3章 軸保持短縮法ができないときの挿入法

ここで役立つ！ 軸保持短縮法で挿入できない S-top

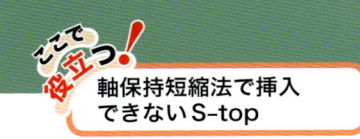

§1 困難例に対する効率的なアプローチ

A．軸保持短縮法で挿入できない理由

> 第2章では軸保持短縮法の基本的なテクニックについて解説しました．これらをマスターすれば，6割程度の症例でスムーズに挿入できるようになります．しかしなかには，軸保持短縮法では挿入できない困難な症例もあります．ここでは軸保持短縮法で挿入できない理由，またその場合の効率的なアプローチ法について解説します．

1 S-topの位置が高いと軸を維持できない

　直腸から脾彎曲まで挿入したら，スコープの余計なたわみをとり直線化を行います（**第2章§9-B参照**）．このとき，直腸からSDJを結ぶラインはイラストのようにまっすぐになります．これが軸保持短縮法の"軸"にあたります．S-topの位置が高くない（軸からあまり離れていない）場合，軸保持短縮法は容易にできると考えられます．その点，アングル部の長いスコープは有利です．

　しかし，S-topがスコープのアングルの長さ以上に軸から離れていたら（S-topの位置が高い症例），ある程度以上，スコープを余分に進めないといけません．その結果，軸を維持するのが難しくなり，場合によっては"土管（**第3章§1-B参照**）"を形成してしまいます．これが軸保持短縮法ができなくなる主な理由です．

　S-topの位置が高い場合は，いったんスコープヘッドを到達させた後，可能であれば再度軸に戻して挿入を続けます．しかし軸に戻すのが難しいケースもあるので注意が必要です．

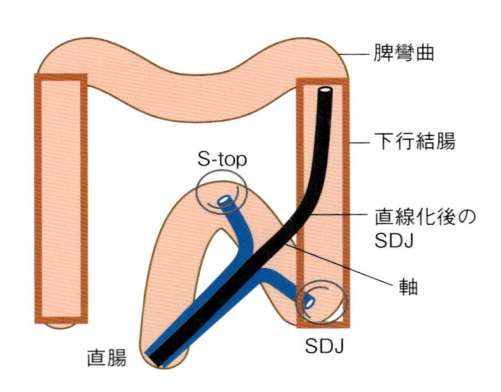

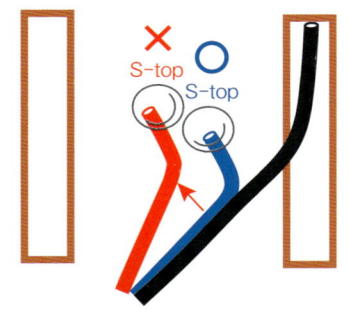

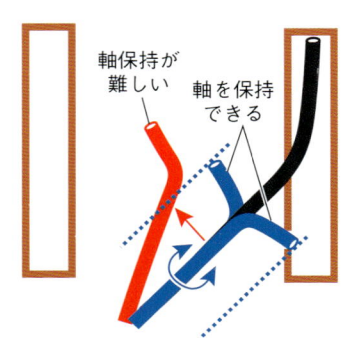

2 軸保持短縮法に戻るのが難しいケース

　軸保持短縮法に戻れるケースは，一般的にS-topが直腸からスコープを最も深く挿入した位置にある場合です．右（2時方向）にスライドする（スコープをほんのわずかに引きながら，横方向に進めて腸管を短縮するテクニック．スコープをより深く挿入する必要はありません）とSDJに到達できます．

ⓐ スライド前

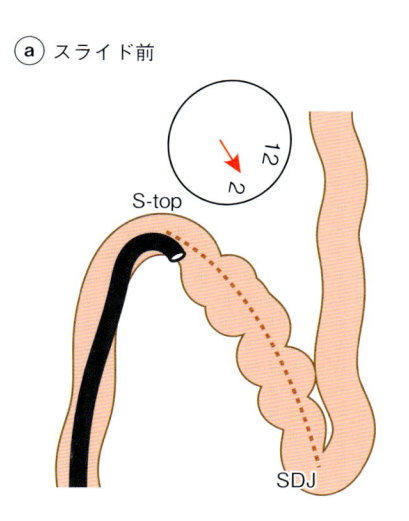

ⓑ スライド後
　軸保持短縮法での挿入に戻れる

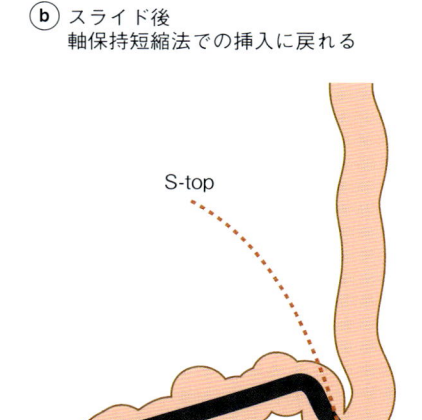

　しかし，S-topの後にさらに直腸から遠い位置に腸管が存在する場合もあります．この場合，2時方向に挿入することはできません．S-topを越した後でさらにスコープヘッドを深く挿入しないと腸管を短縮してSDJを越すことはできないのです．

ⓒ S-topよりさらに高い位置に腸管がある場合

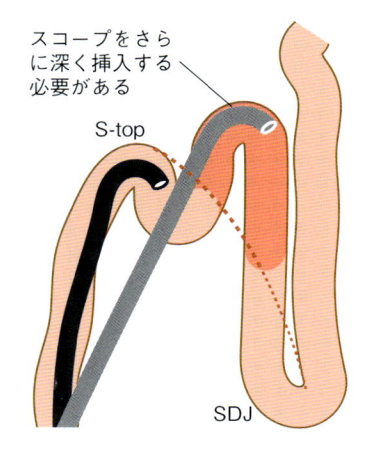

スコープをさらに深く挿入する必要がある

A．軸保持短縮法で挿入できない理由

3 S-topより高い腸管がある場合の対処法　3-1-01

　2で述べたようにS-topを2時方向に巻き込めないときは，どの方向にスコープを進めたらいいのでしょうか．ここでは，腸管がどの方向に伸びるのかを考えることが大切です．経験的には，10時半の方向にスコープヘッドを進めるといいと思います．下の図ⓐ，ⓑはスコープ挿入時のイメージです．腸管が上下逆さまになっているので注意してください．

　図ⓐのように，S-topからSDJを結ぶ方向を2時とします．軸保持短縮法ができないときは，S-topよりも左方向に腸管があると考えられます（図ⓑ）．イメージとしては，10時半の方向にスコープを進めると次の強い屈曲（S-top2）に到達します．

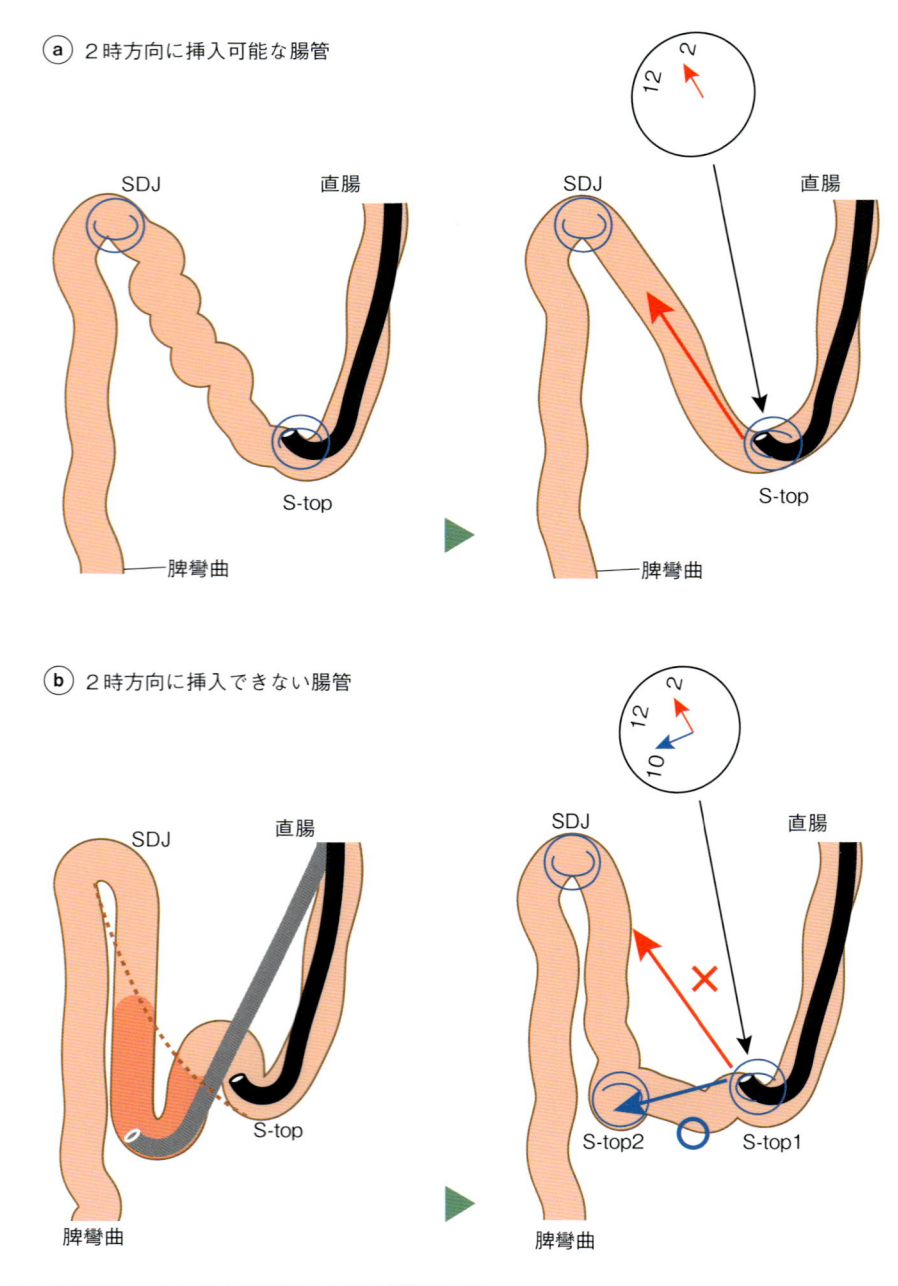

ⓐ 2時方向に挿入可能な腸管

ⓑ 2時方向に挿入できない腸管

第3章 軸保持短縮法ができないときの挿入法

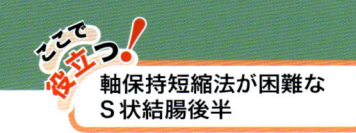

ここで役立つ！
軸保持短縮法が困難な
S状結腸後半

§1 困難例に対する効率的なアプローチ

B．土管がみえたときの対処法

S状結腸の後半（S-topからSDJまで）の腸管が長い症例では，挿入時に腸管が伸びて土管のようにみえる場合があります．土管が形成されると軸保持短縮法での挿入は難しくなり，ループ形成などの問題が生じます．ここでは土管がみえたときの対処法について解説します．

1 S状結腸後半が長くなると土管状にみえる

　簡単な腸管では，S状結腸に挿入してから脾彎曲まで強い屈曲を感じないで挿入可能です（ⓐ）．
　しかしS状結腸後半（S-topからSDJまで）が長い症例では，腸管が伸展して管腔が土管状にみえます（ⓑ）．ここでは，土管の部分を透明にしました（ⓒ）．
　S-topの位置が高い腸管などでは，いろいろと工夫しても土管がみえてしまいます．S-topの位置が高くない腸管でも，特に工夫せずに道なりに挿入すると土管を形成することがあります．
　土管がみえると，スコープを押しても腸管が伸びて先端が進まなくなります．進んだとしても患者が痛みを訴えます．スコープを引くと抜けてきてしまいます．スコープを押し進めると，SDJの屈曲がきつくなります．たとえSDJを越しても，その先でスコープが進まなくなります．

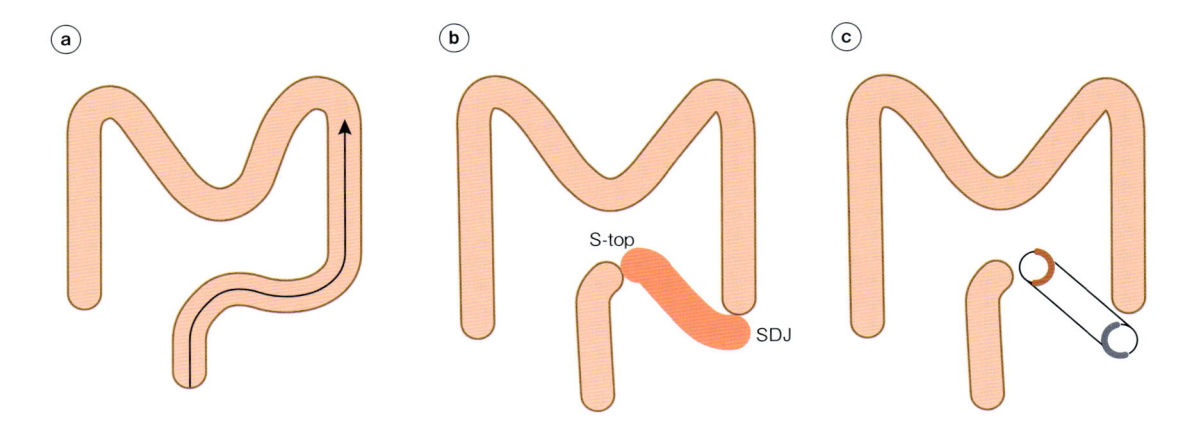

2 土管がみえたときの対処法

3-1-02,03

　土管がみえたときには2通りの対処法があります．1つは土管を短縮して軸保持短縮法ができる状態に戻す方法です．もう1つは土管のままでうまく挿入する方法です．

1）土管を短縮する方法

　まず，土管がみえたら土管をつぶして，軸保持短縮法に戻す方法です．余分な空気を吸引してスコープヘッドを引くことにより，S-topの高さが下がります．

　しかし，それ以降も通常通り2時方向にスコープを進めると，再び腸管は伸びていき再度土管をつくることになります．短縮した腸管を維持しながら挿入するためには，2時以外の方向へスコープを引きながら挿入することが大切です（第3章§7参照）．

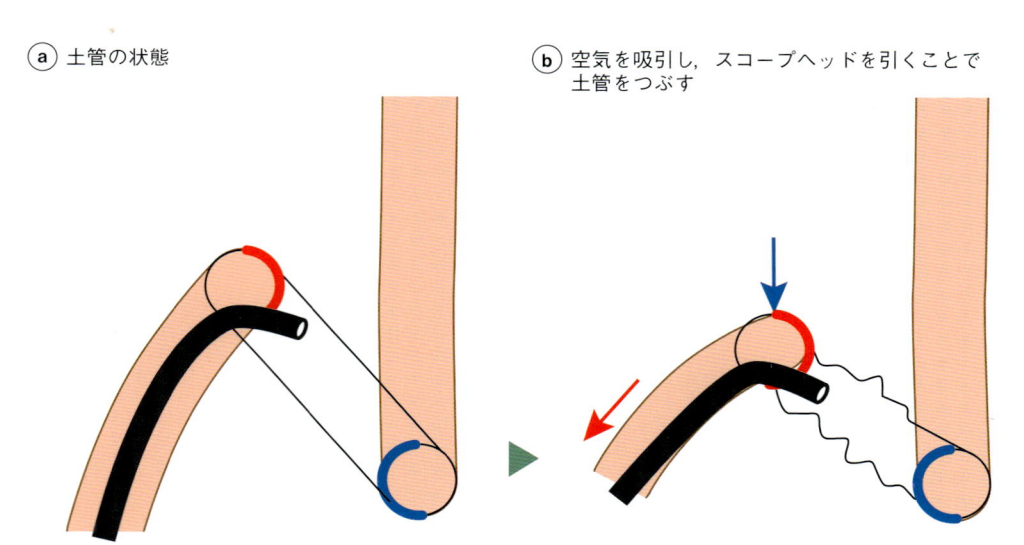

ⓐ 土管の状態　　　　　　　　　　ⓑ 空気を吸引し，スコープヘッドを引くことで土管をつぶす

　土管に限らず，2時方向に組み立てようとすると伸びてしまう腸管には，2時方向以外の屈曲をうまく使うテクニックが必要です．2時方向以外の屈曲としては，10時半，4時半，7時半方向の屈曲をスコープヘッドで引きながら挿入すると，スコープをうまく進めることができます．

スコープ画面のイメージ（　の部分にスコープを挿入する）

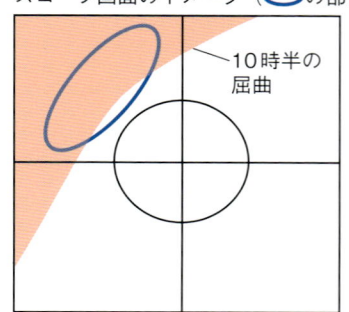

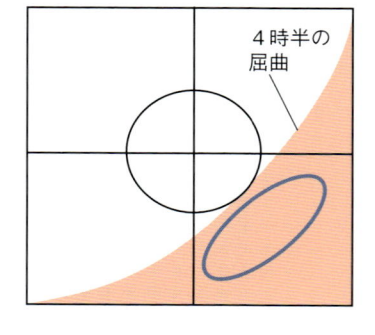

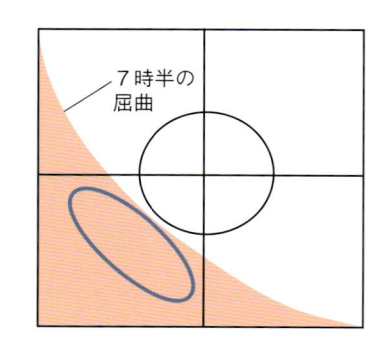

10時半の屈曲　　　　　4時半の屈曲　　　　　7時半の屈曲

2）土管のままで挿入する方法

　症例によっては半月ひだがほとんどないなど，腸管を短縮しながらの挿入が不可能なことがあります．その際はうまく土管を挿入するテクニックが必要になります．

ⓐ スコープをまっすぐに進めて，ライトターンショートニングでSDJに挿入する

　SDJが2時から4時方向に出てくるように，軽い右トルクをかけて挿入するとスコープが進みやすくなります．スコープの挿入長が少しでも短くなるように，余分な空気を吸引しながら挿入します（空気が多すぎる状態で挿入するとスコープの挿入長も長くなり，また短縮操作のときに腸管の反発力によりスコープが弾かれて抜けてしまいます）．

ⓑ スコープを進めながら右ターンし，SDJをアップアングルで挿入する

　軽い右ターンをしながら挿入することにより，腸管の伸びを最小限に抑えることができます．SDJ付近では12時方向に屈曲があるので，ライトターンショートニングを行う必要はありません．ライトターンショートニングは優れたテクニックですが，時々SDJ付近ではターン操作がうまくできないことがあります．

　やせた患者などでは腹腔内が狭いため，アップアングルがかかった状態ではスコープが自由に動くスペースがないことが予想されます．特にSDJ付近では，アップアングルがかかったままの状態でスコープをターンするとスコープが先に進まず，抜けてきてしまいます．このような症例では，SDJに近づくほどスコープがターンしにくくなるので注意が必要です．そのためにスコープが右ターンできる余裕があるうちに右ターンするテクニックです．

ⓒ スコープをまっすぐに進めて，SDJを4時半で挿入する

　SDJが4時半から出てくるように，軽い右トルクをかけて挿入します．屈曲の左1/3の部位にダウンアングルと右アングルをかけて，スコープを引きながら挿入します（**第3章§6-A参照**）．

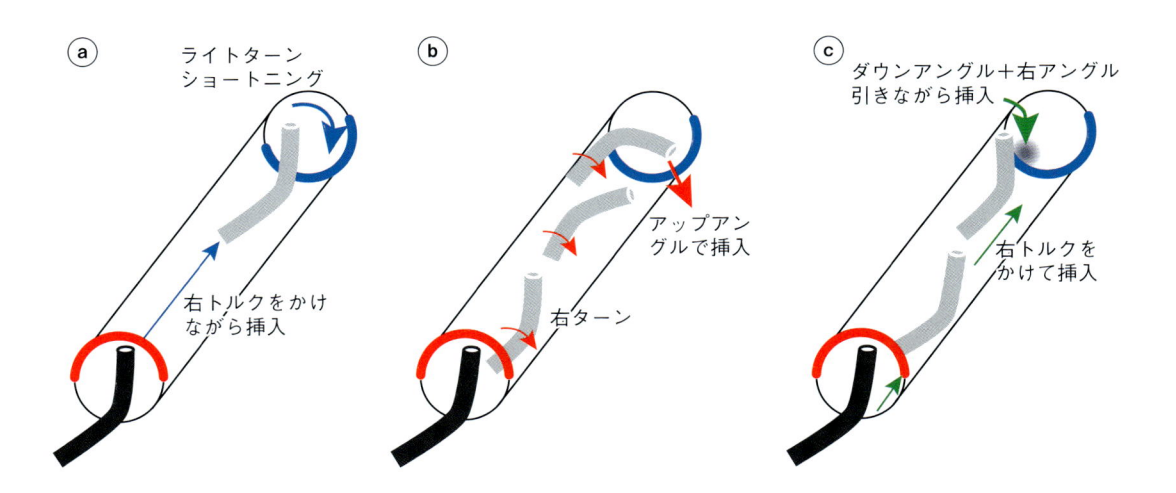

ⓐ ライトターンショートニング／右トルクをかけながら挿入

ⓑ アップアングルで挿入／右ターン

ⓒ ダウンアングル＋右アングル 引きながら挿入／右トルクをかけて挿入

第3章 軸保持短縮法ができないときの挿入法

軸保持短縮法が困難な腸管

§1 困難例に対する効率的なアプローチ

C．困難例に対するアプローチの優先順位

> 一般的に軸保持短縮法ができない場合には，できるだけ腸管を伸ばさないよう腹部圧迫などを用いて対処していきますが，症例ごとの違いが大きくマスターするのに時間がかかってしまいます．そこで，逆の発想からアプローチする方法を考えてみました．

1 一般的なアプローチ

まずは，一般的に行われているアプローチを紹介します．軸保持短縮法で挿入できないときは，腸管が伸びてしまいます．そこで，腸管を極力伸ばさないことに焦点をあてたアプローチとなっています．

①腸管の伸びを最小限にするために，腹部圧迫法を併用します．腹部圧迫しやすいように仰臥位が主になります．圧迫する部位や方法に個人差が多いので，パターン化が難しいです
②最小限の押しの後は引きを用いて，できるだけ軸保持短縮法に戻しながら挿入します
③それでも伸びてしまうときは，仕方なく押すしかありません．困難例の場合だけ慣れない押しをするので，パターン化が難しいです．また，一度伸びた腸管の短縮法も頻度が少ないのでなかなか慣れません
④最後のテクニックとして，右側臥位を使うことがあります

2 筆者の考える効率的なアプローチ

ここで筆者はアプローチの優先順位を変えました．ズバリ，全く逆の順です．

❶まず④の右側臥位を最優先します．右側臥位では腸管は規則的に伸びます．個人差が少なくパターン化しやすいです
❷③の腸管を伸ばしてから短縮する方法をまず習得します．またなるべく伸びが少なくなる挿入法およびループの解除法を習得します
❸ここまでで9割前後の症例において，無痛で挿入できるようになります．その後は，右側臥位になるタイミングを遅くしながら，腸管の伸びが少なくなるように工夫します（②の挿入法です）
❹最後に圧迫法を併用します（①の挿入法です）

この順番で教えるようになり，飛躍的に研修医の上達速度が向上しました．つまり④，③，②，①の順に行います．初級者にとってはほとんどの症例が困難例ですので，腸管の状態が悪くなる前に最終手段（体位変換）を用いるのです．そして挿入率を高くして自信をつけます．

その後，体位変換の頻度を減らすために軸保持短縮法で挿入できる確率を増やすように努力します．

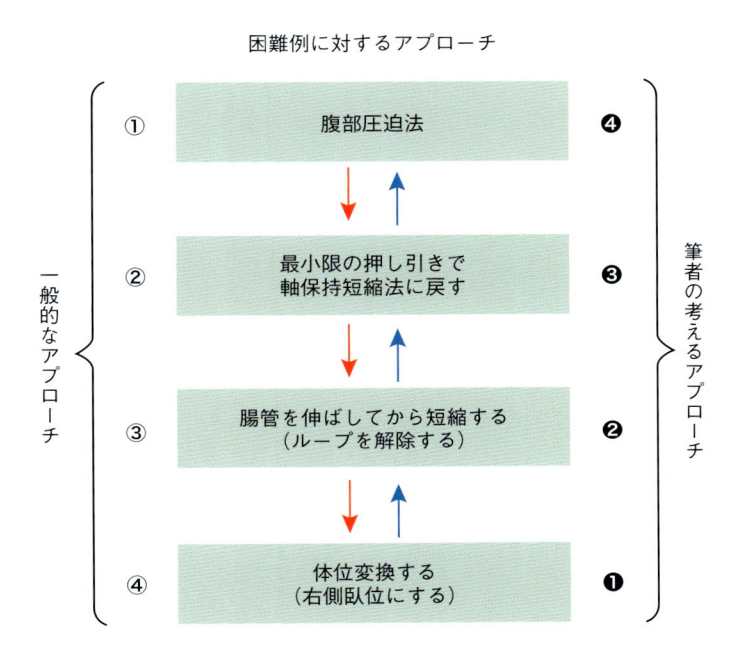

困難例に対するアプローチ

一般的なアプローチ
① 腹部圧迫法
② 最小限の押し引きで軸保持短縮法に戻す
③ 腸管を伸ばしてから短縮する（ループを解除する）
④ 体位変換する（右側臥位にする）

筆者の考えるアプローチ
❹ 腹部圧迫法
❸ 最小限の押し引きで軸保持短縮法に戻す
❷ 腸管を伸ばしてから短縮する（ループを解除する）
❶ 体位変換する（右側臥位にする）

C．困難例に対するアプローチの優先順位

第3章 軸保持短縮法ができないときの挿入法

ここで役立つ！ 軸保持短縮法ができないS状結腸

§2 体位変換

A．長い腸管での体位変換

一般的には軸保持短縮法ができないときに，最終的に行うテクニックです．初心者にとっては，最初はすべてが困難例になります．少しでも挿入困難に感じたら，迷わずに最終手段の右側臥位を使いましょう．腹部圧迫法よりも体位変換を優先して行います．ここでは長い腸管で体位変換した場合の変化について説明します．

1 右側臥位による腸管の変化

3-2-01

1）体位変換の前（左側臥位）

腸管が長いと，S-topで2時方向にスコープを進めて軸を保持しながら挿入することができなくなります．これはS-topが高くなっているからです．

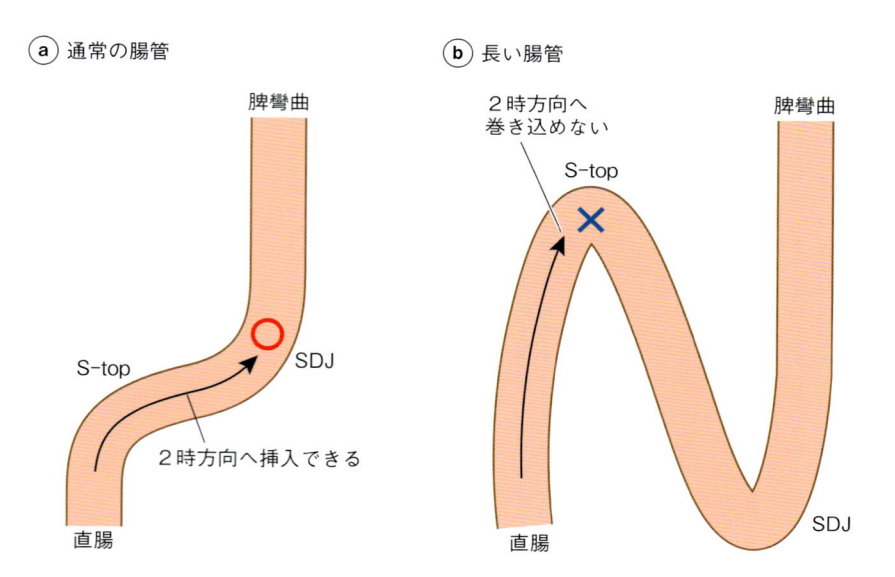

ⓐ 通常の腸管　　　　ⓑ 長い腸管

脾彎曲　　S-top　　SDJ　　2時方向へ挿入できる　　直腸

2時方向へ巻き込めない　　S-top　　脾彎曲　　SDJ　　直腸

> **memo　S状結腸以外の体位変換**
>
> S状結腸以外で体位変換を行う機会としては，以下のようなものがあります．比較的簡単な方法です．
> ○脾彎曲の挿入で痛がる人：仰臥位から右側臥位にします．脾彎曲の屈曲が鈍化します．
> ○腸がやや長い人：肝彎曲で仰臥位から左側臥位にします．肝彎曲の屈曲が鈍化します．
> ○上行結腸に入ってからスコープが進みにくいとき：左側臥位の場合は仰臥位にします．横行結腸の余分な重みが仰臥位によって解消されて，スコープが進みます．

2）体位変換後（右側臥位）

　軸保持短縮法では，S状結腸に挿入したら仰臥位になっていることが多いです．通常の長さの腸の場合，SDJが左側臥位よりも鈍角化して越えやすくなるためです．

　挿入中に屈曲が開かないなどの理由でスコープが挿入しにくいと感じたら，右側臥位に体位変換します．すると，下の2通りの腸管の走行の変化が考えられます．いずれもS-topとSDJが緩やかになり，挿入難易度が下がります（ループの解除法については**第3章§3参照**）．

ⓐ 尖ったNループから，屈曲の緩いNループへ変化

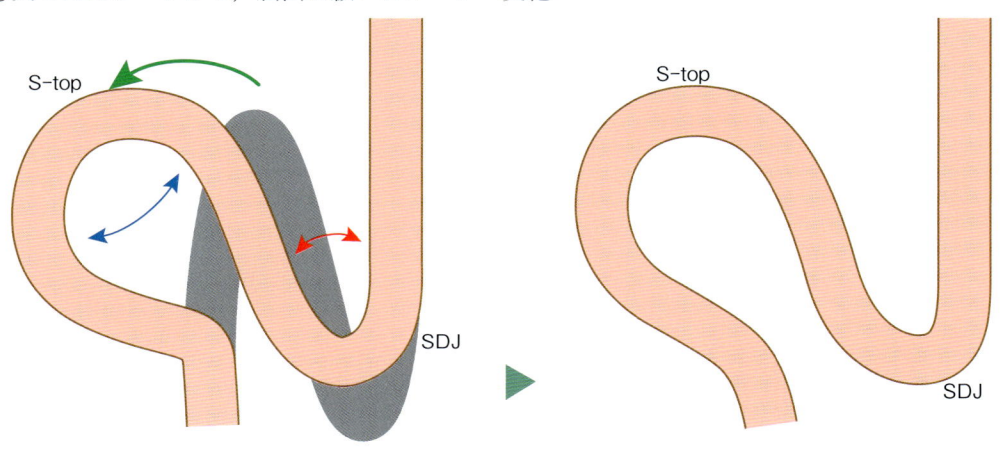

ⓑ 尖ったNループから，αループへ変化

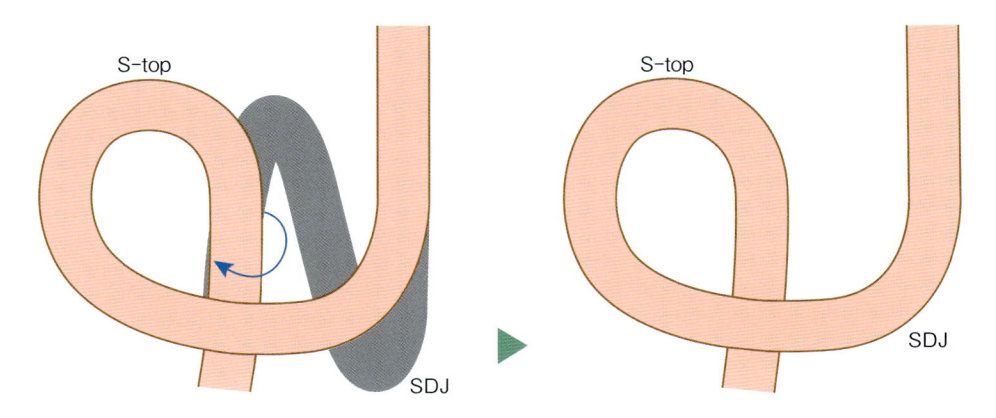

A．長い腸管での体位変換

第3章 軸保持短縮法ができないときの挿入法

ここで役立つ！ 軸保持短縮法ができないS状結腸

§2 体位変換

B．右側臥位の利点

前ページではS状結腸挿入時に右側臥位に体位変換した場合，腸管の走行が変わって挿入しやすくなることを説明しました．実は右側臥位には左側臥位や仰臥位と比べて，ほかにもいくつかの利点があります．ここではコロンモデルを使って右側臥位の利点について説明します．

1 体位による腸の形態変化

まずそれぞれの腸管の形を確認しましょう．左から右側臥位，仰臥位，左側臥位です．

ⓐ 右側臥位　　ⓑ 仰臥位 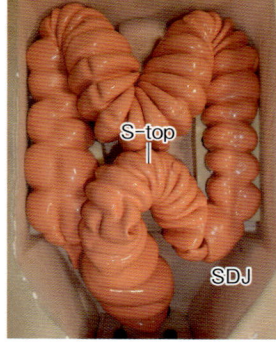　　ⓒ 左側臥位

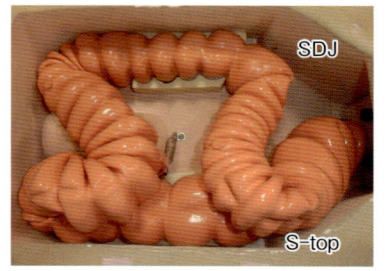

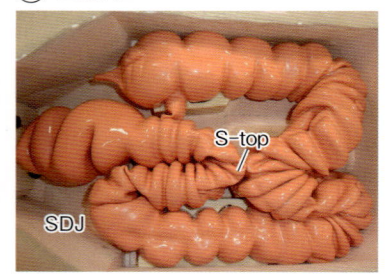

2 右側臥位の利点

右側臥位には少なくとも3つの利点があります．1つ目はSDJとともにS-topの角度も緩やかになることです．

ⓐ 右側臥位　　ⓑ 仰臥位

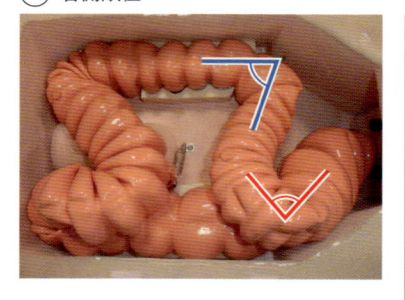

1カ月で身につく！ひとりで学ぶ大腸内視鏡挿入法

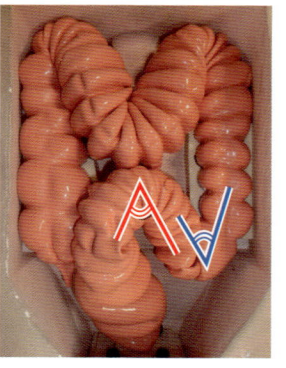

2つ目はスコープヘッドの角度が緩くなるので，ホバリングしやすくなることです．**第2章§1**で解説した通り，スコープヘッドがストレートに近いほどホバリングが容易になります．

ⓐ 右側臥位　　ⓑ 仰臥位

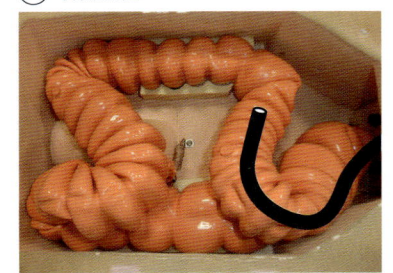

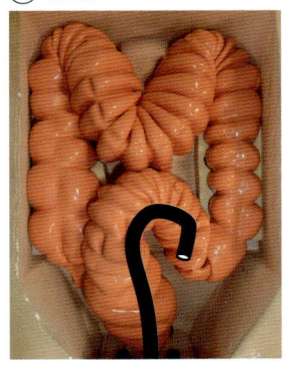

3つ目はSDJまでに挿入するスコープの長さがより長いので，ライトターンショートニングをしたときに，下行結腸のより口側までスコープヘッドが到達できることです．下のⓐⓑで，短縮後のスコープ（青）の位置を比べて下さい．

ⓐ 右側臥位　　ⓑ 仰臥位

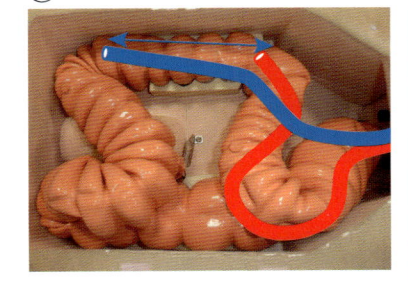

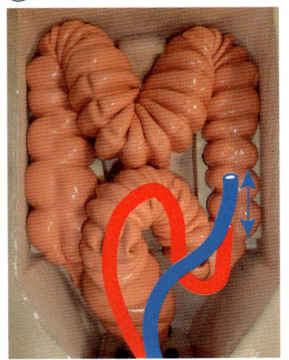

赤→短縮前のスコープ
青→短縮後のスコープ

> ### *memo* もう1つの利点
> 特にS状結腸の後半を挿入するときに，少しの時間スコープを押すのを止めると，スコープの重さで下方に落ちます．上級者は挿入の際，無意識のうちにスコープを押しながらも，適時引いています．右側臥位では意図せずして上級者と同じような押しながらの引きが行われて，粘膜と適度な間合いをとれることになります．このように意識しなくともこれだけ好都合なことが起きるため，初心者には早い段階で右側臥位への体位変換を勧めるのです．

右側臥位

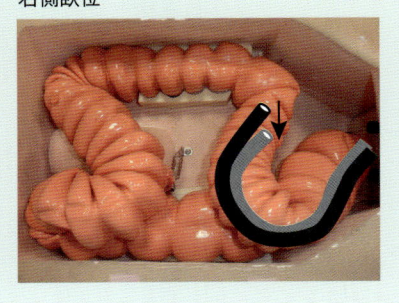

B．右側臥位の利点

第3章 軸保持短縮法ができないときの挿入法

ここで役立つ！ S状結腸で腸管にループができたとき

§3 ループ解除のテクニック

A．ライトターンショートニング

軸保持短縮法が難しい腸管では，ループを形成しやすくなります．ループが形成されると疼痛の原因となり，また腸管の屈曲が強くなり深部挿入が困難になってしまうため，ループを小さくするように心がけることが大切です．ここではライトターンショートニングを中心にループ解除のテクニックを習得しましょう．ループ解除法をマスターすることにより，ループを描きにくい挿入法を実現できるようになります．

1 ライトターンショートニングとは？

スコープがNループを描きながら下行結腸まで挿入された場合は右ターンしながらスコープを引き，伸びてしまった腸管を短縮します．これがライトターンショートニングです．有名なテクニックですが，習得はかなり困難といわれています．

1）ライトターンショートニングのイメージ

ライトターンショートニングとは，やや押し気味にスコープの先端をSDJの口側に突っ込んだ状態からスコープを右にひねりながら引き，S状結腸を短縮・直線化する挿入法です．

次ページのイラストはライトターンショートニングを行ったときのスコープと腸管の動きをイメージ化したものです．フッキングザフォールドのテクニックと，何のテクニックも使わず最後まで押して進めることの間に，ライトターンショートニングのテクニックがあります．

つまり10割押さないで，7割から8割スコープを押したら，残りはライトターンショートニングで挿入するのです．

ライトターンショートニングが有効な状況は，フッキングザフォールドをしようとしても，次の屈曲まで届かないときです．スコープのアングルの長さよりも，屈曲から次の屈曲までの距離の方が長いためです．

まず，ライトターンショートニングできるような部位まで，スコープを進めることが大切です．この長さを稼ぐために屈曲の正面の粘膜を利用するのです．注意するのは，ライトターンショートニングを始めるタイミングです．次の屈曲まで届く前に，ライトターンショートニングを始めてちょうどいいようです（②の薄い色のスコープの位置です）．

● 第3章 軸保持短縮法ができないときの挿入法　§3 ループ解除のテクニック

❶アップアングルだけでは，次の屈曲まで届きません．そのため対側の粘膜を利用してもう少しで屈曲に届くところまで挿入します
❷矢印のようにスコープを引くことによって，次の屈曲まで届きます
❸スコープヘッドが届いたら，フッキングザフォールドのテクニックで屈曲の奥まで深くスコープを進めます
❹最後に右ターンすると，長くなったスコープヘッドが口側まで進むのです
❺腸管は短縮されます

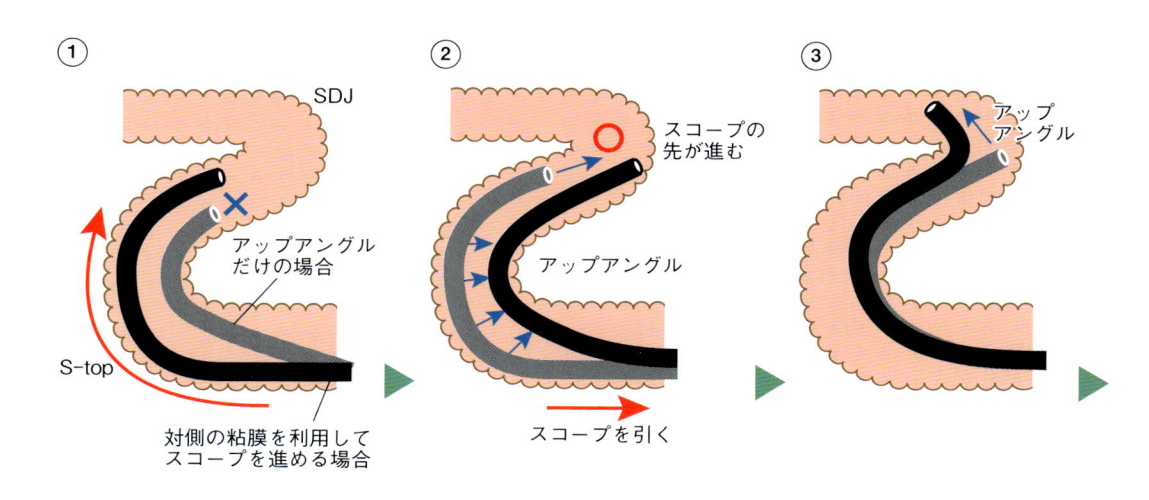

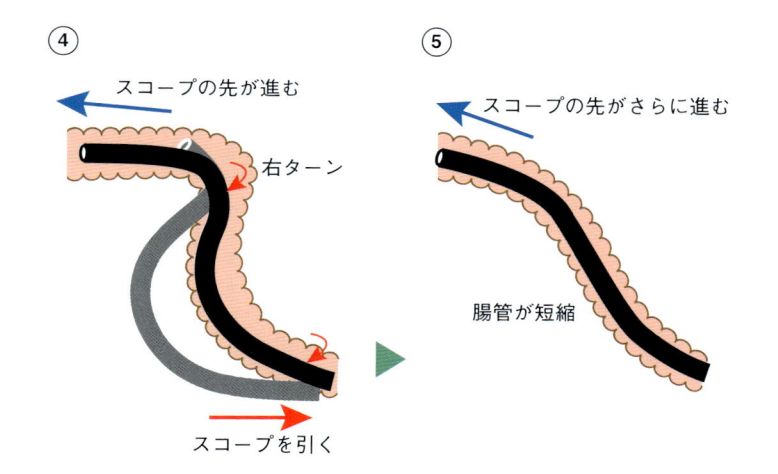

① SDJ
アップアングルだけの場合
S-top
対側の粘膜を利用してスコープを進める場合

② スコープの先が進む
アップアングル
スコープを引く

③ アップアングル

④ スコープの先が進む
右ターン
スコープを引く

⑤ スコープの先がさらに進む
腸管が短縮

2）ライトターンショートニングはなぜ難しいか

　ライトターンショートニングは，右手の感覚でスコープを時計方向にひねりながら，引き戻すことが必要です．

　ひねりが少ないとスコープは抜けます．また引きが少ないと腸管とスコープがぶつかり，結果的にスコープが抜けます．このひねりと引き戻しのバランスの習得が難しいのです．

A．ライトターンショートニング

2 ライトターンショートニングでループを解除する

　透視下でTCSを行っていたときは容易にスコープの走行をみることができましたが，近年では透視を使用する機会は多くありません．そのため，ここでは写真のような装置を使って，ライトターンショートニングによるループ解除法を説明します．約120°の右ターンを行いながらスコープを10 cm程度引きます．この操作を3回行うと短縮が可能です．

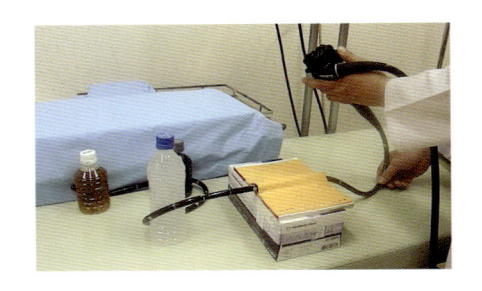

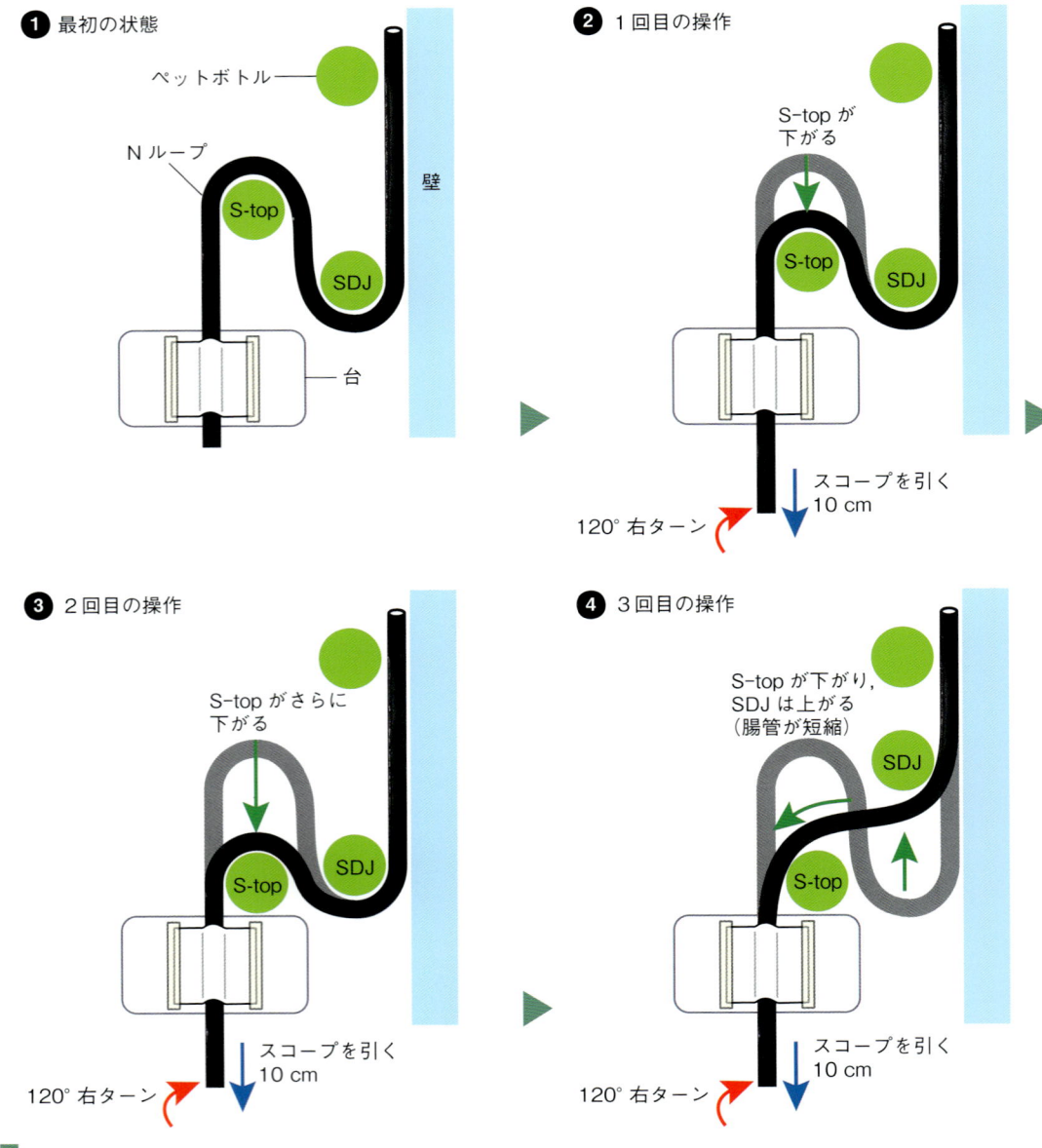

❶ 最初の状態
ペットボトル
Nループ
S-top
SDJ
壁
台

❷ 1回目の操作
S-top が下がる
S-top
SDJ
120°右ターン
スコープを引く 10 cm

❸ 2回目の操作
S-top がさらに下がる
S-top
SDJ
120°右ターン
スコープを引く 10 cm

❹ 3回目の操作
S-top が下がり，SDJ は上がる（腸管が短縮）
SDJ
S-top
120°右ターン
スコープを引く 10 cm

●第3章 軸保持短縮法ができないときの挿入法　§3 ループ解除のテクニック

memo 右手の使い方がポイント

ライトターンショートニングでは，ターン操作を行う右手の動きが非常に大切です．この場合，テニスのラケットをウエスタングリップで持つときの要領をイメージしていただくと，理解しやすいと思います．

❶テーブルにラケットを置きます

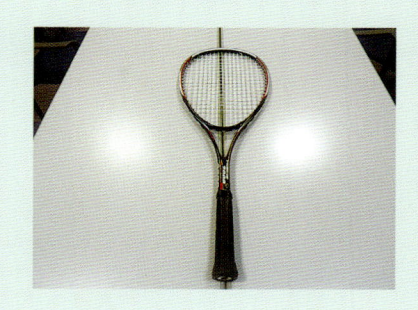

❷上からグリップを握ります

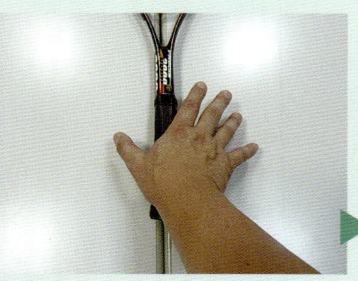

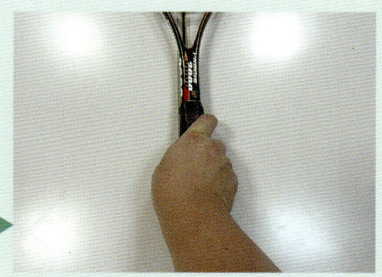

❸そのまま右腕の力を脱力すると自然に約120°右ターンします．実際のターン操作では，このとき同時に10 cm程度スコープを引きます

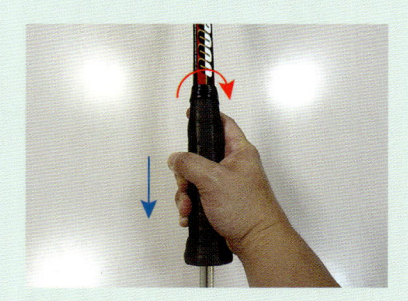

A．ライトターンショートニング　163

Self-Training
3-3-01

26 Nループ解除のトレーニング

●**用意するもの**
- □ ペットボトル（3本）
- □ 紙でつくった筒
- □ 台になるもの（ここでは医療用手袋の箱を使用）
- □ 壁になるもの（ある程度の重さがあるもの）

1 スコープでNループを形成します

下行結腸，SDJ，S-topに相当する位置にそれぞれペットボトルを置きます．

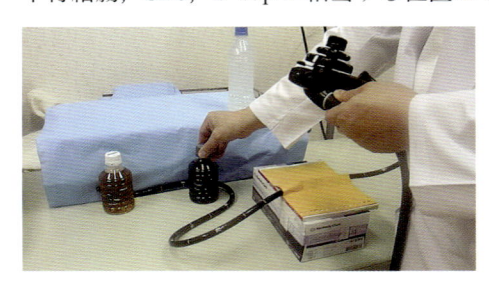

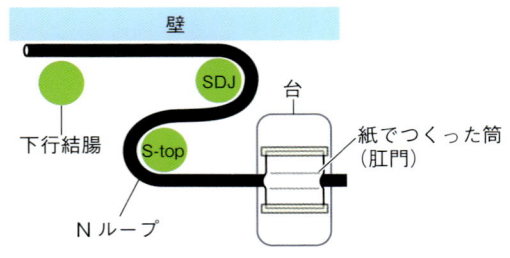

2 スコープシャフトを検査台につけます

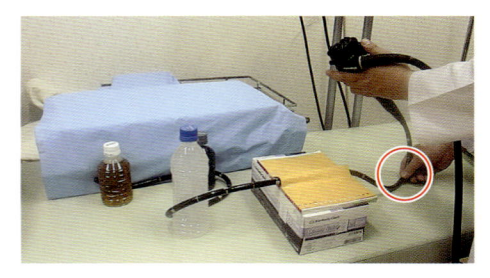

3 スコープをシャフトの内側から持って，ウエスタングリップの要領で引きます

❶1回引きました．S-topが少し下がりました．同様の操作を2回行います

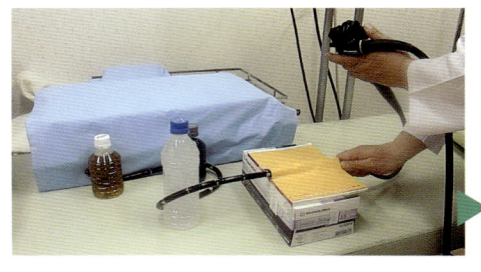

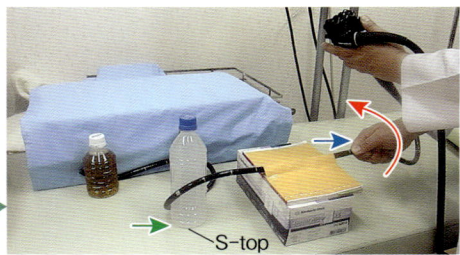

●第3章 軸保持短縮法ができないときの挿入法 §3 ループ解除のテクニック

❷2回目の引きです．S-topがさらに下がりました

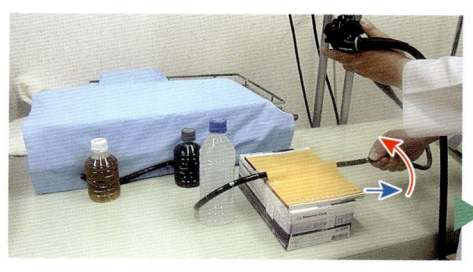

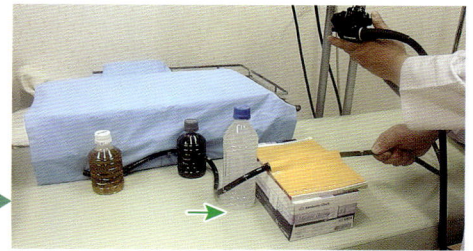

❸最後にもう一度，同様の操作を行います．スコープがストレートになりました

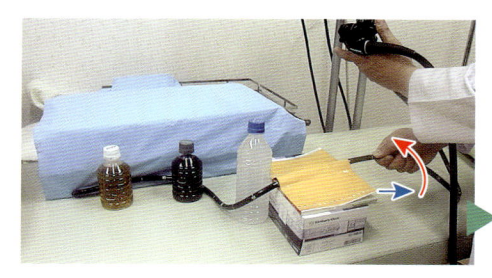

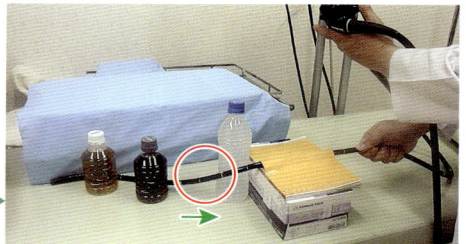

4 操作のポイント

ポイントは右手を操作しやすいように左手のアングル操作部を右肩の前にもっていくことです（○）．そうすることで右手の操作用スペースが十分にとれます．また慣れないうちは，右手を持ち替えるときにスコープシャフトを検査台につけるとうまくいきます（○）．

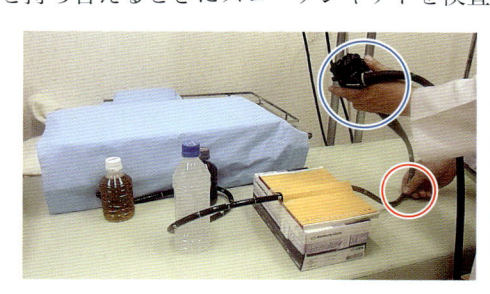

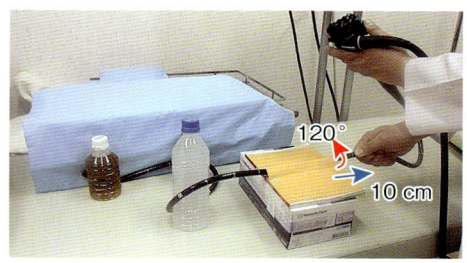

Self-Training

3-3-02

27 αループ解除のトレーニング

●用意するもの
- □ ペットボトル（4本）
- □ 紙でつくった筒
- □ 台になるもの（ここでは医療用手袋の箱を使用）
- □ 壁になるもの（ある程度の重さがあるもの）

1 αループの解除

S状結腸挿入中に大きく左ターンを行った場合に，しばしばαループが形成されます．最初に180°右ターンしてNループにします．それ以降はNループの解除と同様です．

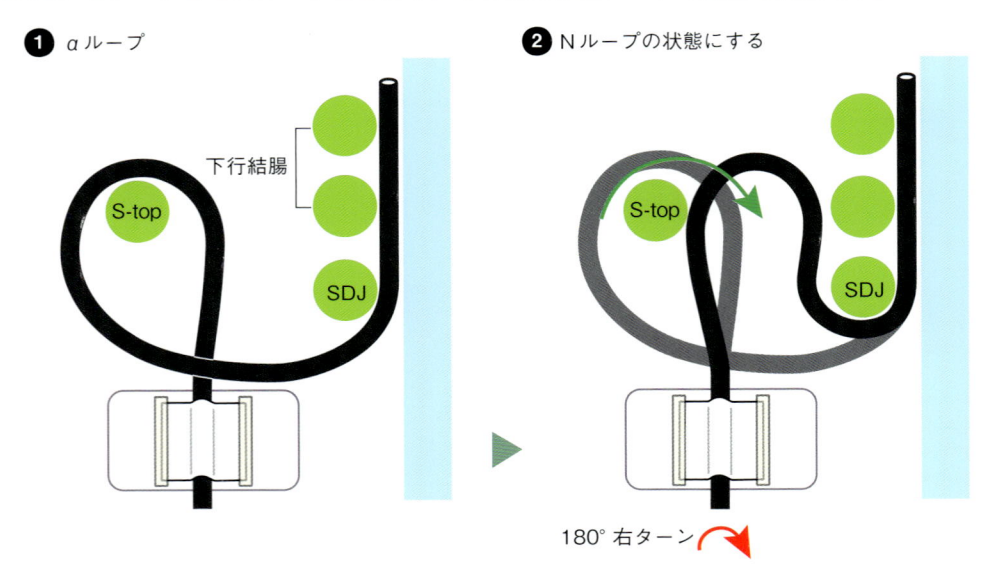

❶ αループ　　　　　　　　　　❷ Nループの状態にする

180°右ターン

2 スコープでαループを形成します

上のイラストのように，下行結腸，SDJ，S-top の位置にそれぞれペットボトルを置きます（スコープをしっかり固定するため，ペットボトルは計4本使います）．

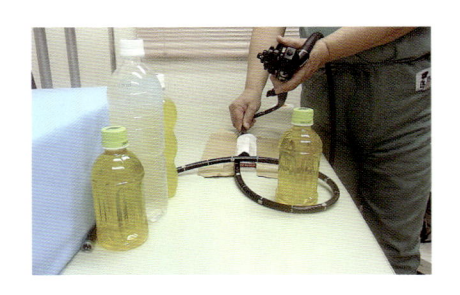

3 180°右ターンして，Nループの状態にします

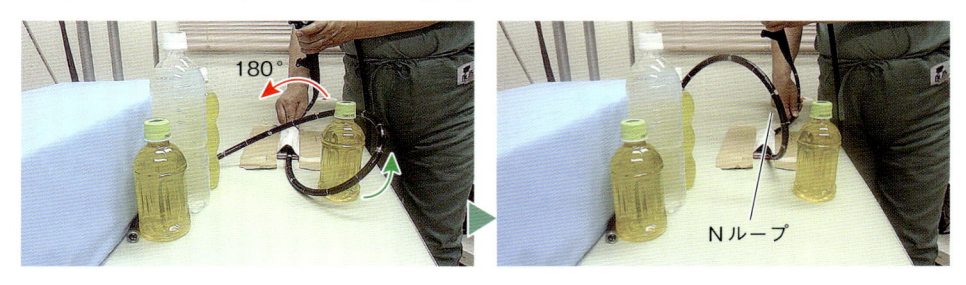

4 右手をスコープの内側に持ち替えて，Nループの解除を行います

120°右ターンしながら10 cmスコープを引く動作（左肘にタッチ．**p.170のmemo参照**）を3回繰り返すとNループが解除されます．

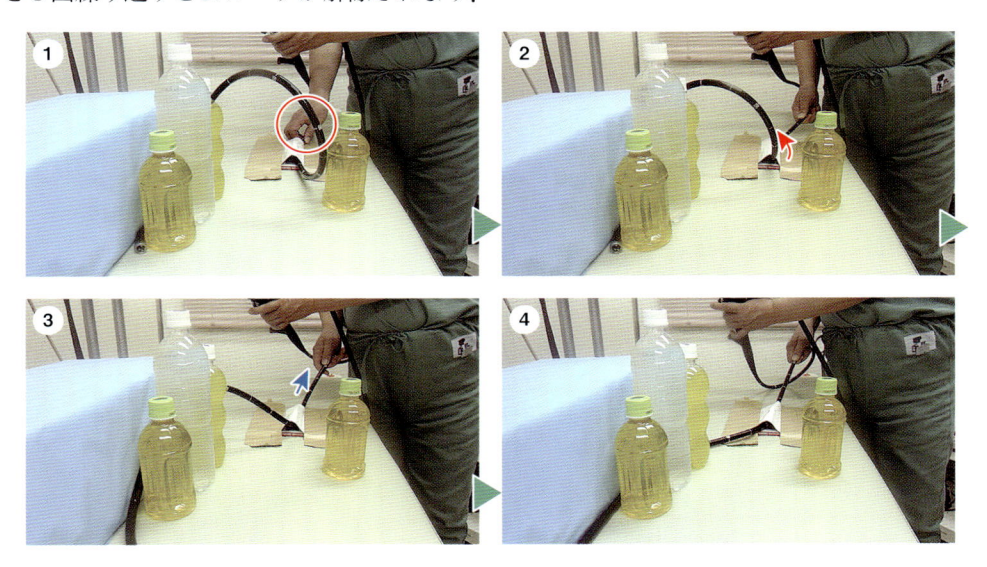

5 操作のポイント

ポイントは予想以上に右ターンが必要となるので，右手のターン操作を十分に行うことです．

180°＋（120°×3回）で約540°右ターンしますので，右手の使い方が重要です．途中からスコープの内側に持ち替えると楽です．

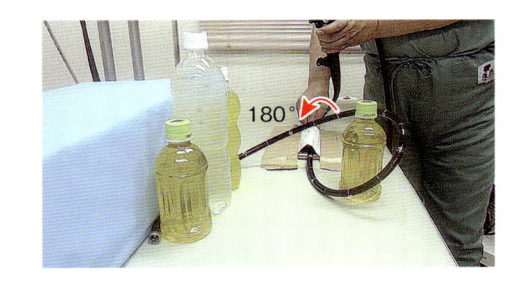

Self-Training

28 γループ解除のトレーニング

3-3-03

●用意するもの
- ☐ ペットボトル（4本）
- ☐ 紙でつくった筒
- ☐ 台になるもの（ここでは医療用手袋の箱を使用）
- ☐ 壁になるもの（ある程度の重さがあるもの）

1 γループの解除

S状結腸が過長な症例では，右ターンで挿入しようとするとオーバーライトになります．これは腸管が長いのでいつもの調子で右ターンしていたら，結果的に右ターンしすぎてしまい，右方向から出てくるはずの屈曲が画面の上方向を回って左側から出てきてしまった状態であり，γループを形成しやすくなります．γループでは右ターンしてもスコープのループは解除できません．一度，左に大きく180°ターンしてNループに変換します．その後はNループの解除と同様です．

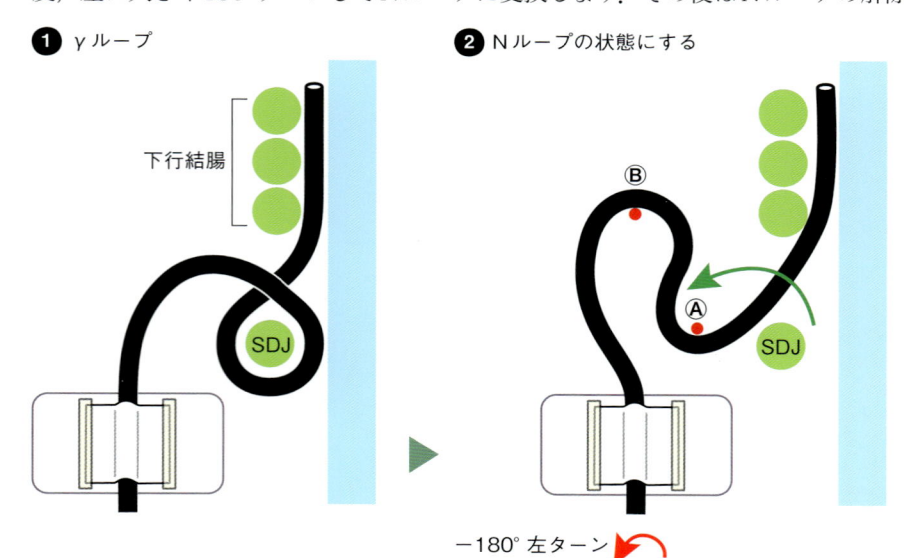

❶ γループ　　　　❷ Nループの状態にする

下行結腸　　　　　　　　　　　　　　　　　　　　SDJ

SDJ

−180°左ターン

2 スコープでγループを形成します

上のイラストのように，下行結腸，SDJの位置にそれぞれペットボトルを置きます．

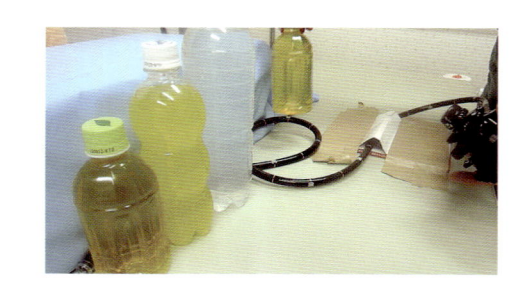

●第3章 軸保持短縮法ができないときの挿入法　§3 ループ解除のテクニック

3 その場で約180°左ターンし，γループを解除します

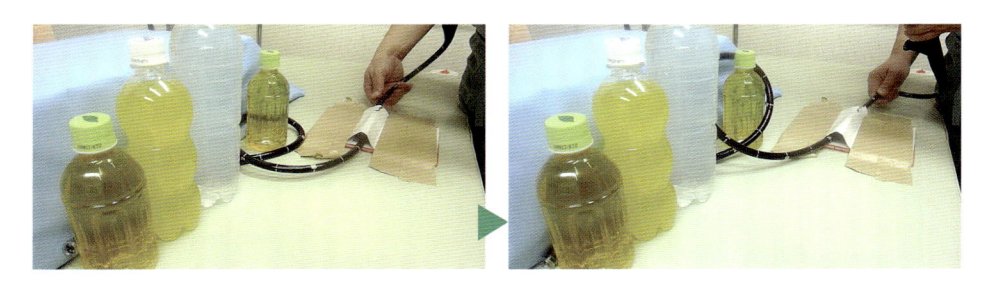

4 Nループになります．以降はNループの解除を行います

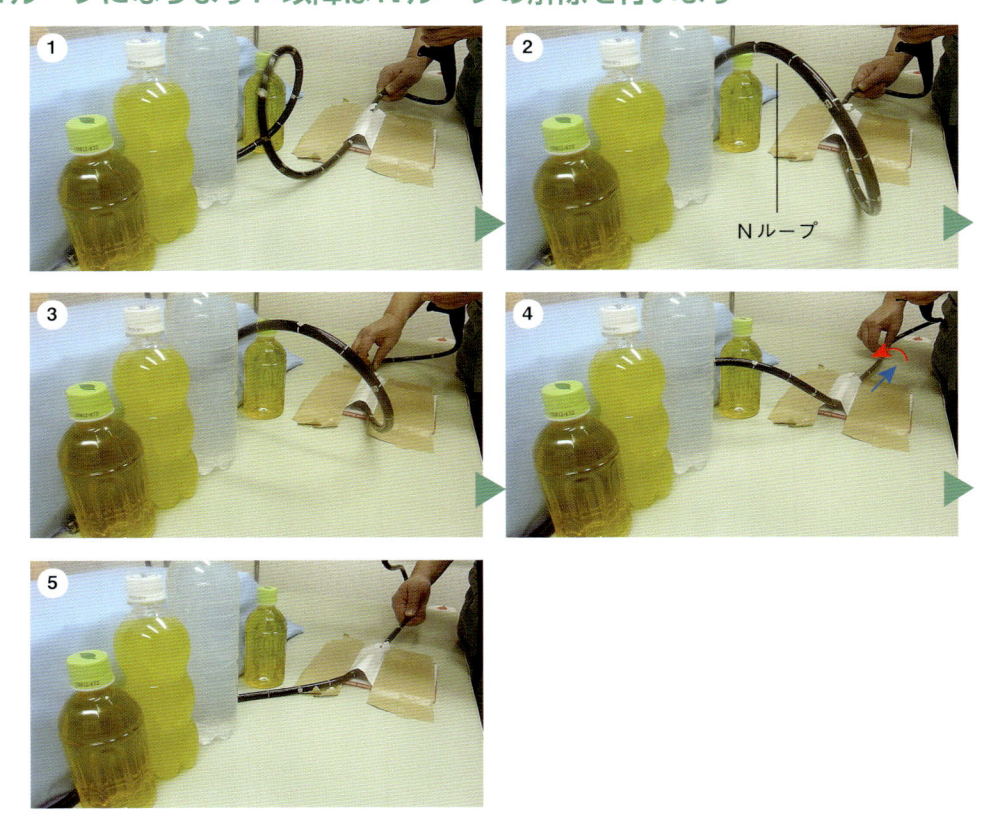

5 操作のポイント

　透視なしでγループを解除する感覚を習得することは大変です．右手の感覚に敏感になることが大切です．スコープ先端への力の伝わり方が悪いと感じたら，左右いずれかにスコープをねじりながら，スコープ先端が抜けない方向を探します．

　通常は右ターンで引きますが，γループのときだけはまず左にターンします．しかしそのまま左ターンで引き続けると，スコープは抜けてしまいます．スコープをある程度引いたら左ターンを右ターンに切り替えることが必要です．左ターンした後で少しスコープを引いて，その時点で右トルクに戻して，スコープヘッドへの力の伝わり方を調べます．

はじめは右トルクをかけてもスコープヘッドへの力の伝わりがよくないのですが，ある時点から急に力の伝わりがよくなります．そこからは，右ターンで短縮が可能となります．写真の④に相当します．経験的にこのタイミングは，p.168イラスト②のAとBの高さが等しくなる時点と考えられます．

> **memo** "左肘にタッチ"のテクニック
>
> 脾彎曲での短縮操作では，右手を持ち替えないと操作が難しいので3回に分けて行います．肛門に近い部分で，スコープをウエスタングリップの要領で手のひらを下にして持ちます．右手を左肘に近づけるように引いてきます．右ターンは手のひらが左肘を包むような向きで止めます．この操作を3回行うと短縮操作が完了します．左手の位置を右肩の前に持っていくと，右手の操作のスペースが確保できます．
>
> ①脾彎曲に到着します　②左手を右肩の前に持ってきます 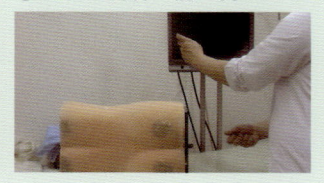
>
> ③右手を左肘に近づけます 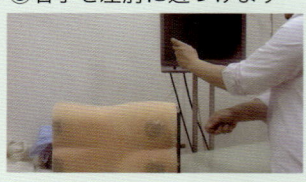　④右手を左肘にタッチさせます 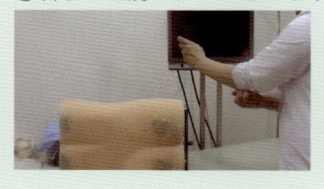
>
> 実際の操作です．
> ①お尻の近くでスコープをウエスタングリップで持ちます　②右手を左肘の方向に引きます．この操作を3回行います

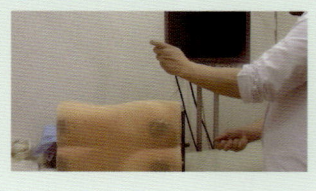

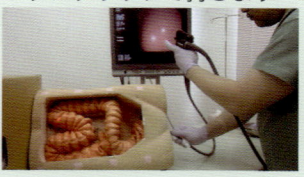

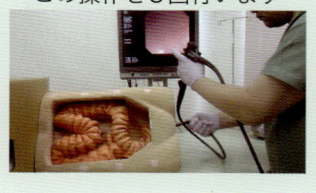

●第3章 軸保持短縮法ができないときの挿入法 §3 ループ解除のテクニック

Self-Training　3-3-04

29 SDJ付近での短縮操作を身につけるトレーニング

●用意するもの
- □ バリウムコップ
- □ 小さい紙コップ
- □ イラスト（ホバリング用の座標・大小各1枚）➡ 付録❶
- □ イラスト（ヘリコプター）➡ 付録❷

　下行結腸に挿入した後のライトターンショートニングに慣れたら，SDJ付近での短縮操作も習得しておきましょう．スコープの押しだけでSDJを越えて口側まで挿入しようとしても，患者が痛がりスコープをそれ以上押せないときに役立ちます．SDJ付近での短縮操作のポイントは，スコープを10 cm程度引きながらホバリングを行うことです．

1 バリウムコップを使って，腸管のモデルを作成します

❶バリウムコップの底にスコープが通れる穴を開け，コップの側面を幅4～5 cm，高さ2～3 cm程度切りとっておきます

❷バリウムコップの口側にホバリング用の座標イラスト（大）を貼ります（イラストが内側にくるように）

❸小さい紙コップの底（内側）にホバリング用の座標イラスト（小）を貼ります

❹バリウムコップの側面の切れ目の上に小さい紙コップをかぶせて固定します

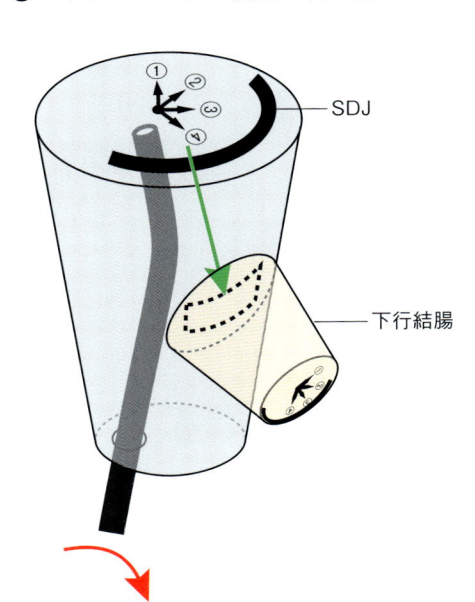

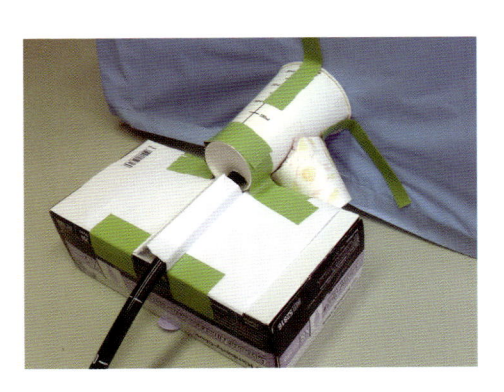

SDJ
下行結腸

Self-Training　171

2 スコープを引きながらホバリングします

屈曲した部位でスコープヘッドがターンするので，ホバリングのテクニックが必要です．

❶ スコープをバリウムコップの口側に貼ったイラストのギリギリ近くにもっていきます

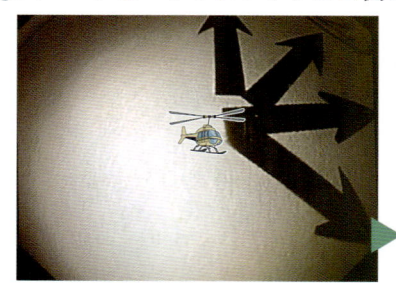

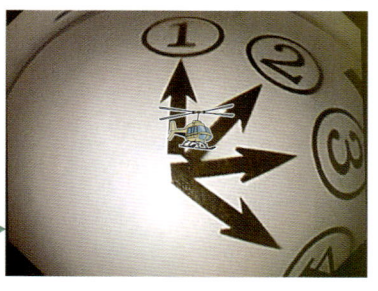

❷ 約3cmスコープを引きながら，約40°右ターンします（矢印②が12時方向に）

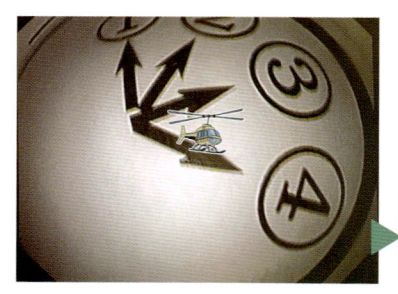

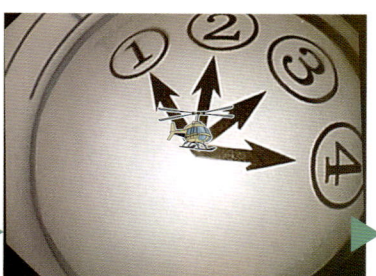

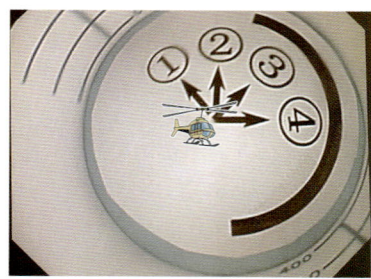

❸ 再度約3cmスコープを引きながら，約40°右ターンします（矢印③が12時方向に）

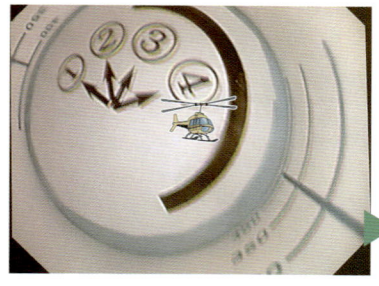

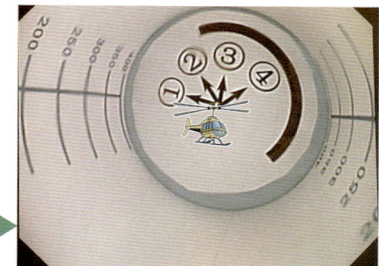

❹最後にもう一度,約3 cmスコープを引きながら,約40°右ターンします(矢印④が12時方向に).画面の右上に向かってアップアングルをかけると屈曲がみえてきます.さらにアップアングルをかけると次の管腔(下行結腸)がみえます.奥にホバリングのイラストがみえます

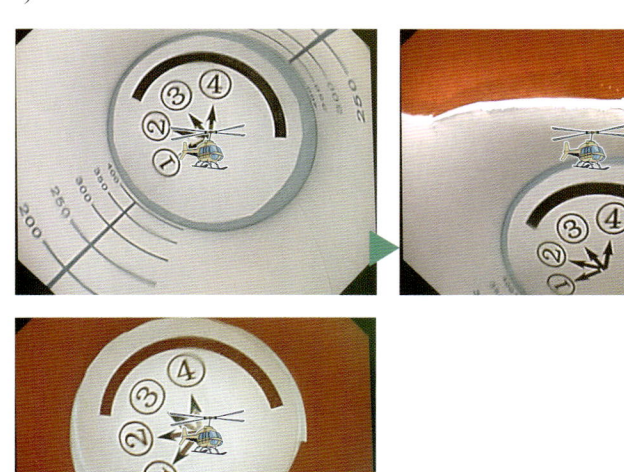

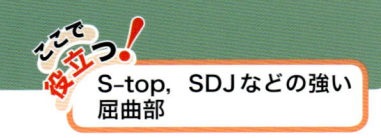

第3章 軸保持短縮法ができないときの挿入法

ここで役立つ！ S-top，SDJなどの強い屈曲部

§4 閉じた屈曲への挿入

A．閉じた屈曲への挿入

長い腸管では屈曲が強くなります．強い屈曲部ではスコープを進めて次の管腔をみようとしても不可能です．こういう場合は，右ターンと左アングルを組み合わせたテクニック（虹のテクニック）を使うとスムーズに挿入できます．

1 閉じた屈曲に挿入するテクニック

閉じた屈曲では2時方向に屈曲をもってきて右ターンをしても，容易には屈曲を越えて次の管腔に進むことができません．こうした場合は，以下のような操作を行います．

まず最初に，開かない屈曲を上方にします．スコープが下方になるように体位変換します（左側臥位から仰臥位へ）．

この状態でスコープを押したら腸管が伸びますし，スコープを引いたら抜けてしまいます．よって時計回転にターンをしてみましょう．ある程度スコープをゆっくりターンすると，左方向に管腔がみえてきます．管腔がみえたらその方向にスコープヘッドを進めます．このとき，左ターンではなく左アングルで挿入するのがポイントです．

2 左アングルで挿入する理由

1）閉じた屈曲のイメージ

屈曲部で屈曲と対側の粘膜が完全にくっついていて管腔が開かない場合があります．このようなときは，スコープヘッドを滑り込ませることができません．腸管が長く，屈曲が強いために閉じているのです．

体位変換により空気を移動させて，また屈曲を鈍角にして，閉じた屈曲を開くことが一般的です．慣れてくると体位変換をしなくても閉じた屈曲を開けさせることができます．

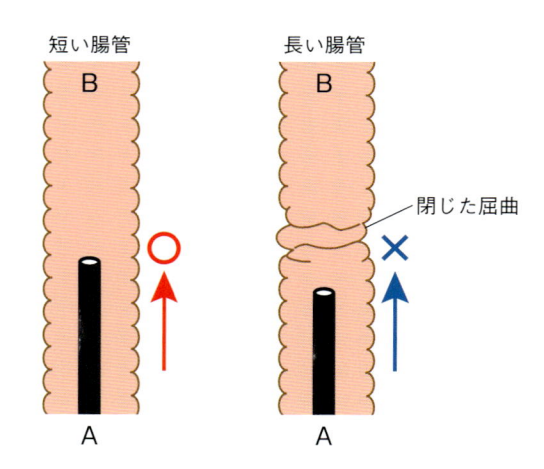

●第3章 軸保持短縮法ができないときの挿入法　§4 閉じた屈曲への挿入

2）挿入のイメージ

　長い腸管では，右に巻き込んでいくと屈曲はより強くなり，さらに閉じることがあります．しかし，右ターンがうまくいかないからといって，不用意に左ターンでスコープを押すと腸管は必要以上に伸びてしまいます．必要最小限に，腸管を規則的に伸ばして，開いた屈曲の奥にスコープヘッドを進めることが大切です．

　2時方向の屈曲に対して右ターンしますが，屈曲が開かないときはスコープヘッドが空振りして，左上方に逃げようとします．少し伸びそうになったときに，わずかに屈曲が開きますので，左アングルをかけてスコープヘッドを滑り込ませるのです．

①ゆっくりと右ターンで挿入すると，左方向に管腔がみえてきます
②左ターンすると屈曲が左だけに重なってしまい，きつくなってしまいます．開きかけた屈曲がまた閉じてしまいます

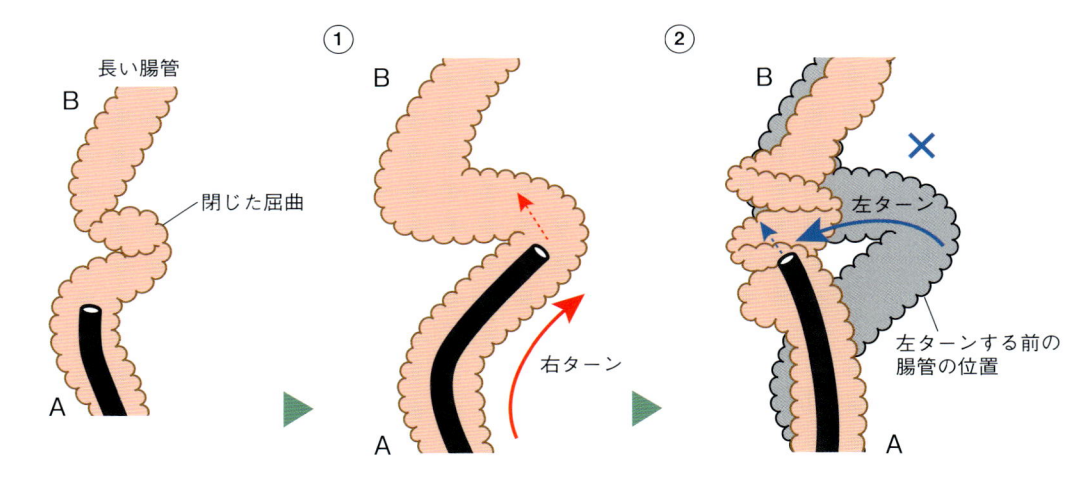

❶イラスト①と同様，ゆっくり右ターンで挿入すると左方向に管腔がみえてきます
❷右ターンの状態を維持したまま，左アングルをかけます．すると次の管腔が右方向にみえてくるので，再度右ターンで挿入します

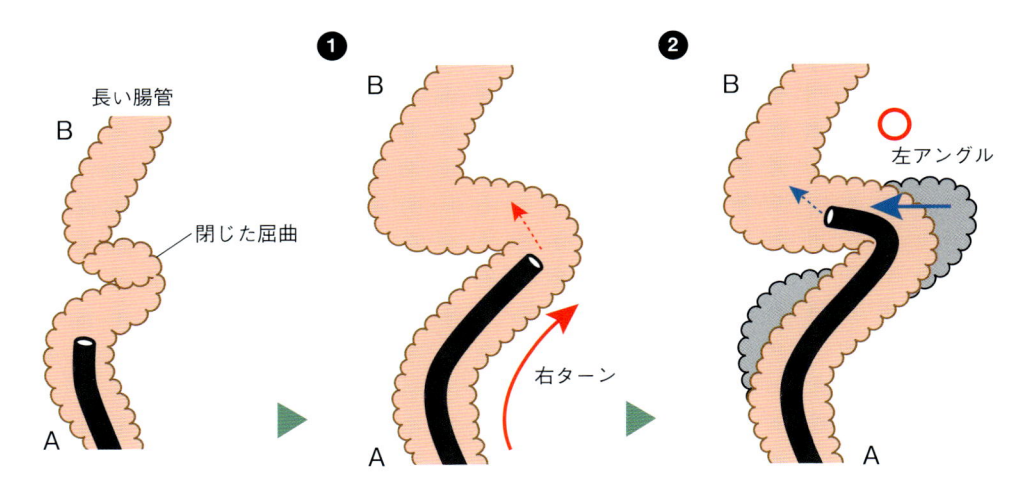

A．閉じた屈曲への挿入

Self-Training

3-4-01～05

30 閉じた屈曲に挿入する際のスコープコントロールを身につけるトレーニング

●用意するもの
- □ イラスト（ヘリコプター）➡ 付録❷
- □ イラスト（ニコニコマーク・小）➡ 付録⓯
- □ イラスト（虹）➡ 付録⓱
- □ イラスト（矢印）➡ 付録⓲

※セッティングの方法はp.39参照

1 スコープヘッドを虹のイラストの左端にもっていきます

屈曲が画面上の2時方向にくるようにします．

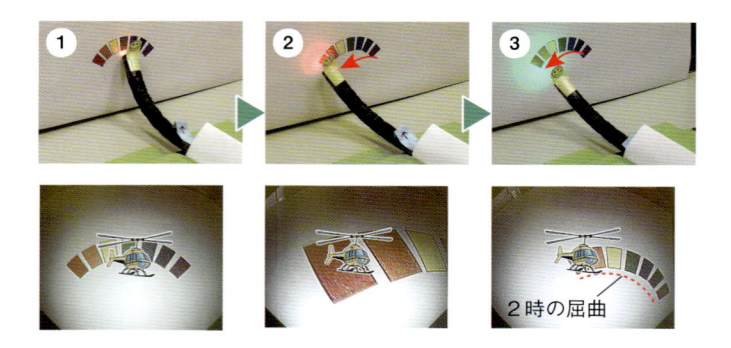

2 右ターンを行いますが，巻き込めないときは屈曲の右端までスコープヘッドが滑ってしまいます

写真④では，屈曲は10時半方向にみえます．スコープシャフトに貼った矢印が120°右ターンしています．

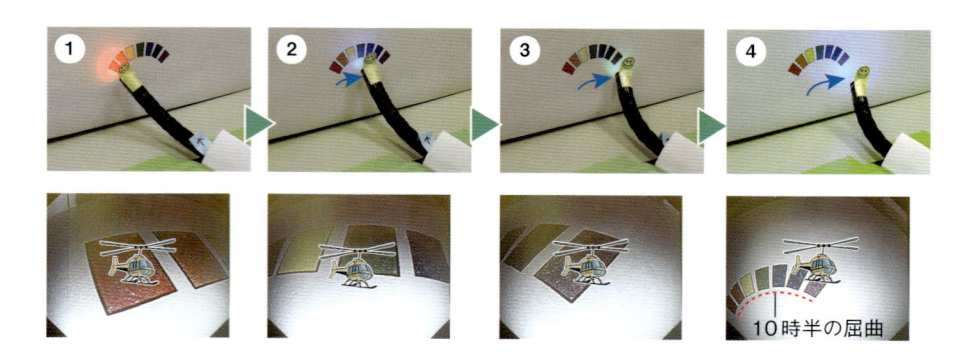

3 左アングルでスコープヘッドを屈曲の左端まで戻します

屈曲が左に逃げましたが，左ターンで追いかけません．右ターンした右手の状態を維持して，左アングルで屈曲の左端までスコープを進めます．スコープシャフトに貼った矢印は左にターンしていないことに注目してください．

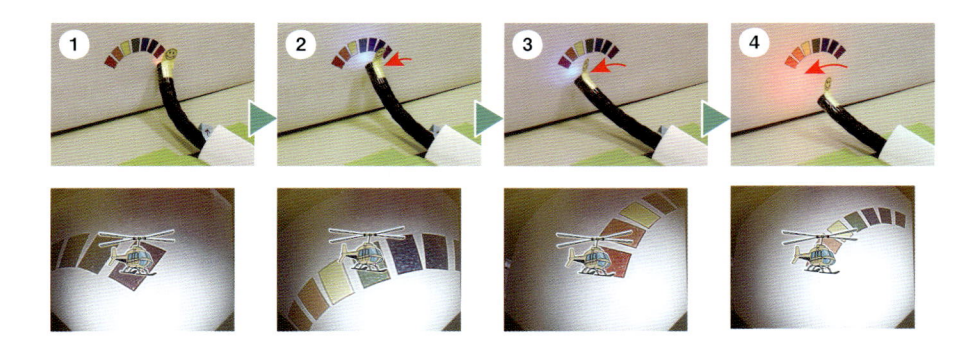

4 屈曲の左端にスコープヘッドを進めたら，再度右ターンで挿入することができます

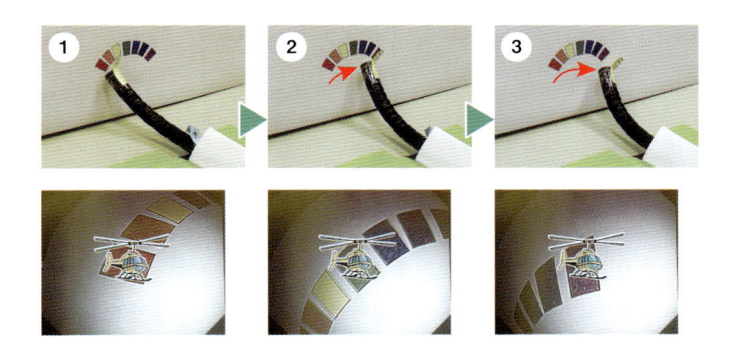

5 右ターンを2回行う理由

閉じている屈曲では，屈曲が鋭角のことが多いです．それ以上押し続けると屈曲がさらに強くなり，挿入が困難になります．また，いくつかのヒダが重なっているために開かないことがあります．その際，120°程度のターンであれば腸管が伸びるために屈曲は閉じたままなのですが，120°ターンを2回行うとその場で240°のねじれを加えることになるので，閉じていた屈曲が開くのです．イメージとしては，押しもしないで，引きもしないで，瓶詰めのネジ状の蓋を回しながらあける感覚です．

第3章 軸保持短縮法ができないときの挿入法

短縮できないS-top

§5 短縮できないS-topからSDJまでの挿入

A．S-topで10時半方向への挿入

S-topで腸管を短縮できるときは，2時方向にスコープを進めることができます．腸管を短縮できず2時方向に進めないときは，10時半方向にスコープを進めます（第3章§1-A参照）．10時半方向にスコープを進めるにはテクニックが必要です．

1 S-topで短縮できない理由

S状結腸の入り口からS-topまでの距離がかなり長い腸管は，軸から離れているために短縮できないことが多いようです．またS-topの自由度が高く，右方向に巻き込もうとしてもくるくる回転する腸管は短縮できないことが多いようです．逆に，憩室が多発する腸管のように，硬い腸管も短縮できないことが多いです．

また，虫垂炎の術後のように軸から離れた部位に癒着がある症例は短縮困難です．

2 10時半方向への挿入テクニック　　3-5-01,02

S-topで屈曲を12時方向にもってきてアップアングルをかけて挿入すると，左ターンでの挿入となってしまいます．すると経験上，次の屈曲も左から出てくることが多いようです．

左ターンで挿入すると腸管が伸びてしまい，SDJまでの距離が長くなるとともにSDJの屈曲が鋭角になります．SDJの屈曲が閉じた状態となり，スコープヘッドを滑り込ませることができなくなります．

また，本来SDJが右下にみえるはずが，画面の下を時計回転に回って，左下方向からみえてきます．ダウンアングルと左アングルで挿入すると，ライトターンショートニングをしようと右ターンしたときに，スコープヘッドが好ましくない動きをします．つまり，ダウンアングルがかかった状態ではスコープヘッドは右方向ではなく左方向に動くためにSDJから遠ざかってしまい，ライトターンショートニングが不可能になってしまうのです．

そこで一工夫します．**はじめに約45°右ターンして，長方形を斜めにします**．これにより，アップアングルと左アングルを均等にかけることによって，10時半方向へスコープヘッドを進めることができるようになります．

| ❶ 約45°右ターンする | ❷ アップアングルと左アングル | ❸ 10時半方向へ挿入 |

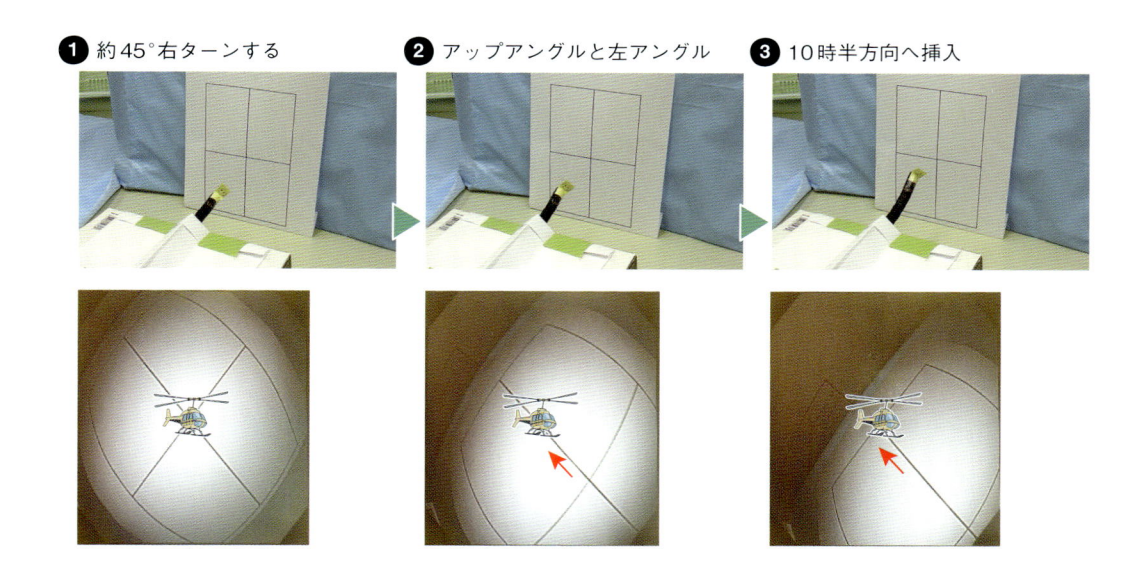

3 4時半，1時半，7時半方向への挿入

　上と同じテクニックを用いて，4時半，1時半，7時半の方向にもスコープを進めることができます．

| ⓐ 4時半（右下）ダウンアングルと右アングル | ⓑ 1時半（右上）アップアングルと右アングル | ⓒ 7時半（左下）ダウンアングルと左アングル |

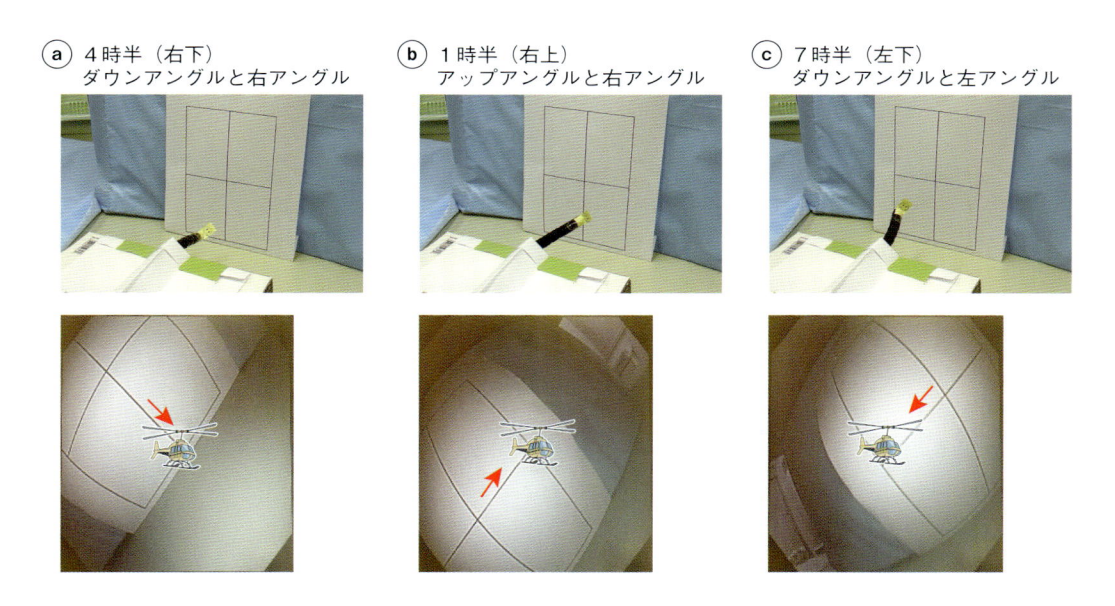

A．S-topで10時半方向への挿入

第3章 軸保持短縮法ができないときの挿入法

ここで役立つ！ 軸保持短縮法ができない S-top〜SDJ

§5 短縮できないS-topからSDJまでの挿入

B．S状結腸後半の挿入

S-topを10時半方向で挿入した場合のS状結腸後半（S-topからSDJまで）の挿入について説明します．ポイントは右トルクを維持したまま管腔の左上方向へ挿入していくことです．

1 右トルクをかけて管腔の左上方向へ挿入する　3-5-03

　S-topを2時方向に挿入しにくいときは，10時半方向に向かってスコープヘッドを進めます．その際，スコープは管腔の右下を通るようにするのがポイントです．

❶軽い右トルクで，アップアングルと左アングルでスコープヘッドを進めます．S-topを10時半方向にもってきます

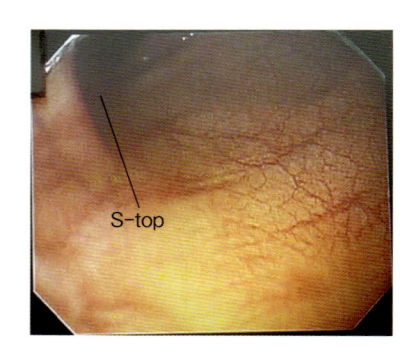

❷右トルクを維持したまま，管腔の10時半方向に向かってスコープを進めます．右トルクをかけると腸管の伸びが最小限に押さえられると同時に，SDJが時計方向に回転することを防ぐことができます．右トルクをはずすと腸管が伸びやすくなり，またSDJが時計回転し最も挿入しにくい7時半方向にみえてきて，屈曲が鋭角になってしまいます

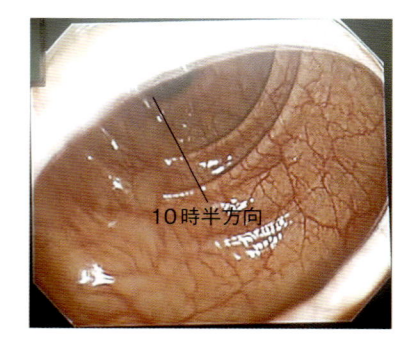

❸アップアングルと左アングルでスコープヘッドを進めます．徐々に管腔が斜めから縦長にみえてきます．管腔が画面右上にみえてくるように，ややダウンアングルをかけるのがポイントです

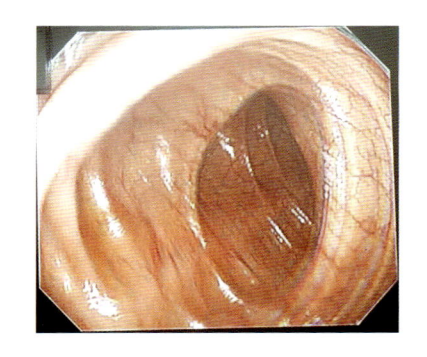

❹SDJ の約 3〜5 cm 手前でホバリングをすると，SDJ が 1 時半方向からみえてきます．ホバリングをするのは，S 状結腸の後半の 7〜8 割程度を挿入した時点で，スコープをそれ以上進めなくても SDJ まで届きそうなところです．この部位では，スコープを自由にターンできます．このタイミングより遅いとスコープをターンしても SDJ が反時計方向に回転してくれません．タイミングが早すぎると SDJ にスコープを押し進めるときに一度合わせた 1 時半方向から回転してずれてしまい，再度調整する必要が出てきます

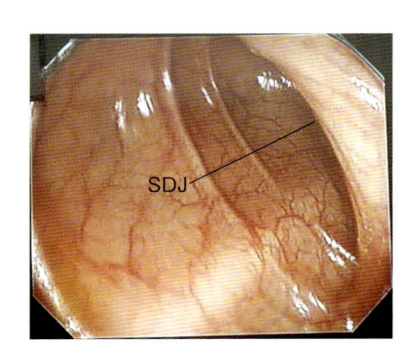

❺屈曲がみえなくなるまでスコープを進めます．ここで，やや右アングルをかけるのがポイントです．それまでの流れで，左アングルがかなりかかっているため，次にアップアングルをかけるときには左アングルを解いておく必要があります．スコープヘッドの左アングルから右アングルへの変換は，ライトターンショートニングの操作を助けるように働きます

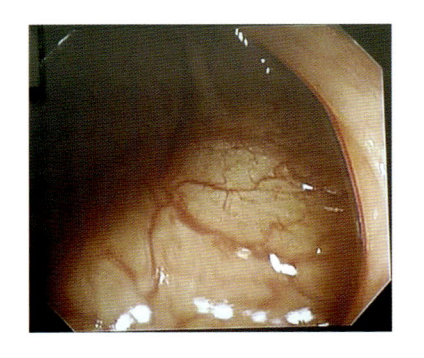

❻屈曲がみえなくなったら，アップアングルで挿入可能です

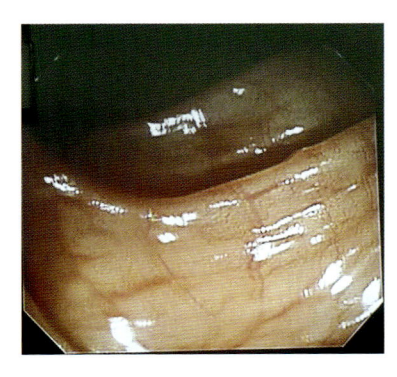

Self-Training

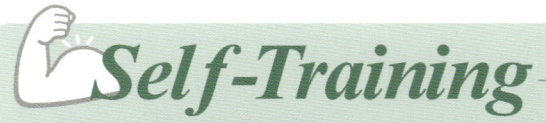

DVD 3-5-04,05

31 10時半方向への挿入とホバリングのトレーニング

●用意するもの
- □ イラスト（ヘリコプター） ➡ 付録❷
- □ イラスト（円と楕円②） ➡ 付録❽
- □ イラスト（ニコニコマーク・小） ➡ 付録⓯

※セッティングの方法はp.39参照

1 10時半方向にスコープを進めます　操作方法は第3章§5-A参照．

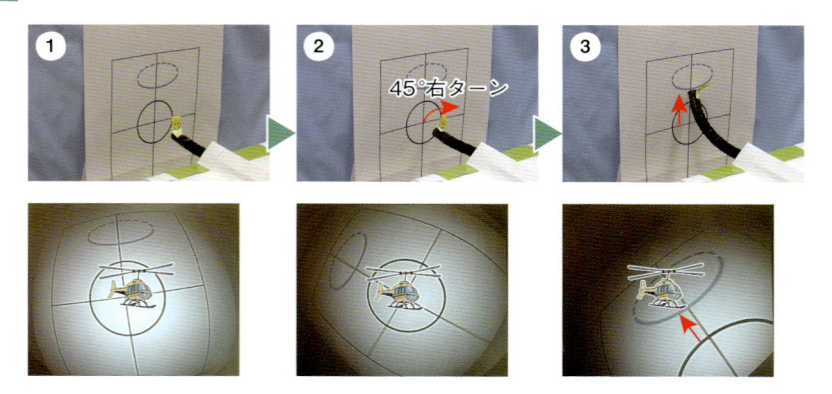

① ② 45°右ターン ③

2 斜めの楕円まで到達したら，ゆっくりホバリングを行います

青の実線が12時方向にきたら，アップアングルで挿入可能です．

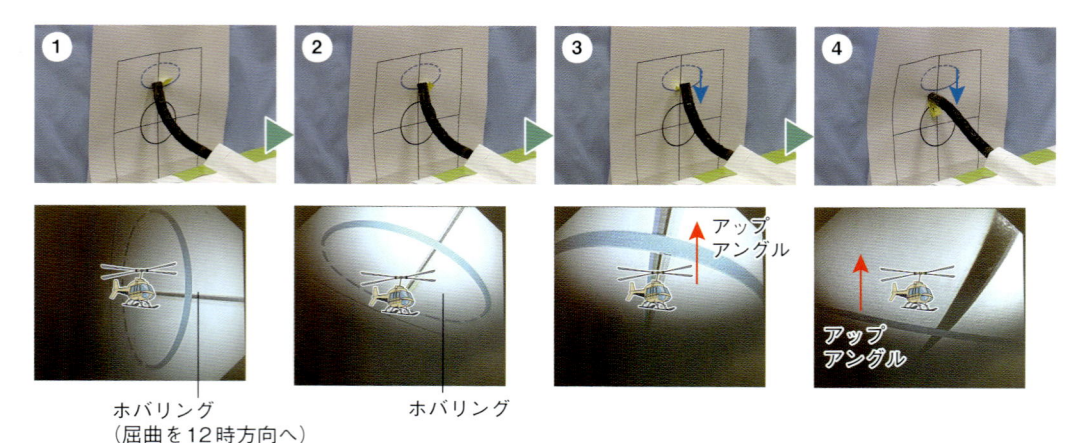

① ② ③ アップアングル ④ アップアングル

ホバリング
（屈曲を12時方向へ）

ホバリング

182　1カ月で身につく！ひとりで学ぶ大腸内視鏡挿入法

第3章 軸保持短縮法ができないときの挿入法

ここで役立つ！　2時にもってきにくいSDJ

§6 2時方向以外の屈曲に挿入するテクニック

A． 4時半方向の屈曲への挿入法

屈曲を2時方向にもってくれば，アップアングルと右ターンで挿入することができます（第2章§8参照）．しかし，2時方向にもってきにくい屈曲の場合，他の方向で挿入するにはテクニックが必要です．ここでは4時半方向へ挿入するためのテクニックを説明します．

1 4時半方向への挿入が難しい理由

スコープが自由にターンできるときは，ターン操作で屈曲を2時方向にもってくることができます．しかし，画面の下方向からみえてきた屈曲に対してターン操作を行っても，うまく操作できないことがあります．その代表が4時半方向の屈曲です．

4時半方向の屈曲を2時方向にもってきにくいケースとしては，次のようなものがあります．

①SDJの屈曲が鋭角で，スコープにアップアングルがかかった状態ではライトターンショートニングで右ターン操作をしても，スコープがはじかれて抜けてきてしまう場合
②腸管が長く，SDJの固定が緩いために，そこまでに右にターンしすぎていて，スコープが右にターンできない状態
③体外ループがねじれきっている状態
④腸管が硬く，スコープをターンしようとしてもはじかれる場合

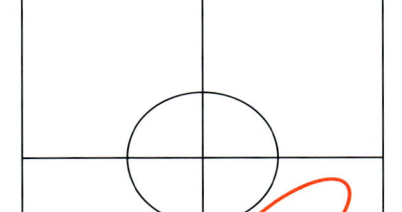

スコープ画面のイメージ

4時半の屈曲（次の管腔の方向）

上部消化管内視鏡検査（EGD）では，十二指腸球部のようにスコープをターンするための固定した空間があるので右ターンは容易です．しかしTCSにおいては，SDJの手前には自由にターンする空間がありません．

中年男性で腸管がしっかりしている場合は，ターン操作が簡単なので比較的挿入が容易です．しかし，やせた女性は腸管が長く，管腔がつぶれていてSDJ付近でターン操作がしにくいため，挿入が難しいと考えられます．

2 2つの挿入テクニック

4時半方向の屈曲に挿入するためのテクニックが2つあります．

1）腸管を短縮する方法

まず1つ目です．ターン操作は行わず（屈曲の方向は変えずに），屈曲の中央にスコープヘッドを接触させます．ダウンアングルと右アングルをかけると腸管を短縮することができます．

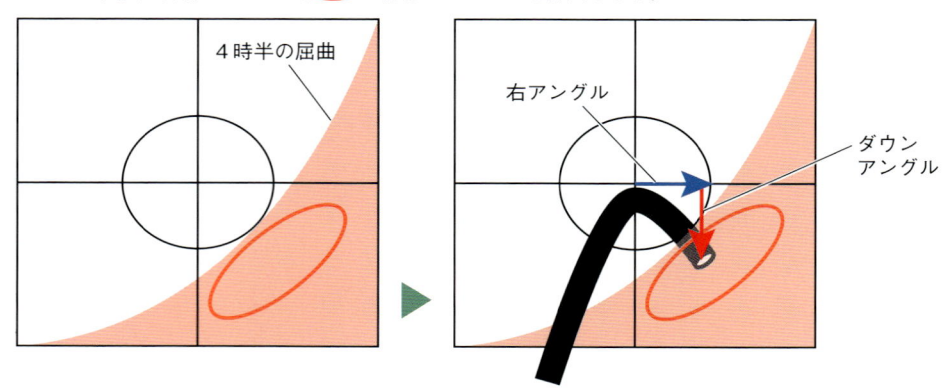

スコープ画面と操作イメージ（◯の部分にスコープを挿入します）

2）ホバリングで12時から2時の方向へもってくる方法

2つ目の方法では，4時半方向の屈曲をホバリングによって反時計方向に回転させ，12時～2時方向へもってきます．

スコープヘッドを屈曲の下1/3の位置に接触させてスコープを引きます．屈曲の先にホバリングのイラストをイメージして，120°右ターンを行います（**第2章§1参照**）．

4時半の屈曲に対してはフッキングザフォールドを行って，屈曲を引きつけるというよりダウンアングルで挿入してからホバリングで屈曲を反時計方向に回転させて，12時～2時の方向にもってきます．するとその後の管腔は，アップアングルの右ターンで挿入可能になります．

❶4時半の屈曲の先にホバリングのイラストをイメージします
❷4時半の屈曲の下から1/3の部分に右アングルとダウンアングルをかけます．ホバリングしながらゆっくり右ターンすると，屈曲は反時計方向に回転します．その後は屈曲と垂直な方向にアングルをかけてスコープを進めます．つまり3時方向にきたら右アングル，1時方向にきたらアップアングルです

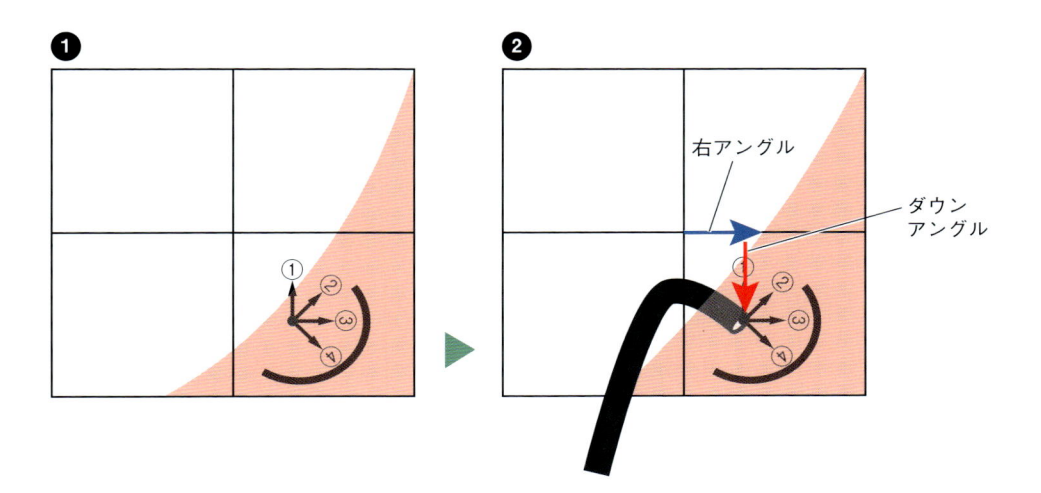

3) 2つのテクニックの使い分け

　腸管を短縮したいときは管腔を回転させないようにしてスコープを引きます．次の屈曲が右下方向からみえてきたら，フッキングザフォールドで挿入可能です．

　スコープを引いても次の管腔が右下からみえてこないときは，2つ目のテクニックを使います．つまり挿入しやすい画面の第1象限にもってきて，アップアングルの右ターンで挿入するのです（**第2章§8-A参照**）．ここでの注意は，スコープを挿入後，ライトターンショートニングをするときに屈曲の中央から左側を引くことです．間違って右側を引くと，次の管腔が左方向に出てきてしまいます．

A．4時半方向の屈曲への挿入法

Self-Training

3-6-01～03

32 4時半方向の屈曲を12時方向にもってくるトレーニング（膿盆を使って）

●用意するもの
- □ バリウムコップ
- □ 膿盆
- □ イラスト（ホバリング用の座標）→ 付録**1**
- □ イラスト（ヘリコプター）→ 付録**2**
- □ イラスト（ニコニコマーク・小）→ 付録**15**

1 膿盆とバリウムコップを使って腸管のモデルを作ります

❶ 膿盆の内側（底）にホバリングの座標イラストを貼ります
❷ バリウムコップの底にスコープが通る穴を開け、口側半分を四角く切りとります
❸ 切りとった部分を膿盆の縁にぴったりとつけ、テープなどで固定します

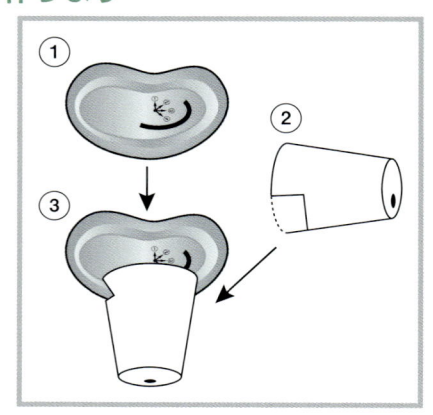

2 ダウンアングルで挿入します

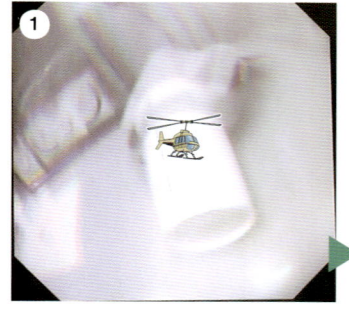

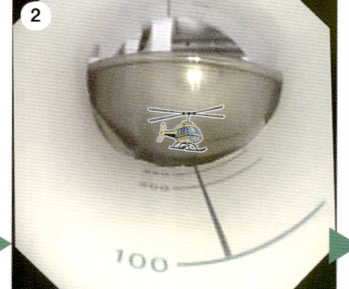

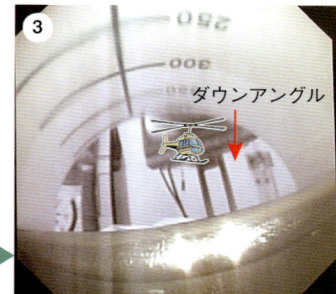

●第3章 軸保持短縮法ができないときの挿入法　§6 2時方向以外の屈曲に挿入するテクニック

3 ホバリングのイラストがみえます

スコープにダウンアングルがかかった状態でホバリングしながら120°右にターンします．

❶矢印②を12時方向へ（40°右ターン）

　矢印②が画面上方向になるように右ターンします．座標の中心が画面の右上に移動するので，アップアングルと右アングルで補正します（ホバリング）．

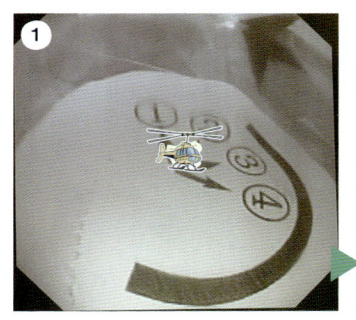

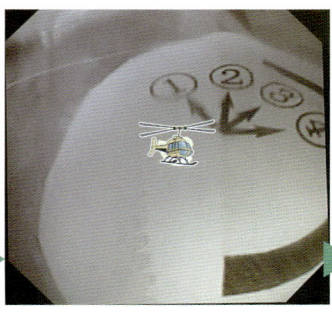

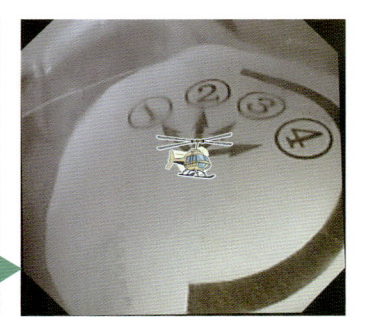

❷矢印③を12時方向へ（40°右ターン）

　①の右端の写真の状態から，矢印③が上になるようにホバリングしながら右ターンします．

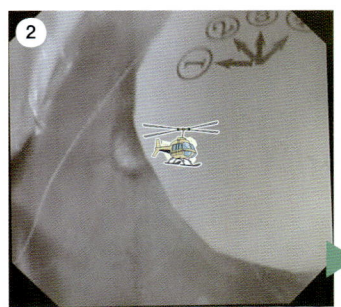

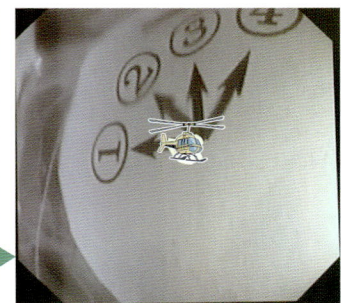

❸矢印④を12時方向へ（120°右ターンの完成）

　さらに，同様に矢印④が上になるように右ターンします．120°右ターンが完了し，屈曲が画面上にきたら，アップアングルで挿入可能になります．

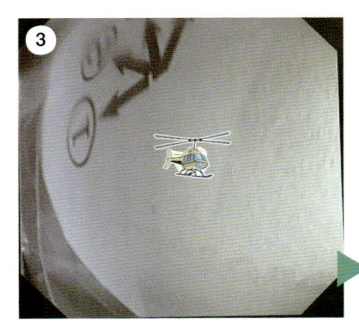

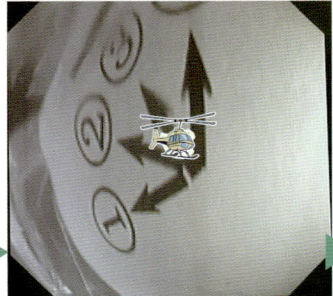

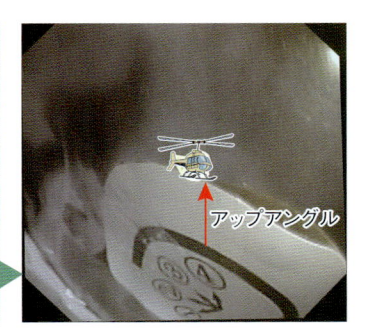

アップアングル

Self-Training

4 スコープヘッドの動きです

スコープヘッドの向きがわかりやすいようにニコニコマークを付けています．屈曲に対して，ニコニコマークの接触位置は，顎→頬→こめかみの順となります．こめかみが接したら，アップアングルをかけます．

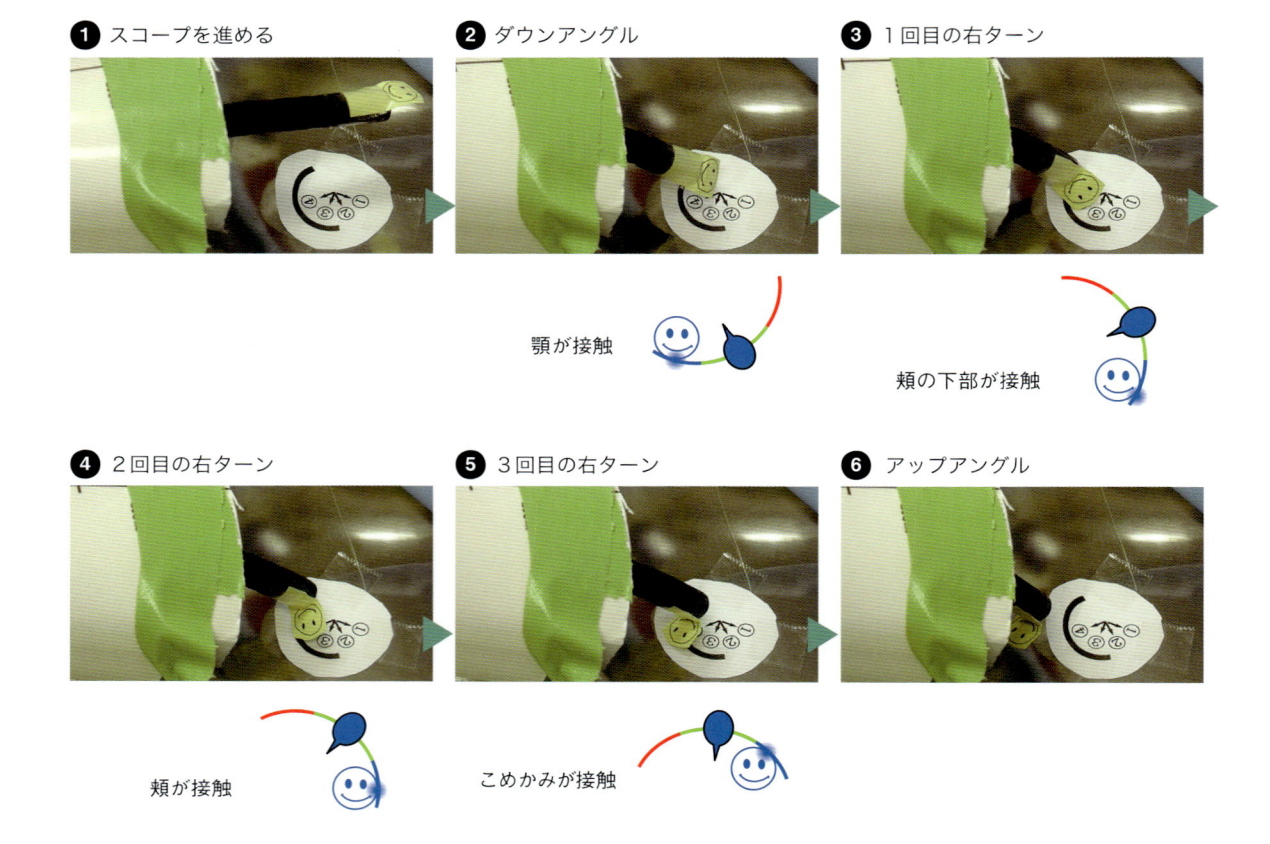

❶ スコープを進める

❷ ダウンアングル

顎が接触

❸ 1回目の右ターン

頬の下部が接触

❹ 2回目の右ターン

頬が接触

❺ 3回目の右ターン

こめかみが接触

❻ アップアングル

188　1カ月で身につく！ひとりで学ぶ大腸内視鏡挿入法

●第3章 軸保持短縮法ができないときの挿入法　§6 2時方向以外の屈曲に挿入するテクニック

Self-Training　　　3-6-04

33　4時半方向の屈曲を12時方向にもってくるトレーニング（紙コップを使って）

●用意するもの
- □ バリウムコップ
- □ 小さい紙コップ
- □ イラスト（ホバリング用の座標・大小各1枚）→ 付録❶
- □ イラスト（ヘリコプター）→ 付録❷

1　紙コップ2つを使って腸管のモデルをつくります

❶ バリウムコップの底にスコープが通れる穴を開け，コップの縁を幅4～5 cm，高さ2～3 cm程度切りとっておきます
❷ バリウムコップの口側にホバリング用の座標イラスト（大）を貼ります（イラストが内側にくるように）
❸ 小さい紙コップの内側（底）にホバリング用の座標イラスト（小）を貼ります
❹ バリウムコップの縁の切れ目の上に，小さい紙コップをかぶせて固定します

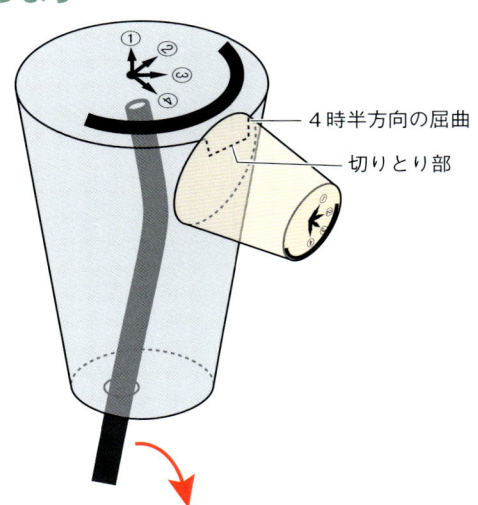

4時半方向の屈曲
切りとり部

2　スコープを進めて4時半方向の屈曲に挿入します

❶ スコープをバリウムコップに挿入し，右ターンさせずに奥まで進めます（イラストのようなイメージです）

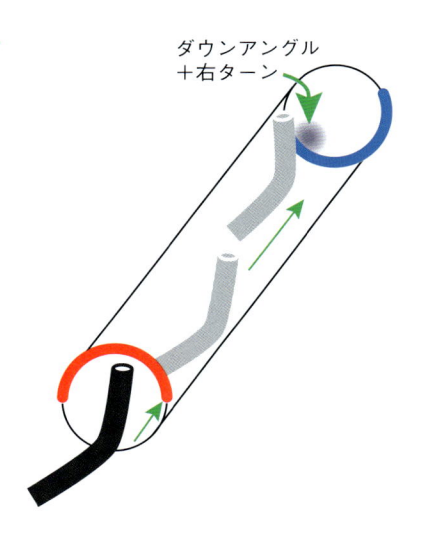

ダウンアングル＋右ターン

Self-Training　189

❷一番奥まで進んだら，バリウムコップの口側に貼った矢印④の方向にダウンアングルと右アングルをかけて挿入します

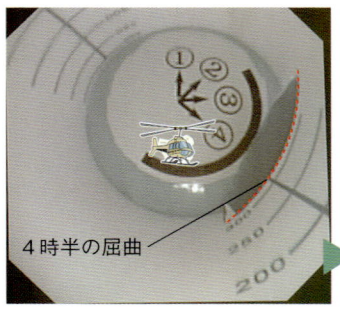

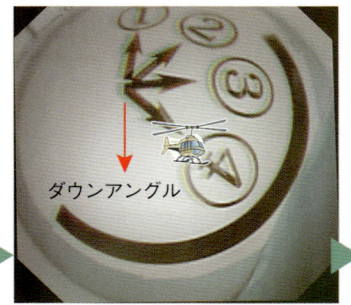

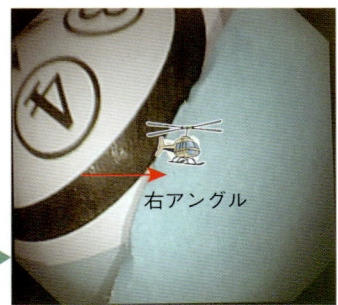

4時半の屈曲　　　ダウンアングル　　　右アングル

3 スコープにダウンアングルがかかった状態で120°右ターンします

　ダウンアングルで挿入した先には，ホバリング用の座標イラストがあります．ホバリングして矢印④を12時方向にもっていきます．
　矢印④が12時方向にきたら，アップアングルで挿入できます．

ⓐ ダウンアングルで屈曲に挿入（屈曲は3時方向）　　**ⓑ** 約40°右ターン　　**ⓒ** ホバリングで矢印③を12時方向に

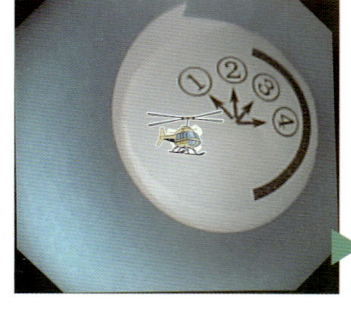

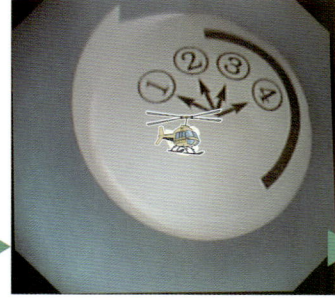

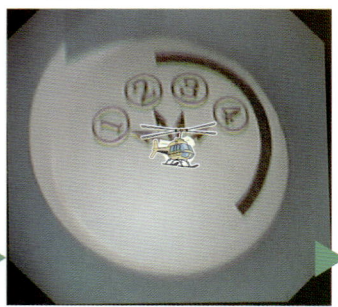

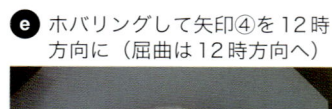

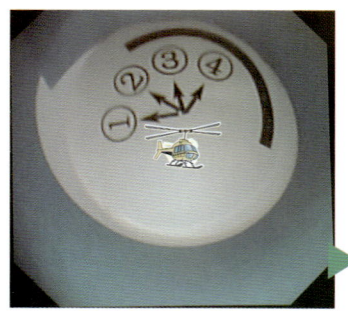

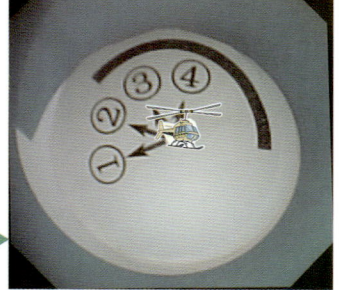

ⓓ 再度，約40°右ターン　　**ⓔ** ホバリングして矢印④を12時方向に（屈曲は12時方向へ）

1カ月で身につく！ひとりで学ぶ大腸内視鏡挿入法

第3章 軸保持短縮法ができないときの挿入法

§6 2時方向以外の屈曲に挿入するテクニック

B．12時方向の屈曲への挿入法

ここで役立つ！ 鋭角になっている12時方向の屈曲

緩やかな12時方向の屈曲は，アップアングルを使いスコープヘッドを屈曲に引っかけて奥まで進むことにより，次の屈曲に到達することができます．しかし屈曲が強く，次の屈曲までに距離があるときは，アップアングルの操作だけでは挿入できません．次の屈曲までスコープヘッドを到達させるためには，屈曲の対側の粘膜を利用して十分スコープを進める必要があります．

1 スライドバイザムコーザテクニックとは？ 3-6-05

S状結腸が鋭角をなしていて次の管腔がみえないが，管腔の方向はわかっているという場合に役立つのが「スライドバイザムコーザテクニック（Slide by the mucosa technique）」です．スコープの先端を粘膜に一部接触させながら，滑らせるようにして鋭角な屈曲を越えていきます．画面では粘膜が上方向から下方向にスーッと滑るようにみえます．

❶ 管腔の方向を確かめます
❷ 屈曲にスコープヘッドを引っかけてアップアングルで挿入しても，次の屈曲（●）まで届きません
❸ 正面の粘膜にスコープヘッドの一部を接触させてまっすぐにスコープを進めます
❹ 画面上を粘膜が上から下へスーッと滑るのを確認しながらスコープを進めます．スコープの挿入長と同じ割合でスコープが腸内を進んでいくのを確認します

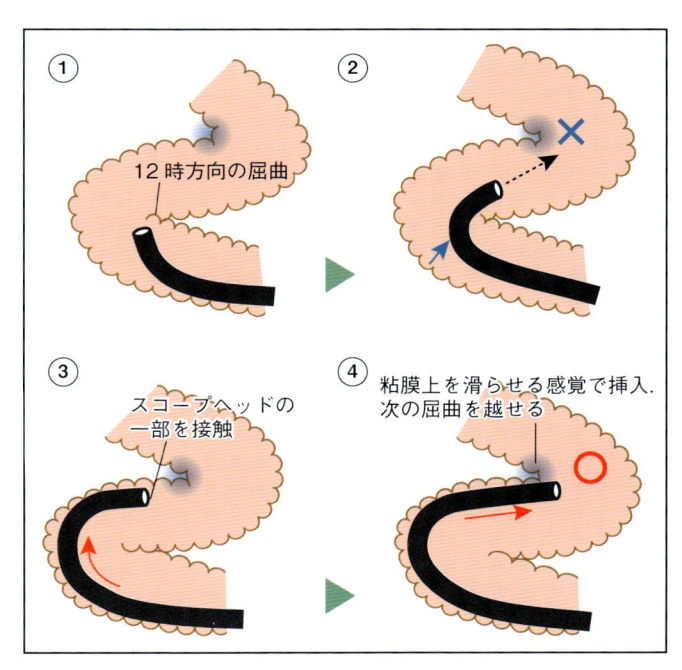

① 12時方向の屈曲
② ✕
③ スコープヘッドの一部を接触
④ 粘膜上を滑らせる感覚で挿入．次の屈曲を越せる

短い距離ならば，スコープは抵抗なく粘膜上を滑って再び視野を得ることができます．スコープが滑らず粘膜の色調が白くなったら，それはスコープが腸壁を直角に圧迫していることを意味します．**穿孔の危険**があるのでまっすぐにスコープを引き戻し，スコープがわずかに抜けるところで，管腔の方向を再確認します．細かな左右アングルで次の管腔を探すと，画面12時方向から少しずれたところに次の管腔が見つかることが多いようです．その方向に同様の操作でスコープを進めます．

　スコープを滑らせている間に管腔がみえないときは，先端の方向を変えないでゆっくりと引き戻すべきです．それでも管腔がみえないときは，抵抗を感じないか赤玉にならない限り，このテクニックを繰り返しても構いません．

　この操作の間，挿入したスコープの長さと同じ割合で，スコープが腸内を進んでいくようにします．もしそうでなければスコープ先端が腸管壁と腸間膜を伸展させることになります．

2 スコープ操作のイメージ

　次ページ（Self-Training 34）の腸管モデルを使って，スコープ操作のイメージを示します．12時方向の屈曲にアップアングルで挿入します．バリウムコップの内側の目盛を利用して，まっすぐにアップアングルをかけます．直線のギリギリ近くを挿入して，粘膜とスコープヘッドが滑る感覚を身につけます．

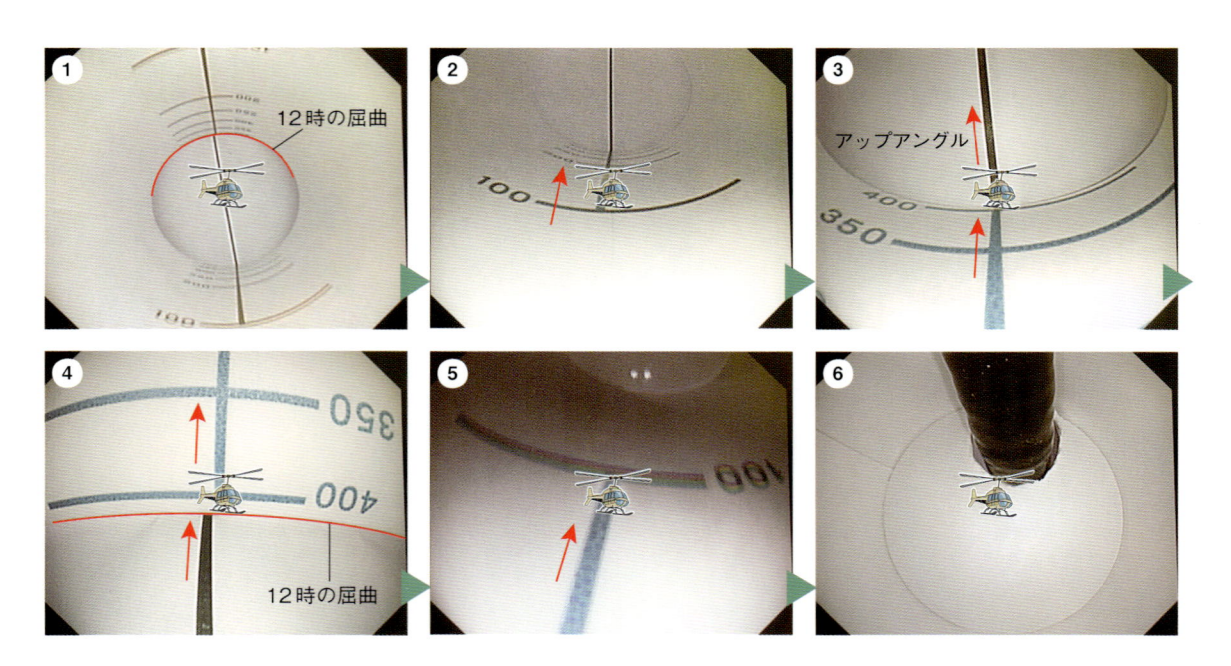

参考文献
1）「コロノスコピー」（新谷弘実　著），医学書院，1989

Self-Training 3-6-06

34 12時方向の屈曲に挿入するトレーニング

●用意するもの
- □ バリウムコップ
- □ イラスト（ヘリコプター）➡ 付録 **2**
- □ イラスト（虹・3枚）➡ 付録 **17**

1 バリウムコップを使って腸管のモデルをつくります

❶バリウムコップの底にスコープを通せる穴を開けます．コップの内側（底と片方の目盛りの上）に虹のイラストを貼りつけます
❷直線を描いた紙をバリウムコップの口側に貼ります（直線の上下が，コップの内側の目盛りとぴったり合うように）
❸コップをテープで床などに固定します

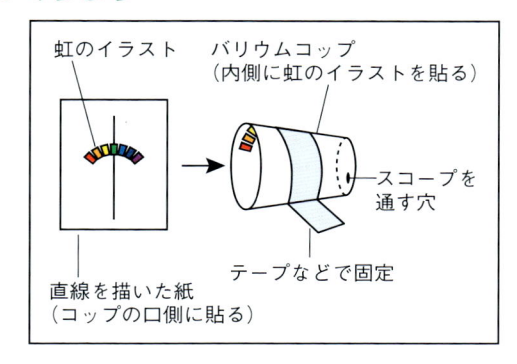

コップの中に虹のイラストを貼る理由は次の通りです．スコープの挿入中には軽い右トルクがかかっているので，まっすぐに押すとどうしても右方向にターンがかかります．それを左アングルで補正しながら挿入していく練習のため，虹のイラストを使います．通常のスライドバイザムコーザテクニックは，まっすぐに押すものです．

2 直線上にスコープヘッドを走らせます

虹のイラストの位置にきたら右ターンを行い，左アングルをかけます．

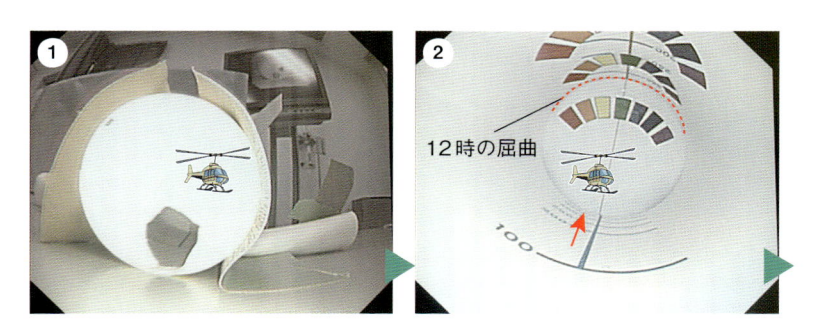

③ アップアングル

④ 右ターン

⑤ 右ターン

⑥ 虹の右端まで右ターンを行う

⑦ 左アングル

⑧ 虹の中央までスコープヘッドを戻す

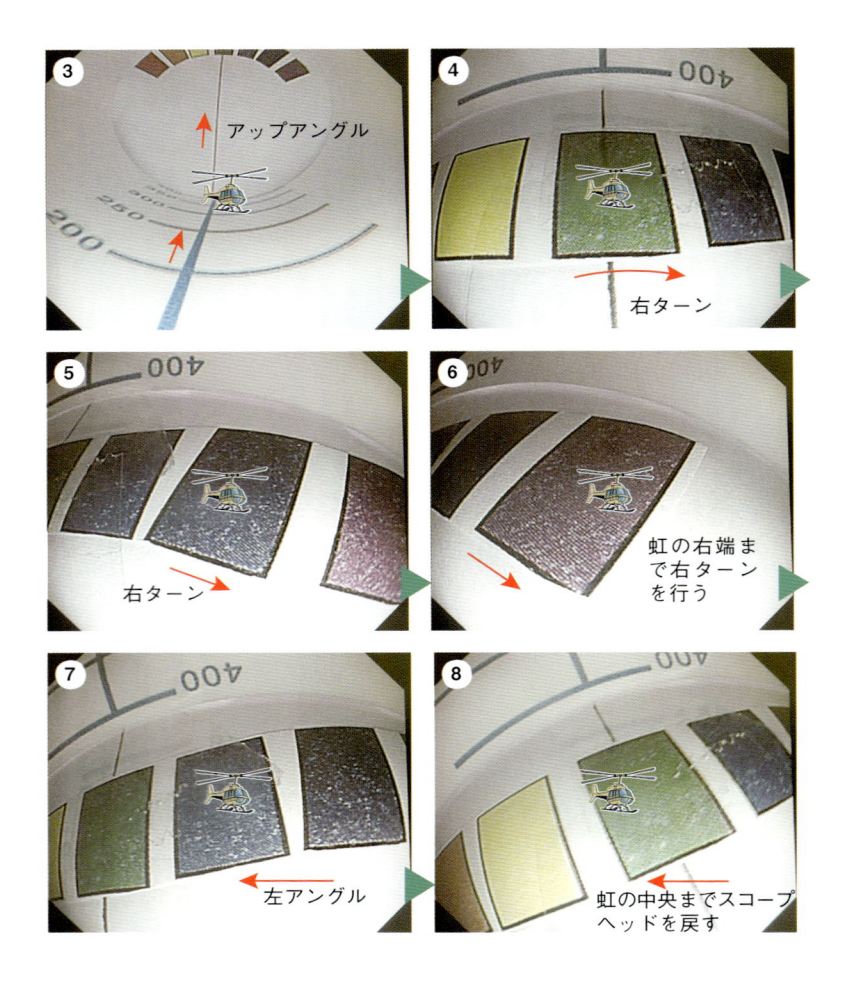

3 右ターンの程度は左アングルで補正できる程度とします

　　感覚的には約60°程度の右ターンに留めます．左アングルをかけるとバリウムコップの目盛の上を直線状に移動できます．

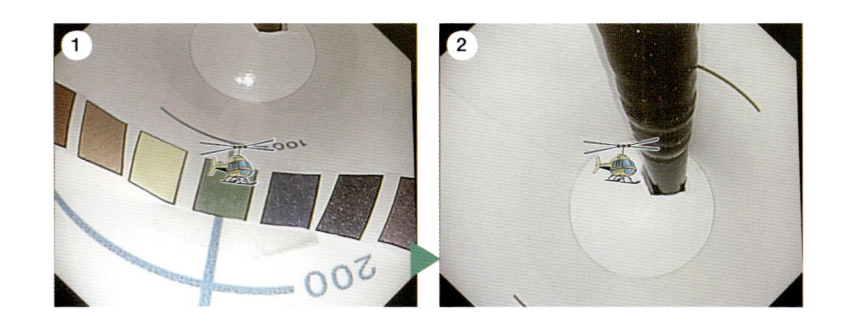

第3章 軸保持短縮法ができないときの挿入法

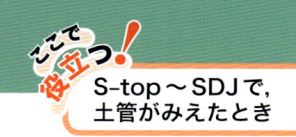

ここで役立つ！ S-top〜SDJで，土管がみえたとき

§7 土管短縮後の挿入テクニック

A．2時方向以外への挿入の組み立て

S状結腸後半（S-topからSDJまで）で腸管が伸びてしまうと，土管のような状態になります（第3章§1-B参照）．土管は余分な空気を吸引し，スコープを引くなどして短縮できますが，その後も2時方向へ挿入すると再び伸びてしまいます．腸管を伸ばさないためには，2時方向以外の屈曲を使ってその後の挿入を組み立てていく必要があります．

1 10時半方向と4時半方向の屈曲

3-7-01, 02

S-topで土管を短縮した後にスコープを進めるときには注意が必要です．もともと2時方向に組み立てていったら，腸管が伸びてしまいました．よって2時方向以外の屈曲を使うことが大切です．ここでは，10時半方向と4時半方向の屈曲を活用します．

ⓐ 10時半方向の屈曲　　ⓑ 4時半方向の屈曲

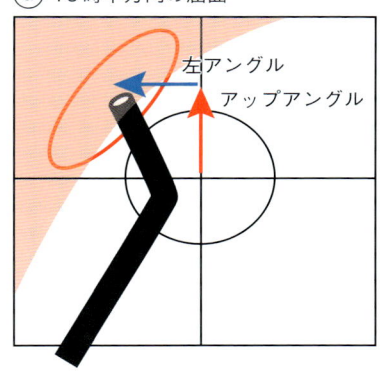

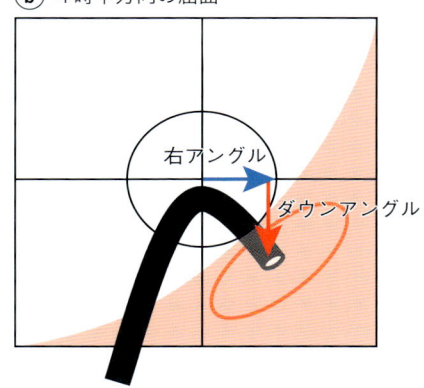

スラロームテクニックのときに使ったバリウムコップの腸管モデルを活用します（第2章§7参照）．スラロームテクニックのときは，色紙を縦方向の屈曲と考えていました．今回は約45°右へ傾けて，斜めの屈曲を作ります．

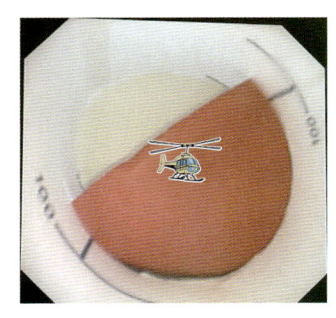

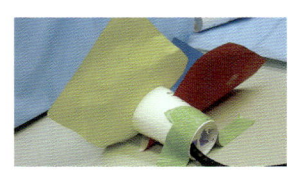

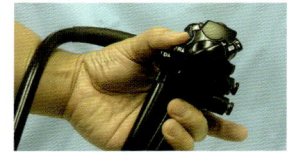

❶スタート地点です

❷10時半方向に管腔が広がっています．アップアングルと左アングルで，スコープを挿入します．屈曲の中央を越します

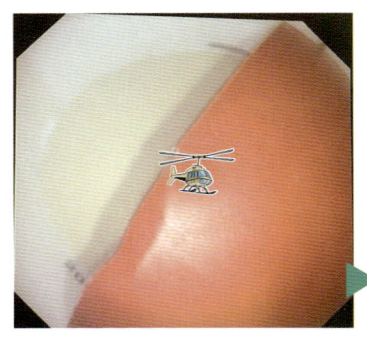

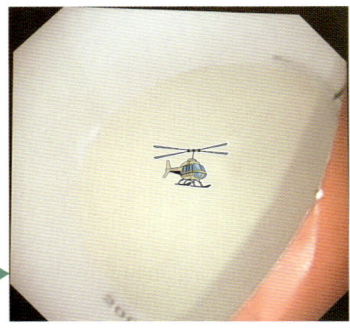

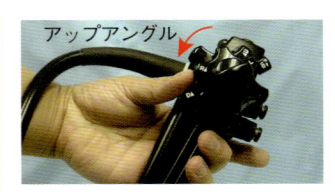

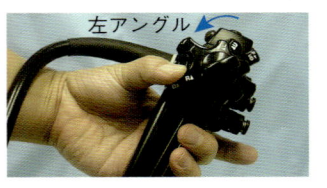

❸次に4時半方向に管腔が広がっています．ダウンアングルと右アングルでスコープを挿入します．屈曲の中央を越します

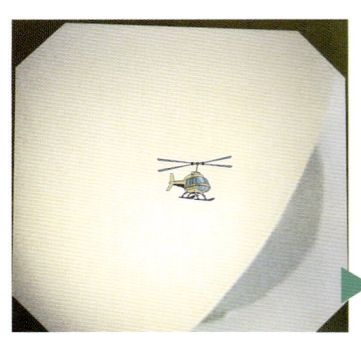

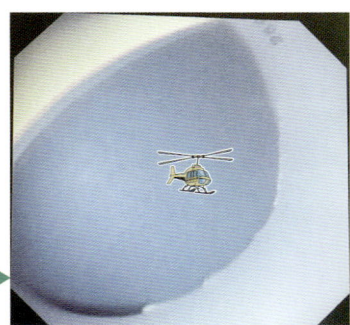

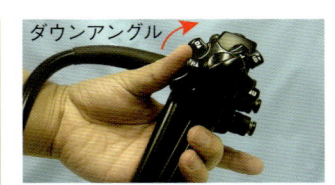

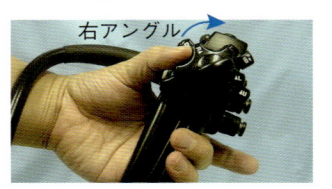

❹再度，10時半方向に管腔が広がっています．アップアングルと左アングルでスコープヘッドを挿入します．屈曲の中央を越します

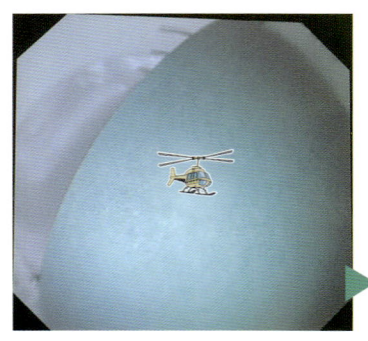

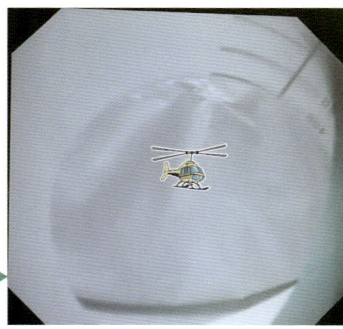

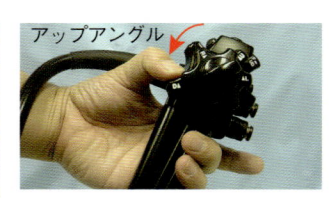

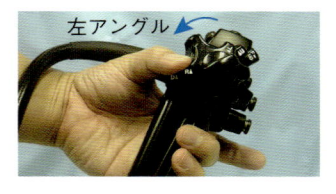

●第3章 軸保持短縮法ができないときの挿入法　§7 土管短縮後の挿入テクニック

2　1時半方向と7時半方向の屈曲

3-7-03, 04

　次に1時半方向と7時半方向の屈曲を活用する場合です．4時半方向と10時半方向のときとは，アングル操作が異なります．

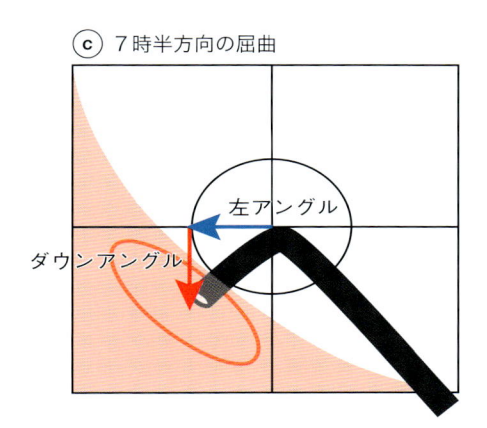

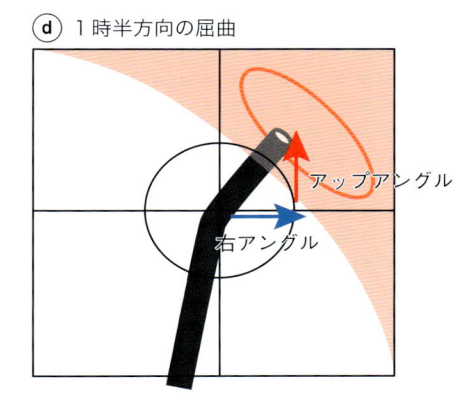

ⓒ　7時半方向の屈曲

ⓓ　1時半方向の屈曲

❶スタート地点です

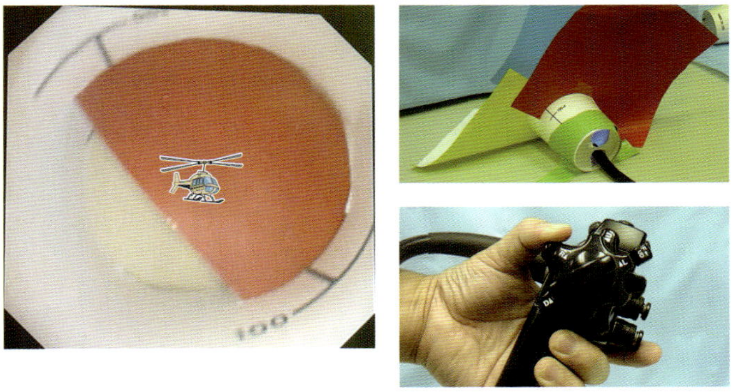

❷7時半方向に管腔が広がっています．ダウンアングルと左アングルで，スコープを挿入します．屈曲の中央を越します

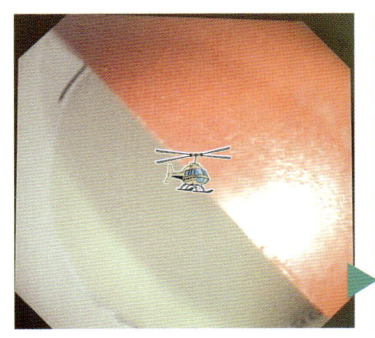

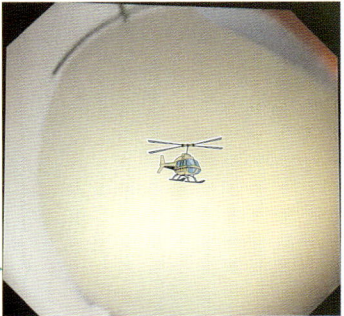

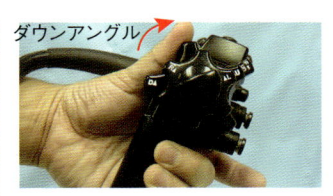

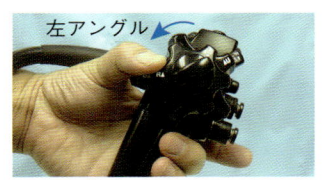

A．2時方向以外への挿入の組み立て

❸1時半方向に管腔が広がっています．アップアングルと右アングルで，スコープを挿入します．屈曲の中央を越します

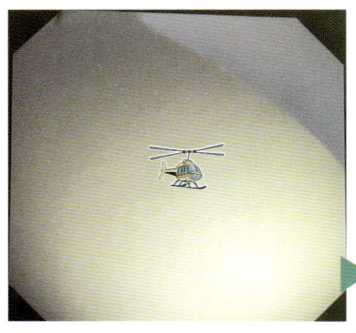

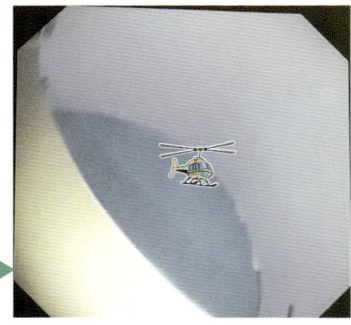

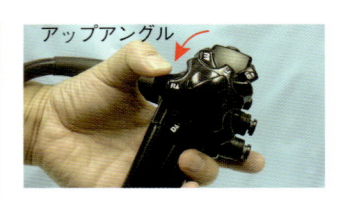

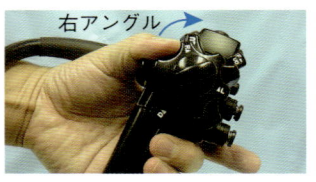

❹7時半方向に管腔が広がっています．ダウンアングルと左アングルで，スコープを挿入します．屈曲の中央を越します

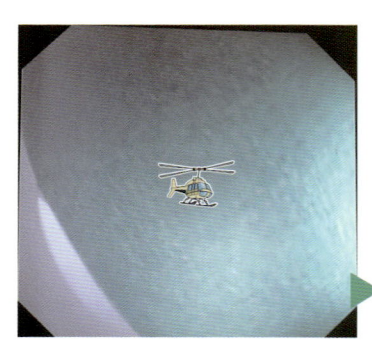

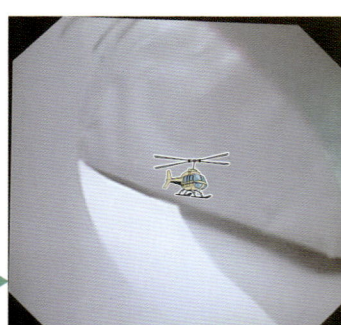

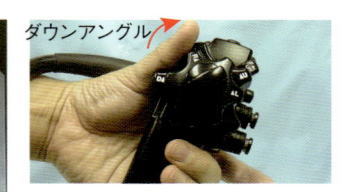

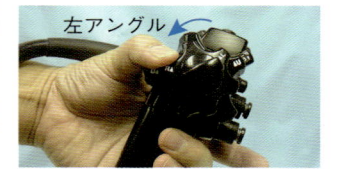

第3章 軸保持短縮法ができないときの挿入法

ここで役立つ！ S-topなど越えにくい屈曲

§8 屈曲の向きを自在に変えるテクニック

A．やじろべいのテクニック

S状結腸や横行結腸などの自由腸管では，屈曲の向きをある程度，自在に変えることができます．屈曲を左側・中央・右側に3等分して考え，それぞれスコープヘッドを接触させてアングル操作することにより，次にみえてくる管腔のみえ方をコントロールできるのです．このテクニックでは，屈曲の奥までスコープを進めて屈曲が画面上みえなくなった状態で，スコープヘッドを狙った部位に接触させることが大切です．

1 やじろべいのテクニックとは？

S状結腸などの長い自由腸管では，腸管は比較的容易に回転します．上級者の行うTCSでは，屈曲を越した後，挿入しやすい方向に次の管腔がみえてきます．これは単なる偶然ではなく，都合のよい管腔がみえてくるように屈曲を越すときに工夫をしているのです．

一般的に，屈曲が第1象限で2時方向にみえてくるように操作します．12時方向の屈曲では，屈曲の左端にアップアングルをかけると第1象限の2時方向に位置することになります．3時方向の屈曲では，屈曲の下端に右アングルをかけると，第1象限の2時方向に位置することになります．

特に注意すべき点は，スコープを狙った部位に接触させるために，屈曲が画面からみえなくなった後も屈曲の位置と向きを意識しながらスコープ操作を行うことです．正面の粘膜にぶつかる寸前までまっすぐに進めます．屈曲がみえなくなって2～4cmスコープを進めます．屈曲はみえませんので，ターンしているかどうかは正面の粘膜の回転する様子で推測しながら操作します．

2 スコープ操作のイメージ

大きさの少し違うコップを2個使って簡単なモデルをつくり，スコープ操作のイメージを示します．

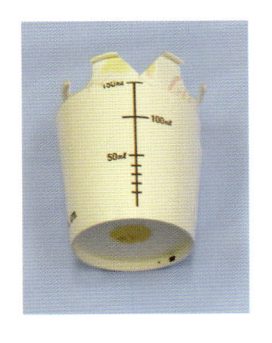

1）腸管モデルのつくり方

❶ 大きい方のコップ（バリウムコップ）を半分に切り，底にスコープが通過できる穴をつくります
❷ 小さい方のコップ（通常の紙コップ）は底を全部くりぬきます
❸ 小さい方のコップの縁に3つの切れ込みを入れます（屈曲のイメージです）．スコープヘッドが入る大きさです．屈曲に合わせて，内側にやじろべいのイラストを描きます
❹ 大きいコップの中に小さいコップを入れます（固定はしません）

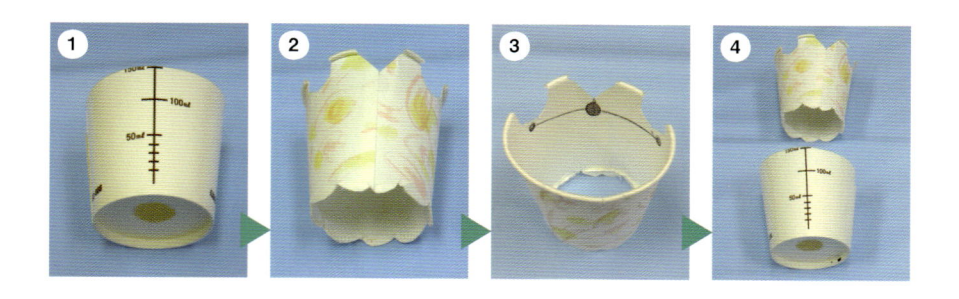

2）スコープ操作

スコープを屈曲に引っかけて，腸管を右方向へ回転させるイメージです．

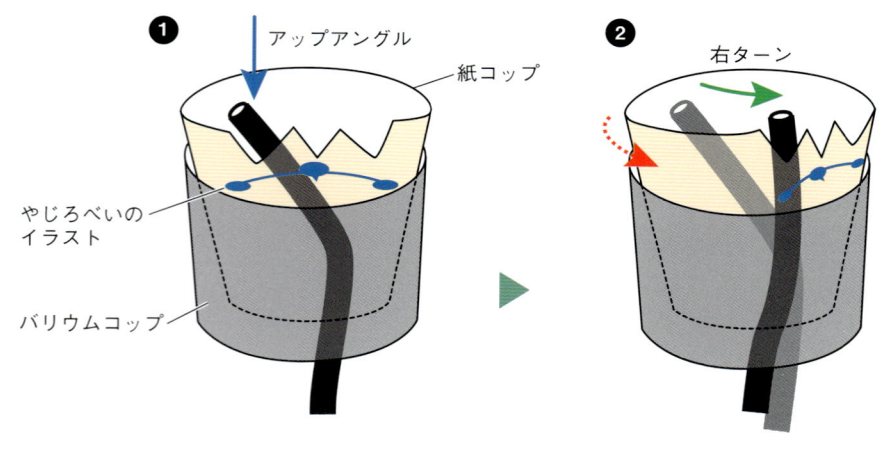

❶ アップアングル／紙コップ／やじろべいのイラスト／バリウムコップ
❶ 腸管モデルにスコープを挿入．左端の切れ込みに向けてアップアングルをかけます

❷ 右ターン
❷ 右ターンすると内側の紙コップが動き，屈曲（やじろべい）の向きが変化します

3 やじろべいの動きのイメージ

　屈曲を3等分して考えてみましょう．左から，赤，黄緑，青です．黄緑を支点とするやじろべいをイメージして下さい．スコープヘッドが触れる位置によって，管腔のみえ方が変わります．

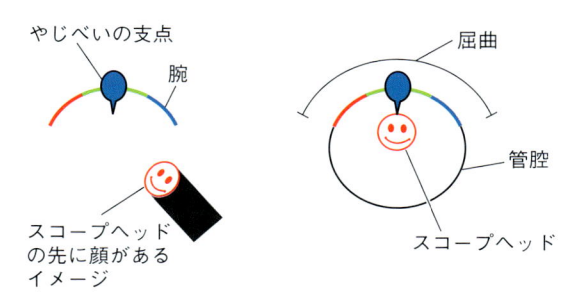

　黄緑の位置にアップアングルをかけても，屈曲の向きは変わりません．スコープ画面でみると，正面のニコニコマークとの関係で，屈曲の向きの変化がわかります．屈曲の向きを変化させるには，やじろべいの腕（赤または青）の位置にアップアングルをかける必要があります．次ページのSelf-Training 35で，屈曲の変化についてみていきます．

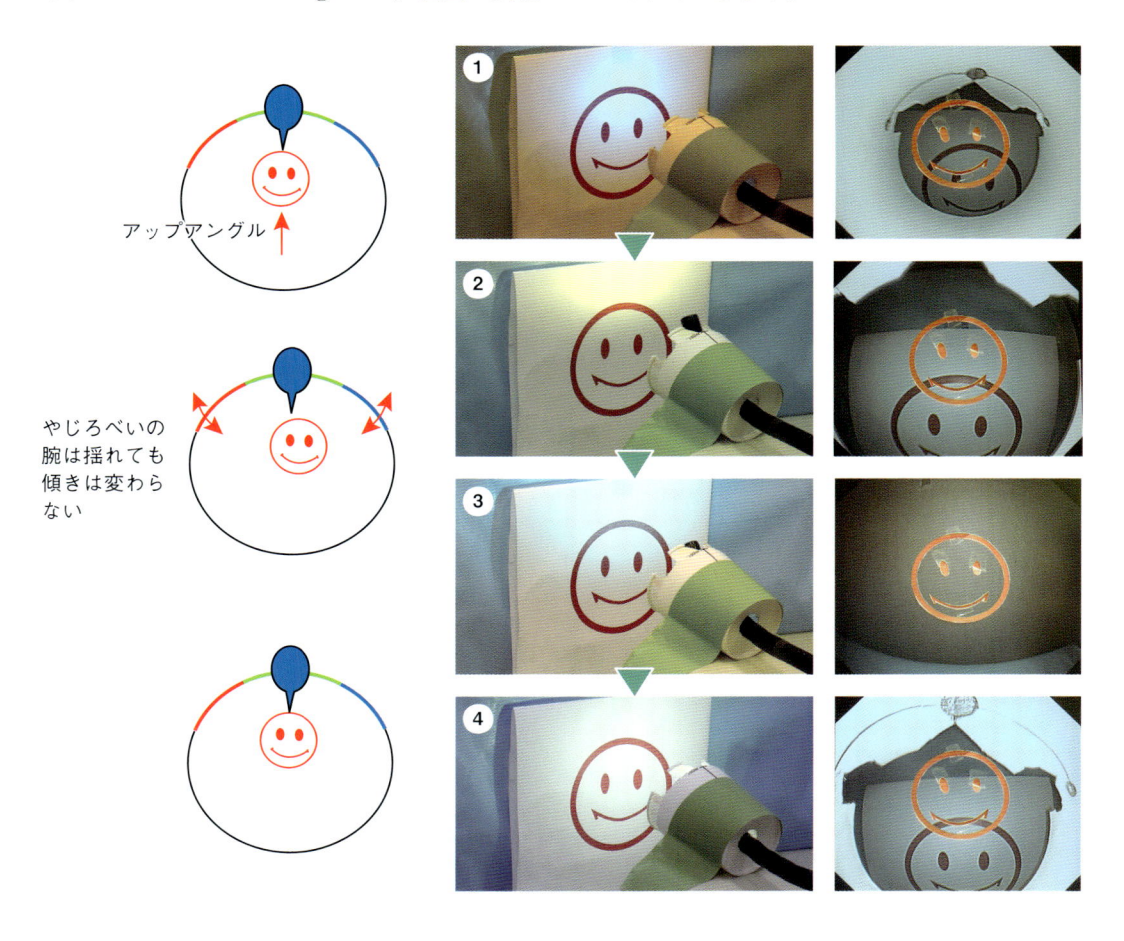

A．やじろべいのテクニック

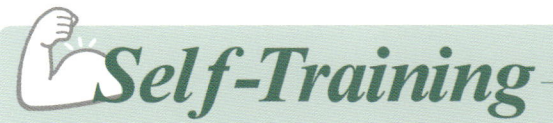

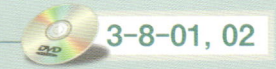

Self-Training 35 やじろべいのテクニックで屈曲の向きを変えるトレーニング

3-8-01, 02

● 用意するもの
- □ 紙コップを使った腸管のモデル（p.200参照）
- □ イラスト（ニコニコマーク・大，画面用各1枚）→ 付録15

1 12時方向の屈曲の場合

ⓐ 左1/3（赤）に向けて左ターンし，アップアングルをかけると，屈曲は時計方向に回転して2時方向の屈曲となります

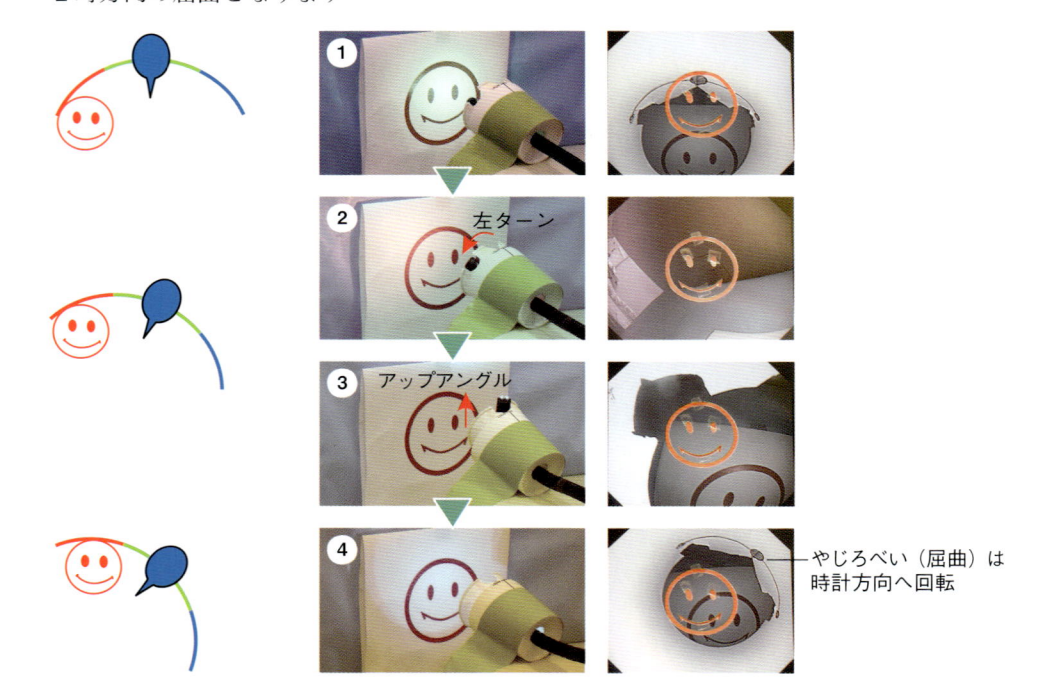

やじろべい（屈曲）は時計方向へ回転

● 第3章 軸保持短縮法ができないときの挿入法　§8 屈曲の向きを自在に変えるテクニック

❻ 右1/3（青）に向けて右ターンし，アップアングルをかけると，屈曲は反時計方向に回転して10時方向の屈曲となります

やじろべい（屈曲）は反時計方向へ回転

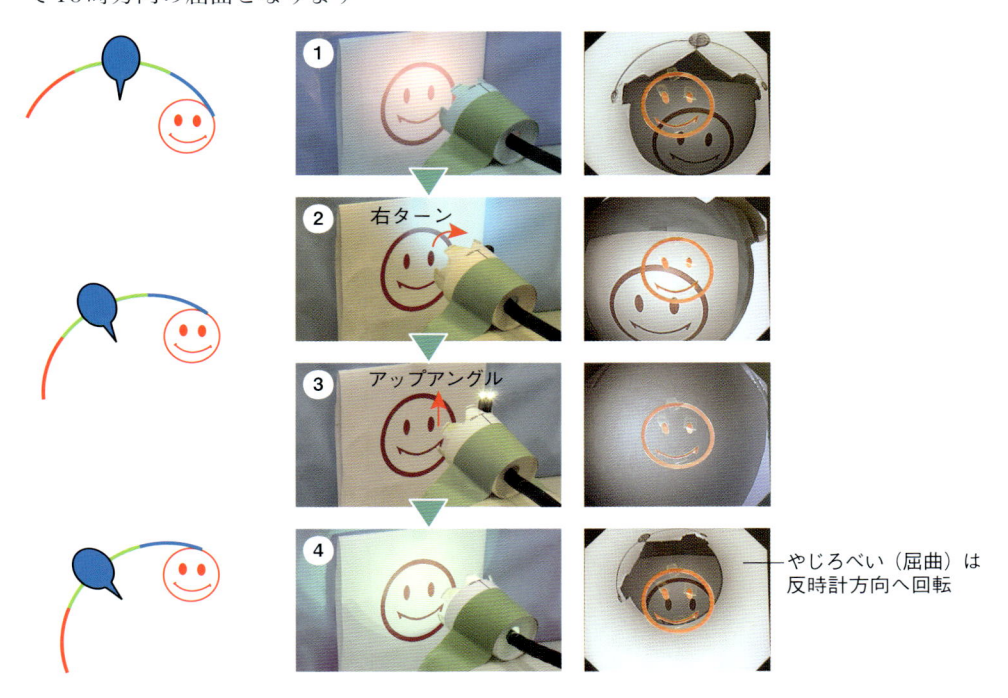

2　3時方向の屈曲の場合

❶ 上1/3（赤）に向けてアップアングルをかけ，右ターンすると，屈曲は時計方向に回転して4時半方向の屈曲となります

やじろべい（屈曲）は時計方向へ回転

Self-Training

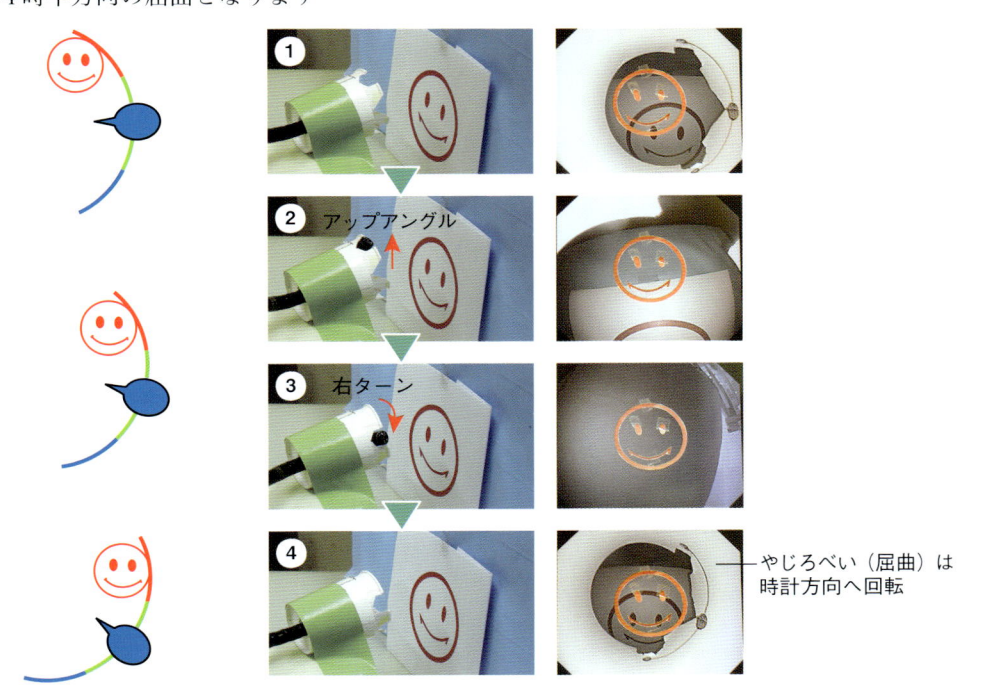

❻ 下1/3（青）に向けて右アングルとアップアングルをかけると，屈曲は反時計方向に回転して2時方向の屈曲となります

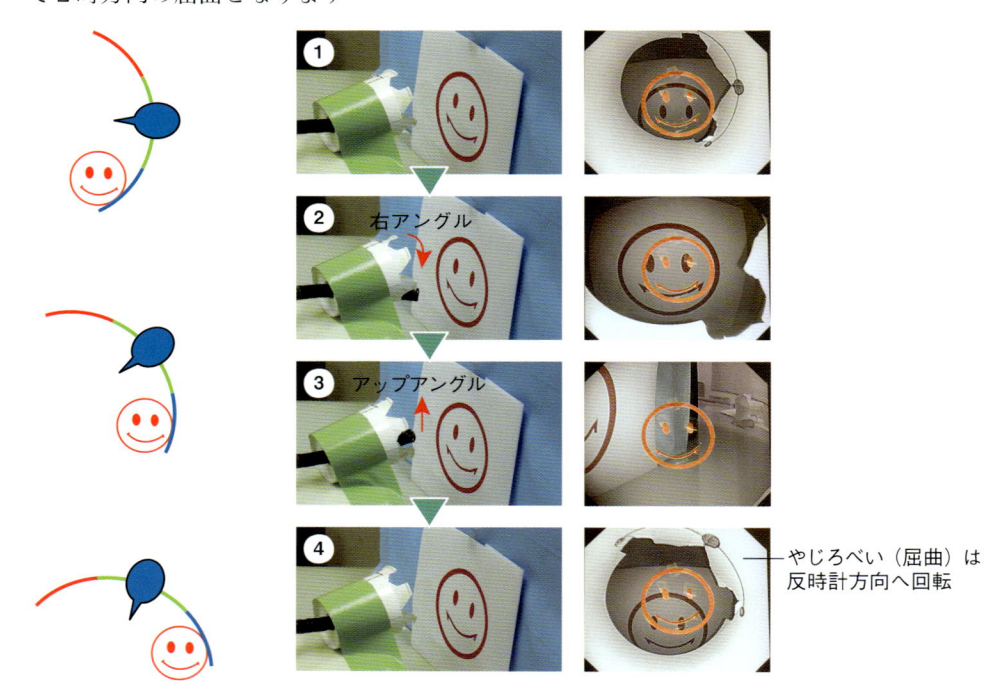

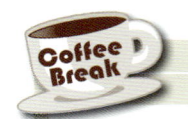

やじろべい（屈曲）は反時計方向へ回転

Coffee Break

やじろべいのテクニックへの感想

筆者のブログ「NACKの大腸内視鏡講座」への読者からのコメントです（抜粋・一部改変）．やじろべいのテクニックを実際に行った感想が述べられています．

　私は我流軸保持短縮派ですが，特にS-topを越えるところからS状結腸の下りで「屈曲が12時方向にきていたら，アップアングルで押さないで，5時方向にもってきて，ダウンアングルで挿入する」を実践しています．
　それにはまず12時方向の屈曲を5時方向にもってくる動作が必要なのですが，以前は管腔のどこを通るかはあまり意識せず，強い右トルクをかけていました．nack先生の「やじろべいのテクニック」を拝見してから，12時方向の屈曲なら屈曲の左1/3の位置にスコープを引っかけて，軽くpullすると，腸が簡単に時計方向に回転し，5時方向にもってこれることに気づきました．右トルクをほとんどかけなくても，屈曲の中心からずらせた位置にスコープヘッドを引っかけてまっすぐ引くだけで腸を右方向に回転させる動きが可能なのです．これでS状結腸の下りでオーバーライトターン（右ターンをしすぎて，右方向から出てくるはずの屈曲が画面の上方を回って左側から出てきてしまうこと）になることは完全になくなりました．
　3時方向の屈曲なら屈曲の上1/3の位置にpullすれば，左に展開する9時方向の屈曲でも下1/3の位置にpullすれば，時計方向に腸が回り，右下にもってこれるのです．やじろべいのテクニックは，実は軸保持短縮でpullするときほど有用ではないのかなと，勝手に思っています．
　これは，私にとってCFを始めてから最大のブレークスルーで，無駄な右トルクがなくなり，よりシンプルで力のいらない挿入ができるようになりました．

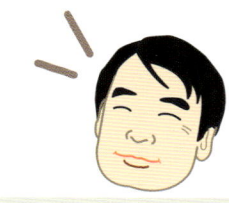

第4章

押さえておくべき
ループ形成解除法

§1 RSを右ターンで挿入する
§2 S状結腸から脾彎曲までの挿入
§3 脾彎曲から盲腸までの挿入

第4章 押さえておくべきループ形成解除法

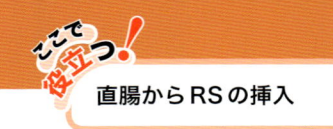

ここで役立つ！ 直腸からRSの挿入

§1 RSを右ターンで挿入する

A．RSの走行を理解する

> 第2章ではRSを左ターンで挿入するテクニックを紹介しました．RSを左ターンで挿入した場合，比較的簡単な症例では問題なく挿入可能ですが，やせた女性など腸管の長い症例では，その後に挿入困難になることが経験上少なからずあります．RSを右ターンで挿入した場合，簡単な症例から困難例までワンパターンで挿入可能です．ループ形成解除法はRSを右ターンで挿入します．これは理屈抜きの約束のようなものですが，これを守ると挿入困難になることがありません．

1 右ターンで挿入する利点

RSを右ターンで挿入したときの注腸X線画像を正面からみると，**右→左→右**に屈曲しているようにみえます．

* 「手にとるようにわかる 注腸X線検査 基本手技編」
（奥田圭二，腰塚慎二 著），p114，ベクトルコア，
2008より転載・一部改変

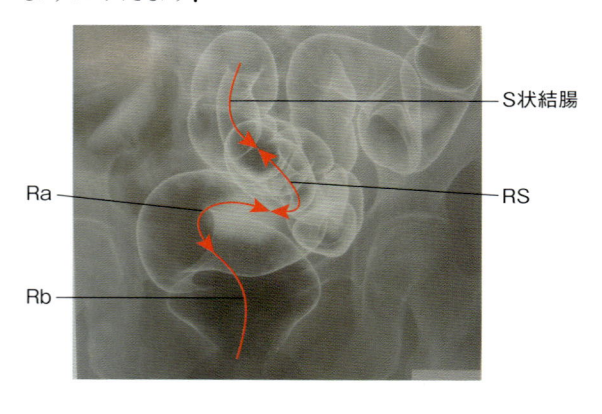

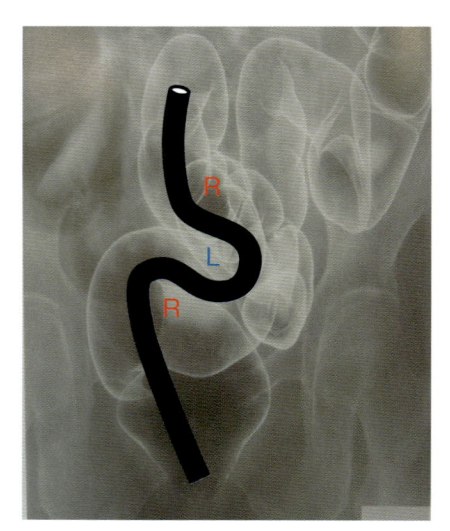

　RSを右ターンで挿入するメリットとしては，どの症例でも同じパターンで挿入可能な点です．デメリットはやや操作が複雑に感じられることです．素直な心でみたら，直腸に挿入後，RSは画面の左側にみえてくるので左ターンしたくなります．画面の左側にみえる屈曲を，右ターンで挿入しやすくするために画面の右側にみえるように操作するのがやや厄介です．
　RSを左ターンで挿入する場合は，簡単な症例では容易に挿入できます．しかし，腸管が長くRSの屈曲が鋭角になっているような例ではループを形成してしまい，左ターン後の右ターンができず挿入困難となることがあります．RSを右ターンで挿入する場合は，はじめから右ターンを行っているので，その後の右ターンには支障がありません．

2 排便コントロールの観点から

　ここでは排便コントロールの点から，直腸からS状結腸までの屈曲（RS）を考えてみます．もしもS状結腸から直線的に直腸へつながっていたら，すぐに下痢をしてしまいます（ⓐ）．直腸につながるときに屈曲をつくるためには，右下腹部方向に腸管が伸びる必要があります（ⓑ）．

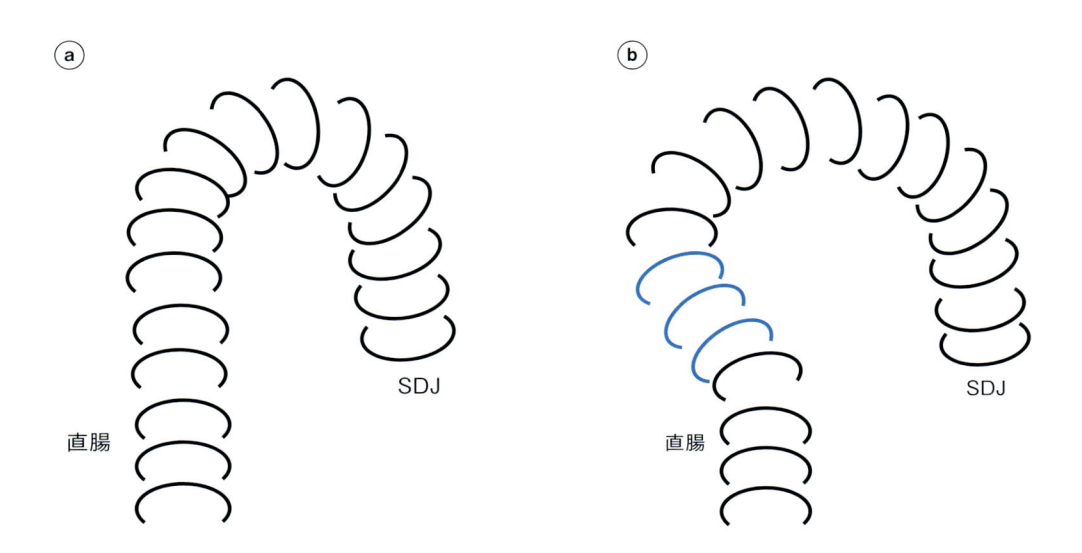

ⓐ

直腸　　　　　SDJ

ⓑ

直腸　　　　　SDJ

　しかし，屈曲がなだらかであれば，やはり下痢をしてしまいます．よって，逆の方向（右）に一度走行することによって，強い屈曲をつくっていると考えられます（ⓒ）．
　この屈曲は一時的なもので，排便の際には便の通過をスムーズにするために，ほぼ直線状に戻ります．まるで，TCSの観察終了時には挿入時にあった強い屈曲が認められないのと同じです．TCSではあまり詳細な解剖の知識は必要ないと筆者は考えますが，こうしたRSの走行についてはイメージできるようにしておいてください．

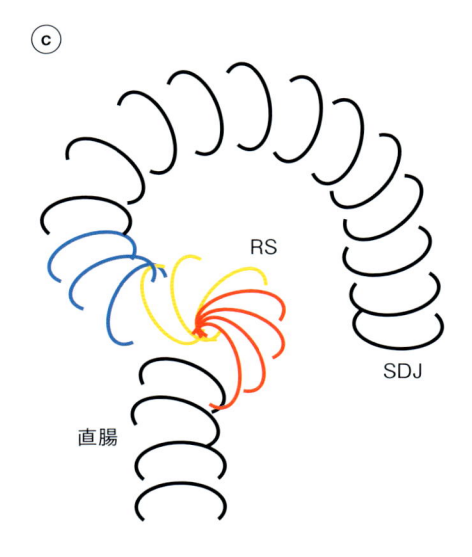

ⓒ

RS

直腸　　　　　SDJ

A．RSの走行を理解する

第4章 押さえておくべきループ形成解除法

ここで役立つ！ 直腸からRSの挿入

§1 RSを右ターンで挿入する

B．肛門からRSまでの挿入

RSを右ターンで挿入する際は，右にターンしやすいような画面をつくることが大切です．まず右ターンする屈曲を見つけます．そして，約210°右ターンします．大きく右ターンするので右手の操作が重要です．ターンの途中で持ち替えなくていいように操作します．また，大きくターンしてもスコープヘッドを粘膜にあてないようホバリングが必要です．

1 RLRでの挿入

RSを左ターンで挿入するときは，**LR（左ターン→右ターン）** で挿入します．これに対して，右ターンで挿入するときは，最初に右ターンのRを足すだけです．つまりターンの順番は**RLR（右ターン→左ターン→右ターン）** となります．

分解写真で解説すると次のようになります．

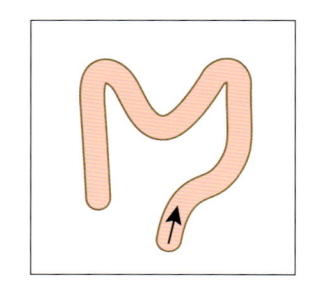

直腸挿入時からS状結腸の入り口まで

❶肛門からスコープを挿入すると，まず管腔の奥に左方向の屈曲がみえます（7時方向の屈曲）

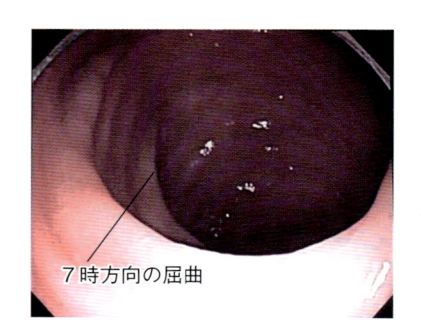

7時方向の屈曲

❷左ターンで挿入する代わりに，その場で大きく右ターンします．7時方向にみえていた屈曲は，3時方向にみえるようになります．この屈曲を右ターンで挿入します

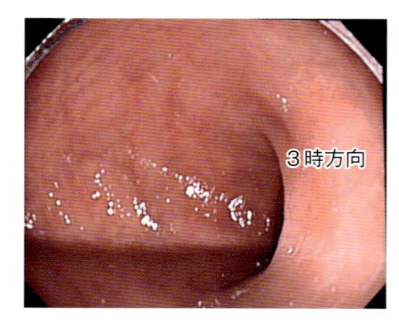

3時方向

❸次の屈曲（9時方向）を左ターン（または左アング
　ル）で挿入します

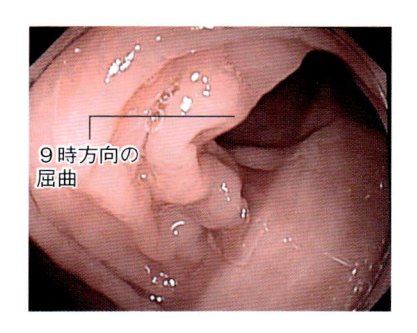

9時方向の屈曲

❹次の屈曲（2時方向）を右ターンで挿入します．こ
　こがS状結腸の入り口です

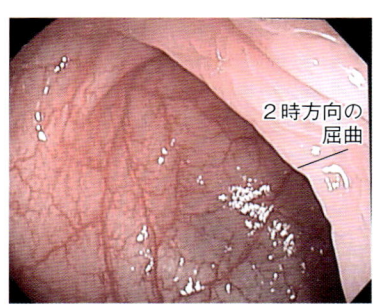

2時方向の屈曲

　S状結腸の入り口から右ターンするところは，ループ形成解除法も軸保持短縮法も同じです（❹）．同じ屈曲に対して，左から回るか右から回るかの違いだけです．軸保持短縮法では❶を左ターンで挿入し，その後は右ターンで挿入していきます．つまり，軸保持短縮法の挿入法の最初に右ターンの操作を付け加えると，右ターンでRSを挿入可能となります．

memo RSはSトラップに似ている

以前から直腸からS状結腸までの形が何かに似ていると思っていました．それは排水管の形でした．Sトラップと呼ばれています．

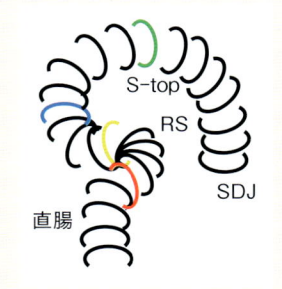

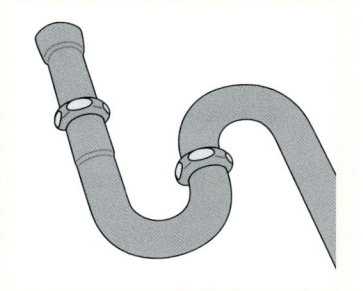

S-top
RS
SDJ
直腸

これを向きを変えると，右→左→右の向きになりますね．このように，屈曲することによって直腸にまっすぐに接続しないで，便の流れを調節しているものと考えられます．

＊「手にとるようにわかる 注腸X線検査 基本手技編」（奥田圭二，腰塚慎二 著），p114，ベクトルコア，2008より転載

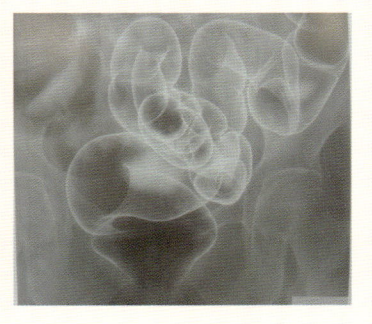

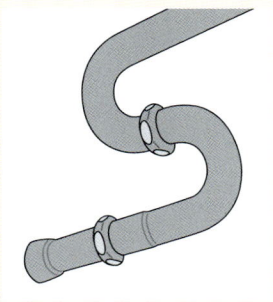

Self-Training
4-1-01, 02

36 RSを右ターンで挿入するイメージトレーニング

●用意するもの
- □ イラスト（ヘリコプター） ➡ 付録❷
- □ イラスト（ニコニコマーク・小） ➡ 付録⓯
- □ イラスト（RS挿入用のホバリング座標） ➡ 付録⓳

※セッティングの方法はp.39参照

1 RS挿入用のイラストをセットします

RSを左ターンで挿入する場合は自然なアングル操作で挿入可能です．しかし，右ターンでは工夫が必要となります．アップアングルのかかった状態で右ターンを行うと，直腸粘膜にスコープヘッドがぶつかり，画面の中央がずれます．よってホバリングが必要です．右のイラストはRSを右ターンで挿入するトレーニング用のホバリング座標です．

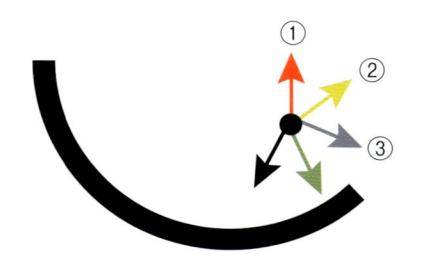

2 右ターンとホバリングで屈曲を12時方向へもってきます

❶ スタートでは屈曲が7時方向にみえます．屈曲の右端の内側にイラストのような座標をイメージしてください．まず最初に約40°右ターンして，②の矢印を上方向にもってきます．その際，ホバリングを行って画面の中央が動かないように調整します

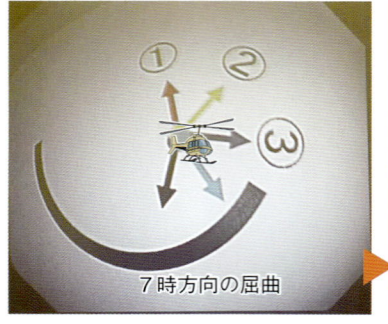

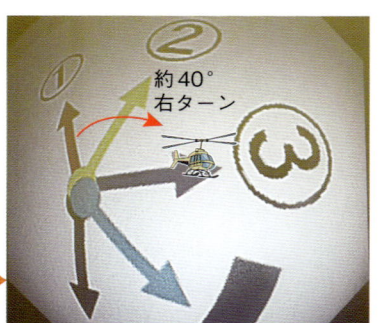

7時方向の屈曲　　約40°右ターン

●第4章 押さえておくべきループ形成解除法　§1 RSを右ターンで挿入する

❶ ②の矢印が上になりました．再び約40°右ターンし，ホバリングを行います

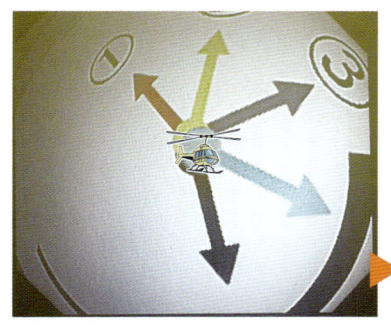

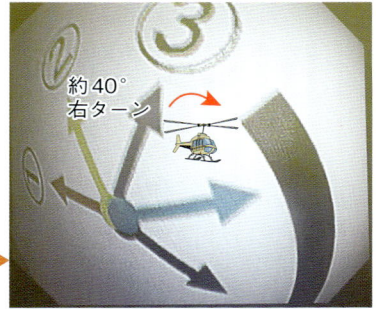

❷ ③の矢印が上になりました．再び❶と同様に右ターンします

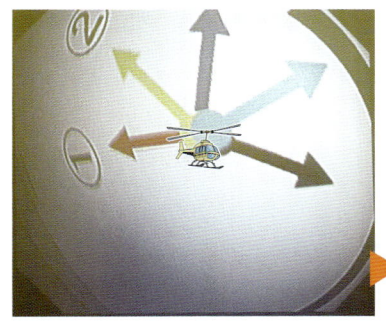

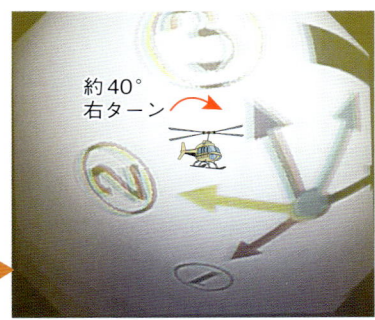

❸ 青い矢印が上になりました．もう一度，約40°右ターンします

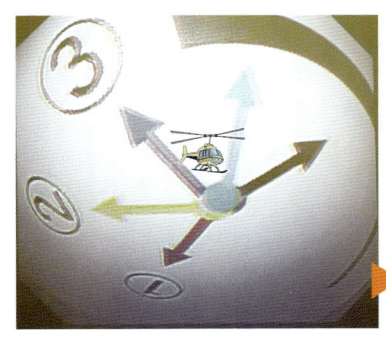

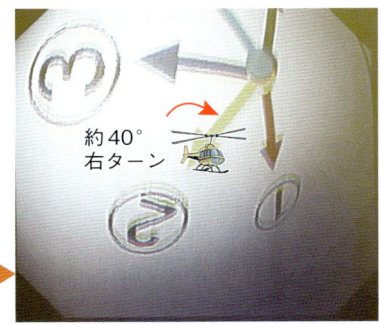

❹ 黒い矢印が上になりました．この位置でアップアングルをかけると挿入可能です

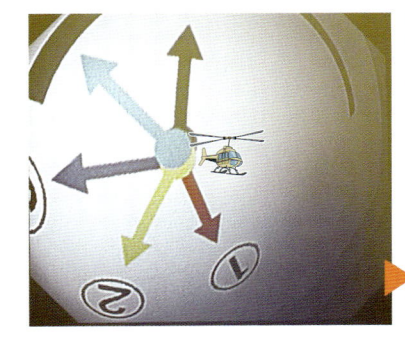

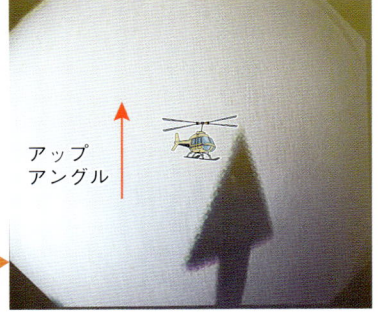

Self-Training　211

3 ホバリング中のスコープヘッドの動きです

2の ⓐ～ⓔ のスコープ画面とあわせて確認してください．下の写真ではスコープのアップアングル方向にニコニコマークを貼っています．ニコニコマークが黒色の矢印の方向を向いたら，アップアングルで挿入可能です．

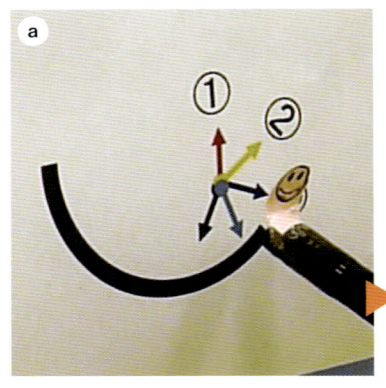

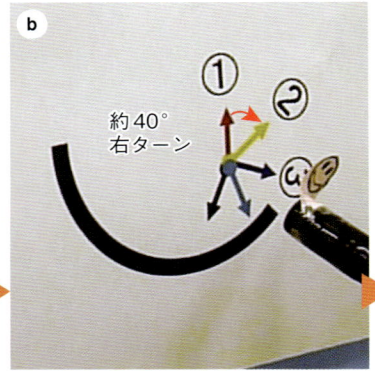

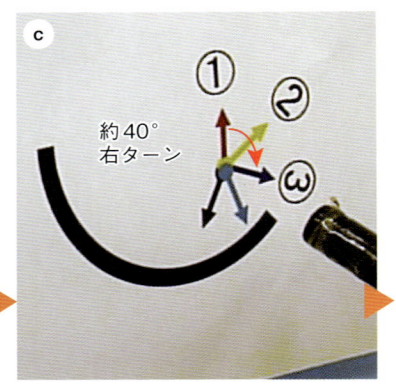

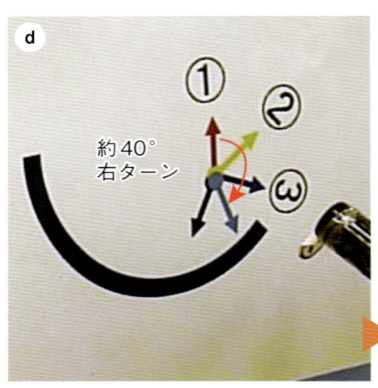

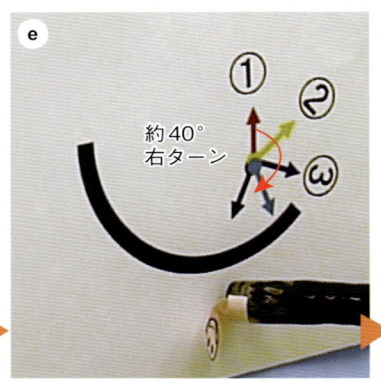

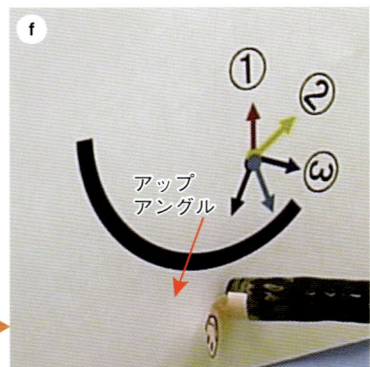

> **memo** 従来のループ形成解除法と最近のループ形成解除法の違い
>
> 従来のループ形成解除法は，できてしまったループを透視下で解除するものでした．
> 最近のループ形成解除法は，あえて解除可能な程度の自分に都合のいいループをつくり，透視を使わずに，右手の感覚とスコープ画面のみえ方でループ解除を行うものです．

第4章 押さえておくべきループ形成解除法

ここで役立つ！ 直腸からRSの挿入

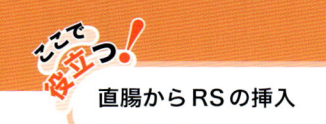

§1 RSを右ターンで挿入する

C．RSの右ターンで意識する屈曲

RSを右ターンで挿入する場合，意識する屈曲は3つあります．特に大切なのは2つ目の屈曲です．右ターンで挿入すると，その後もずっと右ターンを続けてしまいます．それでも挿入は可能ですが，体外ループが右に巻きすぎて操作しにくくなります．右にターンしすぎないようにするためには，1回目の右ターンの後に，意識して左ターンを行う2つ目の屈曲を探すことが大切です．これによって，右ターンしすぎることを予防できるのです．

1 3つの屈曲のイメージ

　イラストは排便コントロールの観点からみた直腸からS状結腸の走行を示しています．通常S状結腸の便が直腸に流れ込まないように，3次元で強く屈曲をしています．ここでは単純化するために2次元で表現します．

　肛門側からみると，最初は腹腔の左側に向かい，次に腹腔の右側に向かい，最後に腹腔の左側に向かってS-topに向かいます．スコープにアップアングルがかかった状態で肛門から挿入すると，最初に右ターンして腹腔の左方向に挿入し，次に左ターンで腹腔の右方向に挿入し，最後に右ターンで腹腔の左方向に挿入することになります．

❶色のついている部分が，直腸からS状結腸に挿入するときに意識する屈曲です．意識する屈曲以外のヒダを消すと右のようになります

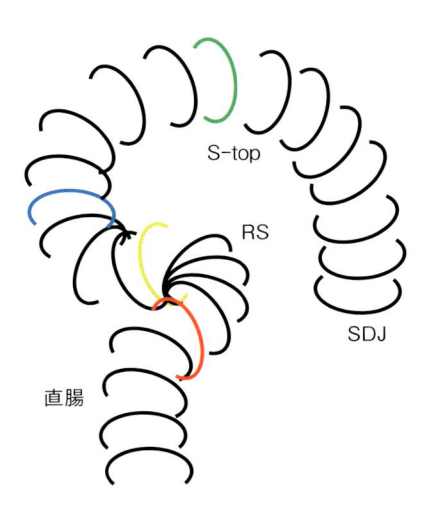

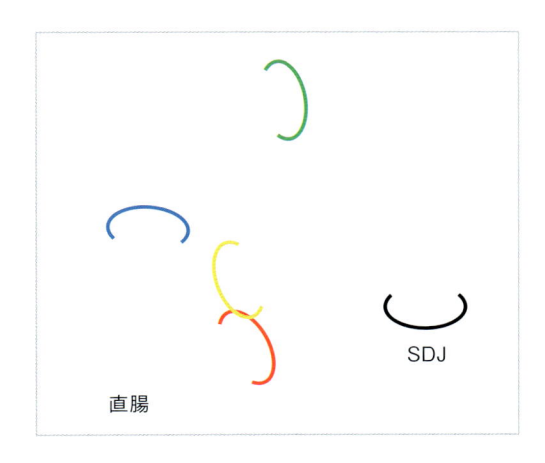

❷左側臥位でスコープ挿入時の画面のみえ方と同じになるように，イラストを時計方向に回転します

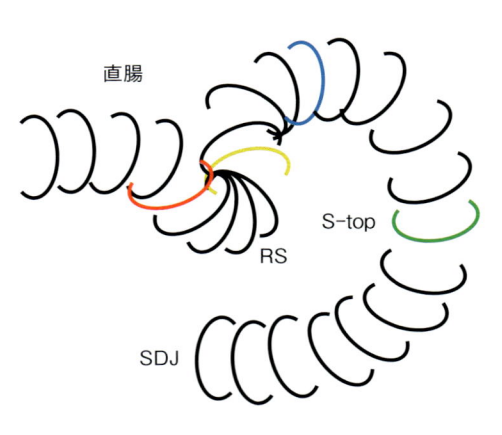

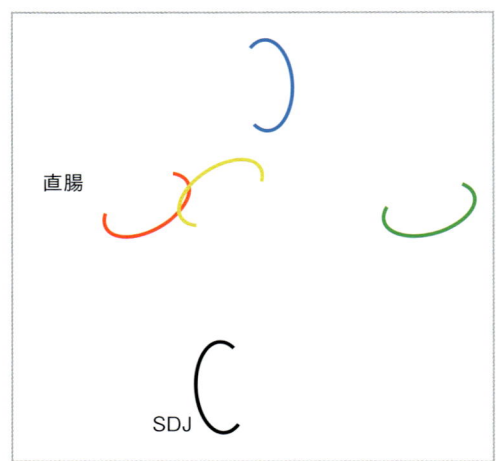

直腸

S-top

RS

SDJ

直腸

SDJ

❸スコープヘッドの通過する道筋を矢印と点線で示します．→は屈曲への挿入位置，┄▶はスコープの軌道を示しています

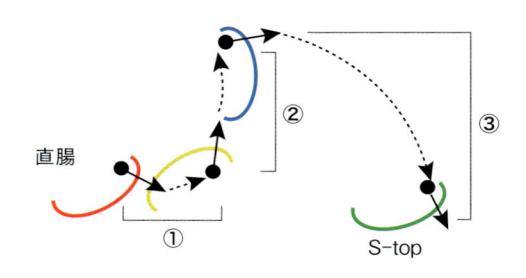

直腸

①
②
③

S-top

①アップアングル
②左アングル
　（＋左ターン）
③右ターン

SDJ

●第4章 押さえておくべきループ形成解除法 §1 RSを右ターンで挿入する

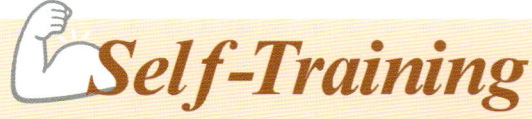

Self-Training
37 RLRとLRの挿入トレーニング（紙コップを使って）

4-1-03〜06

●用意するもの
- □ バリウムコップ
- □ 色紙（赤，青，各3枚）
- □ イラスト（ヘリコプター）➡ 付録❷
- □ イラスト（ニコニコマーク・小）➡ 付録⓯

1 バリウムコップを使って，腸管のモデルを作ります

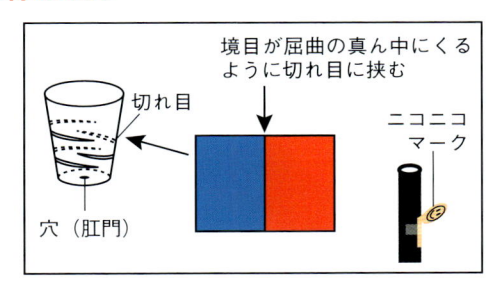

バリウムコップに切れ目を入れ，色紙を挟んで屈曲を作ります（**イラスト参照**）．色紙は赤と青をテープなどで貼りあわせて，屈曲の左右を色分けできるようにします．画面上で下の写真のようにみえる位置へセットします．屈曲の右側が赤，左側が青です．スコープシャフトのアップアングル方向にニコニコマークを貼っておくと，ターンの動きがわかりやすくなります．

2 RLRで挿入します

❶ 1つ目の屈曲は，右ターンで赤のサイドをスコープヘッドが通過します

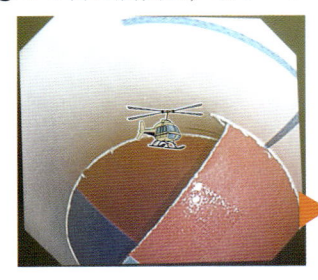

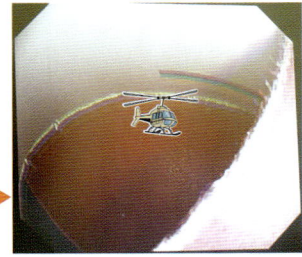

❷ 2つ目の屈曲は，左ターンで赤のサイドをスコープヘッドが通過します

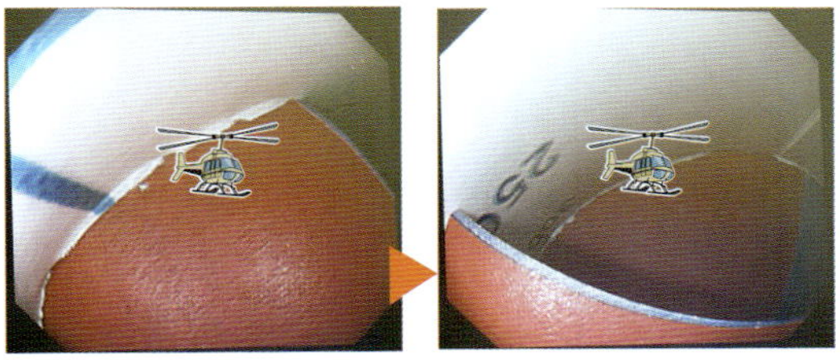

❸3つ目の屈曲は，右ターンで赤のサイドをスコープヘッドが通過します

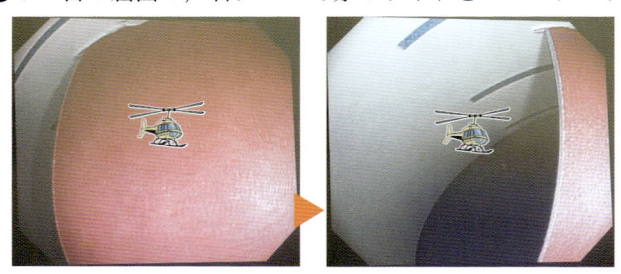

3 RLRで挿入したときのスコープヘッドの動きです

スコープシャフトのアップアングルの方向に，ニコニコマークを貼っています．

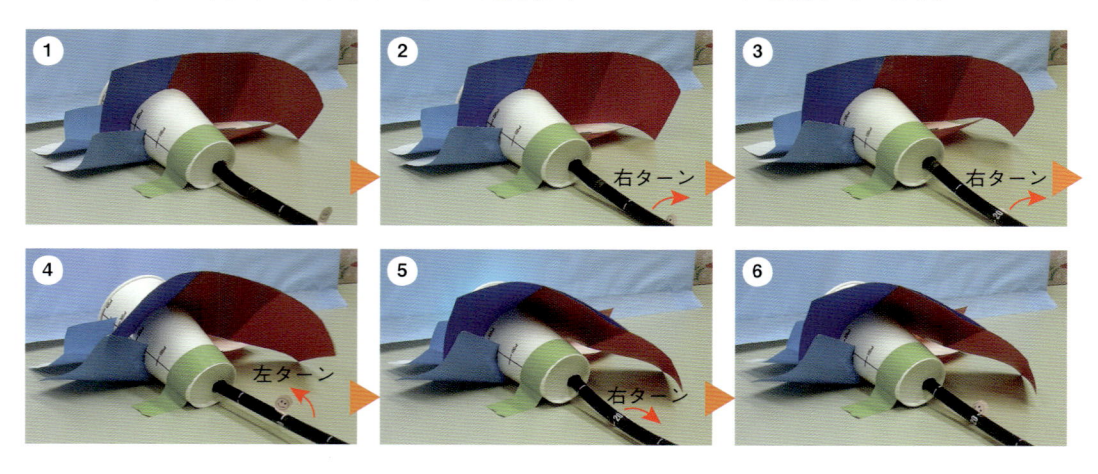

ニコニコマークはスコープヘッドの動きと同じように動きます．右ターン，左ターン，右ターンです．また，いつも赤色紙の方（右側）に傾いています．

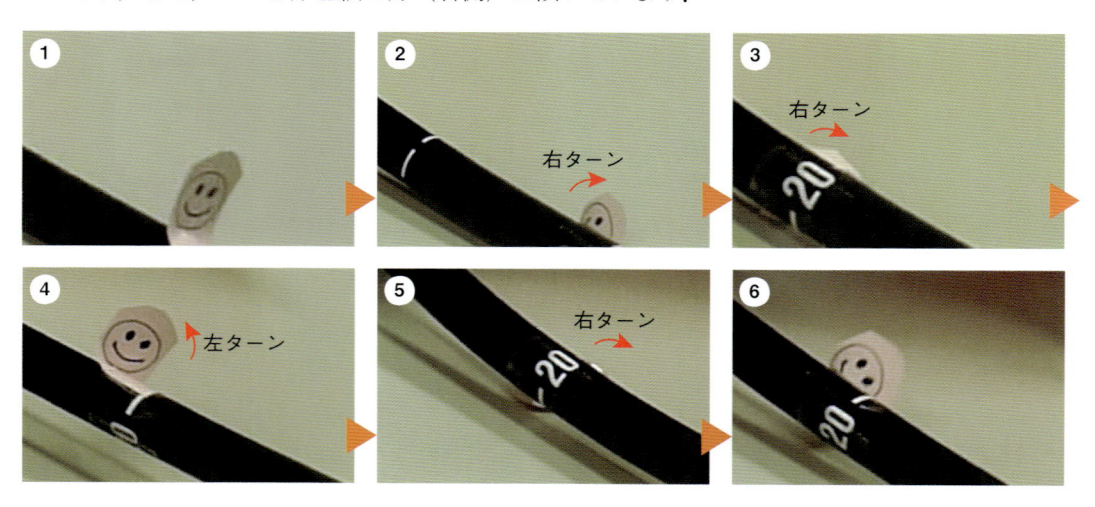

4 今度はLRで挿入します

❶ 1つ目の屈曲を左ターンで挿入します．スコープヘッドは青のサイドを越します

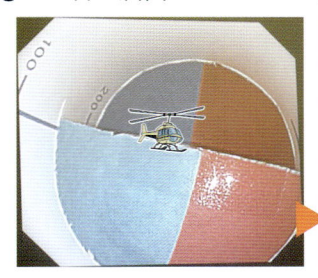

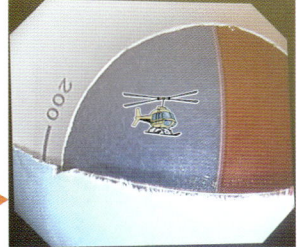

❷ 2つ目の屈曲は右ターンで挿入します．スコープヘッドは青のサイドを越します

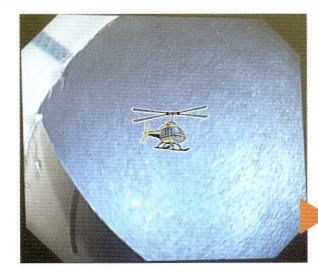

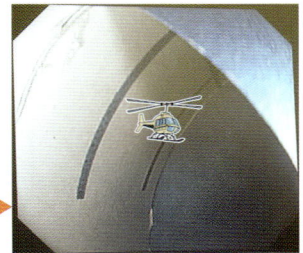

❸ さらに，3つ目の屈曲も右ターンで挿入します．挿入中は屈曲がみえなくなります

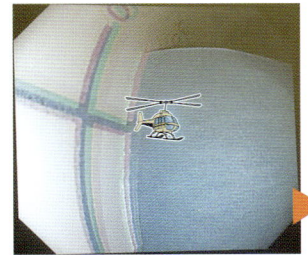

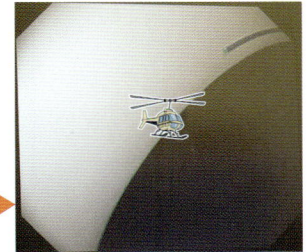

❹ 少しスコープを引くと，赤のサイドを越していたことがわかります

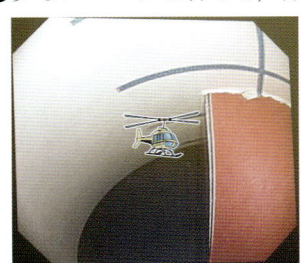

5 LRで挿入したときのスコープシャフトの動きです

3と同様にニコニコマークが目印です．

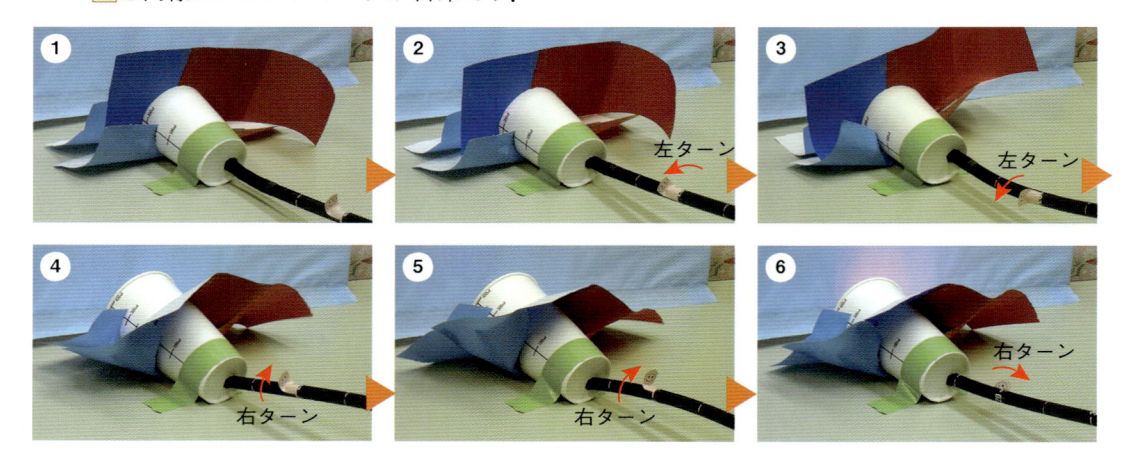

左ターン，右ターン，右ターンで挿入されます．また，❶〜❹までは青色紙の方（左側）に傾いていますが，❺〜❻では赤色紙の方（右側）に傾いています．

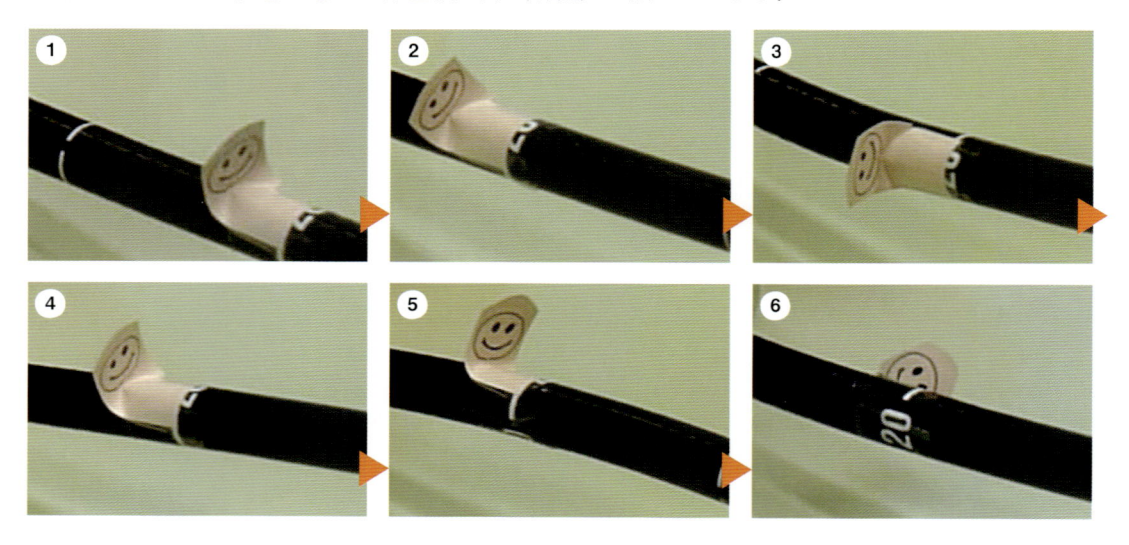

---

memo フッキングザフォールドを行う位置

RSの挿入では，スコープヘッドが屈曲を1〜2cm越えるたびにフッキングザフォールドを行いますが，RLRとLRではフッキングザフォールドを行う屈曲の部分が異なっています．
RLRでは，3つとも屈曲の赤のサイドを越すので，屈曲の腹側にスコープヘッドを引っかけていると考えられます．
LRでは，1つ目と2つ目の屈曲は青いサイドを越しています．つまり屈曲の背側にスコープヘッドを引っかけていると考えられます．3つ目の屈曲は赤いサイドですので，それ以降はRLRと同様の挿入と考えられます．
※RLRもLRも左側臥位です．

●第4章 押さえておくべきループ形成解除法 §1 RSを右ターンで挿入する

Self-Training

38 RLRとLRの挿入トレーニング（屈曲のイラストを使って）

4-1-07〜10

●用意するもの
- □ イラスト（ヘリコプター） ➡ 付録❷
- □ イラスト（RS挿入用の屈曲・RLR） ➡ 付録⓴
- □ イラスト（RS挿入用の屈曲・LR） ➡ 付録㉑

※セッティングの方法はp.39参照

1 屈曲のイラストを壁に貼り，スコープをセットします

壁にRS挿入用の屈曲イラストを貼ります．最初は矢印ⓐの始点を画面の中央に合わせてください．矢印の順で屈曲に挿入していくと，実際のRSからS-topまでの挿入と同じ動きになります．

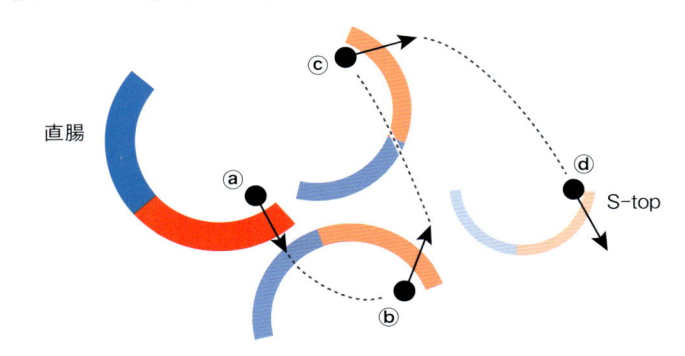

2 RLRでS-topまで挿入します

❶ⓐの矢印をアップアングルで挿入するため，ホバリングを行います

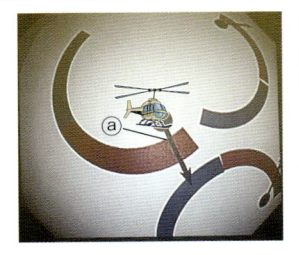

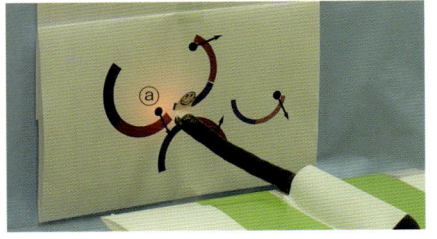

❷ⓐの矢印が上にきたので（屈曲は7時方向から3時方向に），アップアングルで挿入します（最初の右ターン）

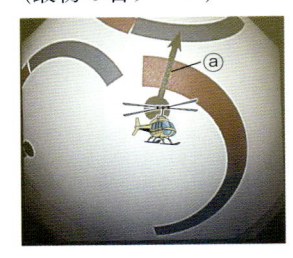

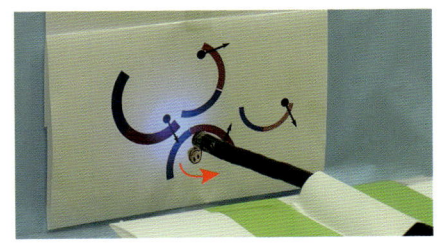

❸次の屈曲の上端（ⓑ）までスコープヘッドを移動させます

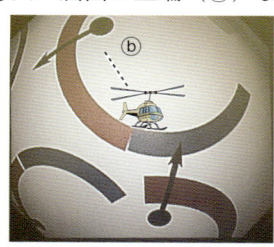

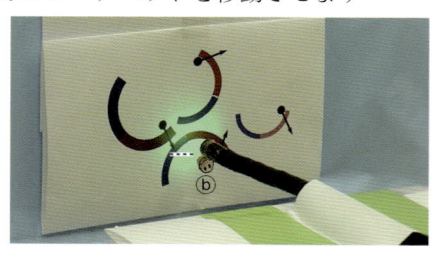

❹屈曲の上端に移動したら，ⓑの矢印の方向に左ターン（左アングル）をかけます

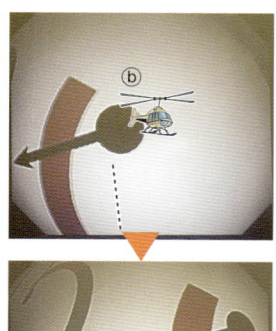

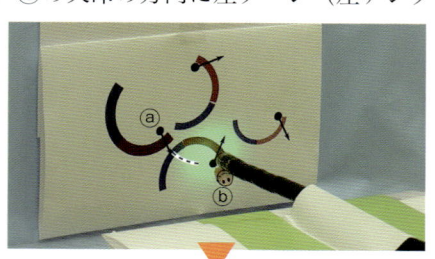

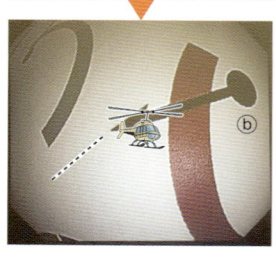

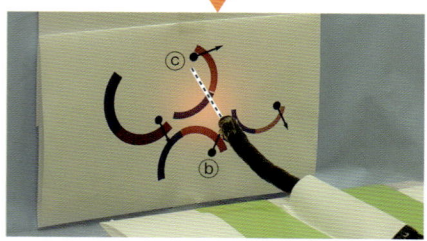

❺3つ目の屈曲が左方向からみえてきます．屈曲の左端（ⓒ）までスコープを進めます．ここからは右ターンして，4つ目の屈曲の左端（ⓓ）に挿入します

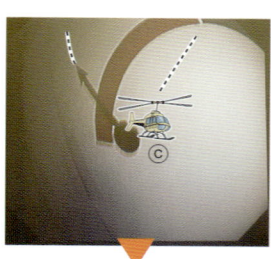

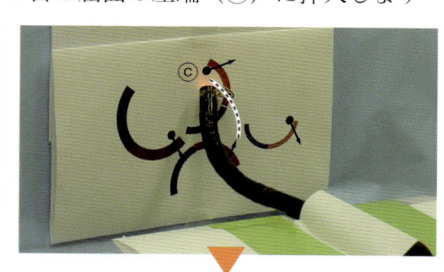

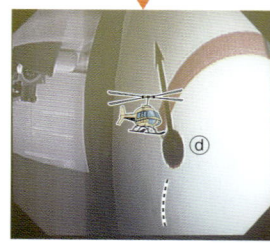

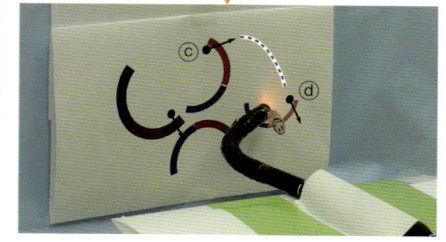

●第4章 押さえておくべきループ形成解除法 §1 RSを右ターンで挿入する

3 LRでS-topまで挿入します

2と同じ屈曲イラストを、今度はLRで挿入していきます.

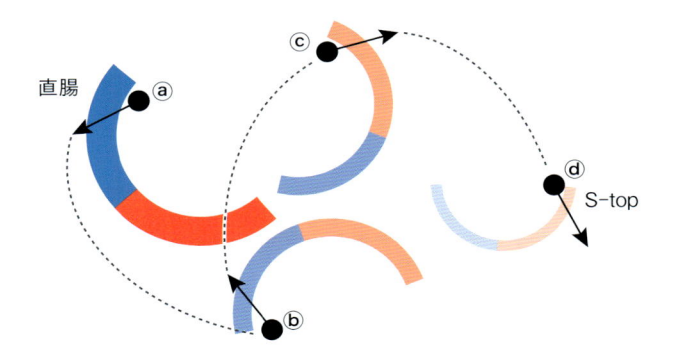

❶スタート地点です

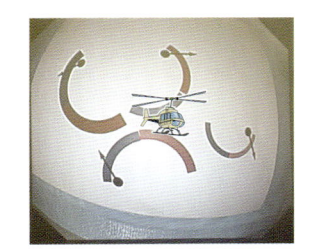

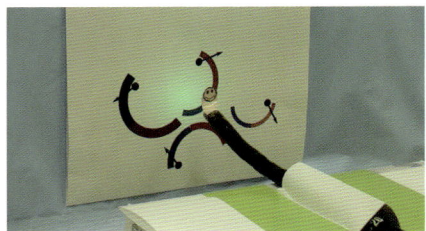

❷左ターンで1つ目の屈曲（ⓐの矢印）に挿入します

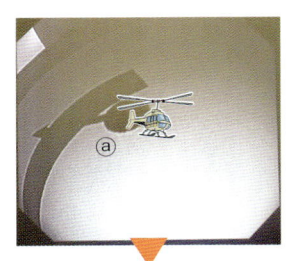

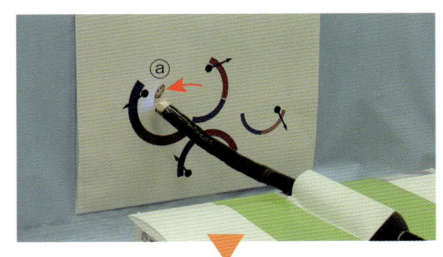

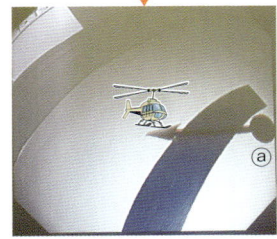

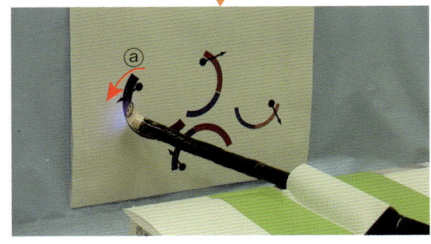

❸2つ目の屈曲が左下にみえてきます．ホバリングで屈曲を2時方向にもってきます

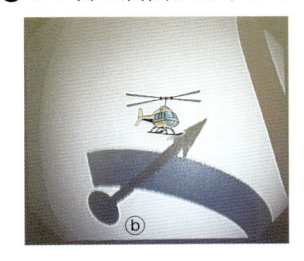

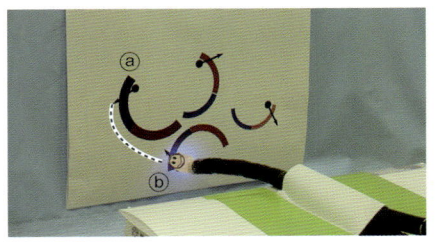

Self-Training 221

❹屈曲が2時方向にきたら，アップアングルの右ターンで挿入します

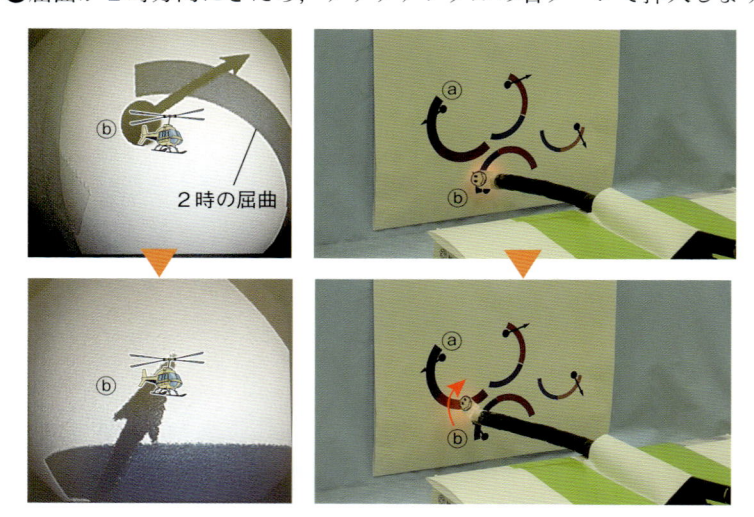

2時の屈曲

❺3つ目の屈曲も2時方向にみえてきます．同様にアップアングルの右ターンで挿入します

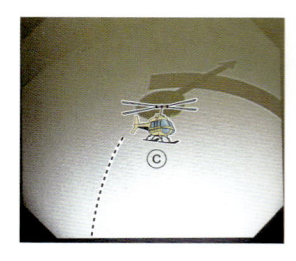

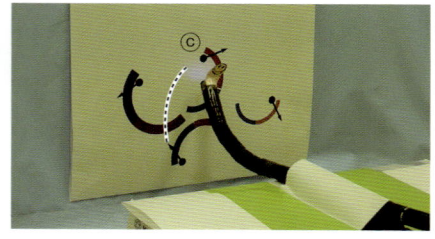

❻4つ目の屈曲も右ターンで挿入できます

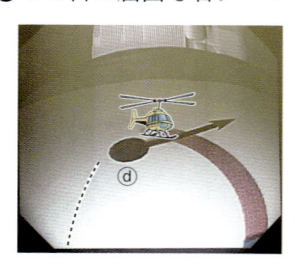

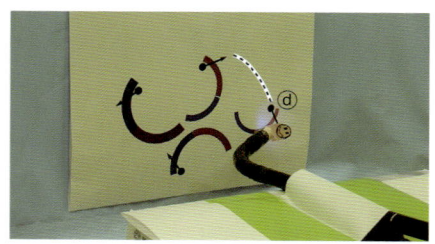

第4章 押さえておくべきループ形成解除法

ここで役立つ！ 直腸からRSの挿入

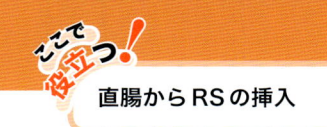

§1 RSを右ターンで挿入する

D．水を利用して屈曲の向きを確認

画面上の屈曲のみえ方はスコープの向きによって変化します．画面上だけでなく，実際の管腔の向きを確認しながら挿入することが大切です．ここでは，左側臥位で水が左側に溜まることを利用して，屈曲の向きを確認しながら挿入してみます．

1 半分浸水法での挿入

4-1-11

水を使って実際の管腔の向きを確認しながら挿入します．管腔の半分程度に水を注入し，屈曲の向きを推測しながら挿入します．これを半分浸水法といいます．

❶ まず直腸にスコープを挿入して，水を約100cc程度注入します．水は最初は画面の9時方向に溜まっています

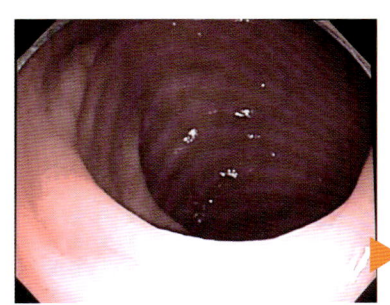

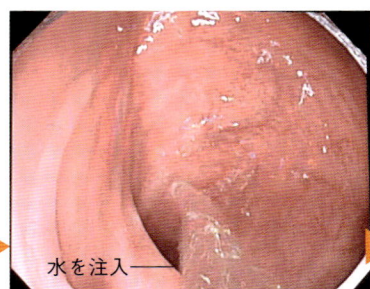

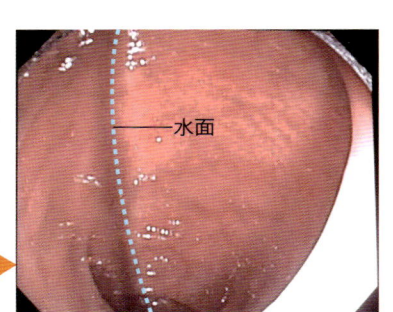

水を注入 ── 水面

❷ ゆっくりとスコープを右ターンして，水面が6時方向にみえるようにします．最初の強い屈曲が3時方向にみえるようになります

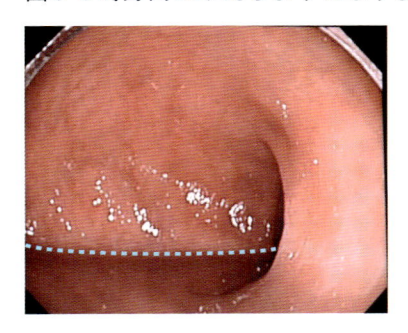

D．水を利用して屈曲の向きを確認　223

❸さらに右ターンして，水面が3時方向にみえるようにします．管腔の奥の方に，水面と反対側の屈曲を探します．9時方向にある屈曲の上端から左アングルで挿入します

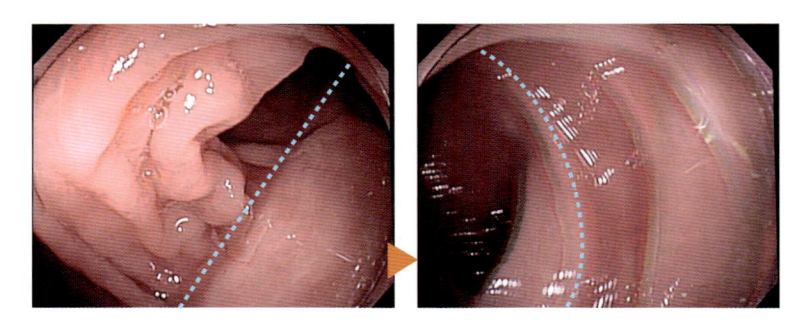

❹次の管腔が右側にみえるまで，左アングルと左ターンの引きで挿入します．右側にみえてくるのがS状結腸の入り口です

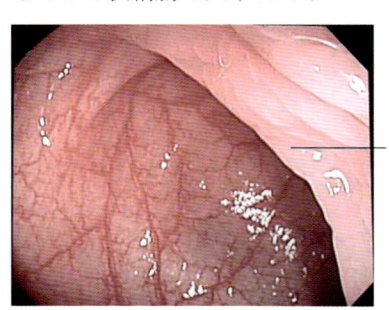

S状結腸入り口

2 水が溜まるイメージ

直腸からS状結腸の屈曲（RS）はイラストのように考えられます．水が溜まっているのが体の左側です．

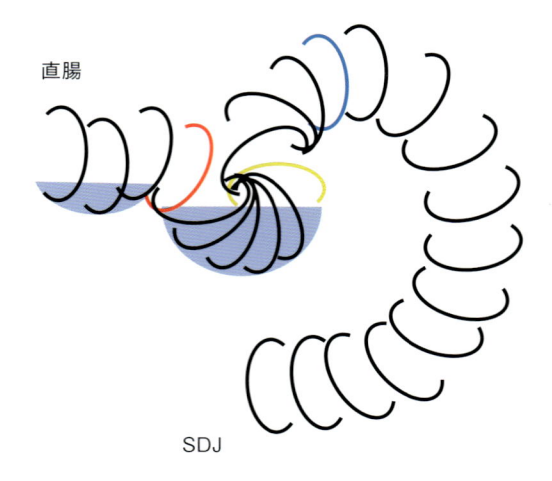

直腸

SDJ

つまり，水面の方にスコープを進めると体では左側に進むことになります．水と反対側にスコープを進めると体では右側に進むことになります．

赤い矢印は体の左方向に進んでいます．黄色の矢印は体の右方向に進んでいます．

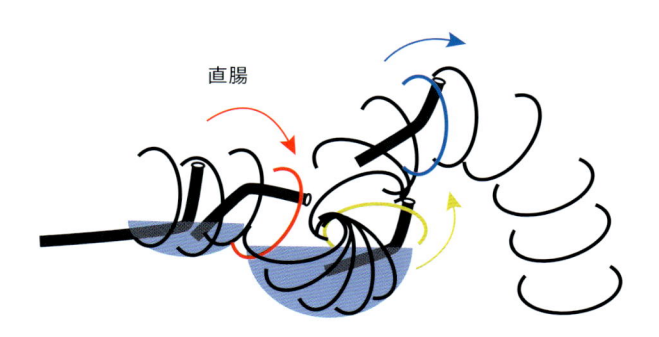

直腸

> ***memo*** **半分浸水法**
> 半分浸水法はRSを右ターンで挿入する際，2つ目の屈曲を効率的に見つけだすときに有効です．「直腸で右ターンをしましょう」と説明しても，ターンの程度はなかなか習得できません．そこで水面を使用する方法を思いつきました．
> 画面の右側にみえても，実際の腹腔内では腹側か背側か，右側か左側か区別がつきません．そこで，管腔の半分だけを占めるように水を注入してみたのです．
> 左側臥位では，水が溜まっているサイドが腹側の左側です．つまりSDJに近づいていく方向になります．その方向には右ターンで挿入するように心がけます．
> また水がたまってないサイドは腹側の右側になりますので，スコープの左アングルで挿入するようにします．すると，RSの屈曲の2つ目が必ず水面から出ていることに気がつきます．
> 画面上で最初は9時方向にある水面を3時方向にもってくるように右ターンするので，約180°右ターンすると素早く，2つ目の屈曲を見つけることができるのです．そして左アングル（もしくは左ターン）で挿入することが可能となります．

第4章 押さえておくべきループ形成解除法

ここで役立つ！ S状結腸から脾彎曲までの挿入

§2 S状結腸から脾彎曲までの挿入

A．軽い右ターンで挿入する

RSを右ターンで挿入した後，S状結腸入り口から脾彎曲までの挿入についてみていきましょう．ここでのポイントはS-topをみつけることです．

1 S状結腸入り口からS-topまで

4-2-01

　ループ形成解除法によるS状結腸から脾彎曲までの挿入で注意することは，S-topを見つけることです．軸保持短縮法では，S-topをつくらないように，つまりS-topを認識しないように挿入します．一方，ループ形成解除法ではS-topを探していくのです．

　S-topを見つける際は，右ターンしにくい屈曲であることがヒントになります．S-topが見つかったら，そこからSDJまでの組み立てを工夫します．

　S-topからSDJまでの挿入法は，軸保持短縮法ができないときのパターンで紹介しました（**第3章§1参照**）．主に次の3つがあります．

　軸保持短縮法ではライトターンショートニングを多用してS状結腸を挿入します．ループ形成解除法では，SDJで屈曲を12時方向にもっていきアップアングルで挿入することが多いです．腸管の長い症例では，4時半方向の屈曲を引きで越すこともあります．

❶S状結腸の入り口からは，軽い右ターンで挿入していきます
❷S-topは12時方向にもってきて，屈曲の左端にアップアングルをかけます
❸スコープヘッドが入りにくいときは，10時半方向に屈曲をもっていって，アップアングルと左アングルで挿入します

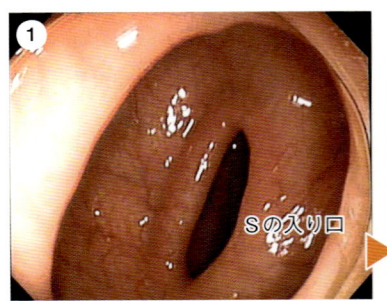

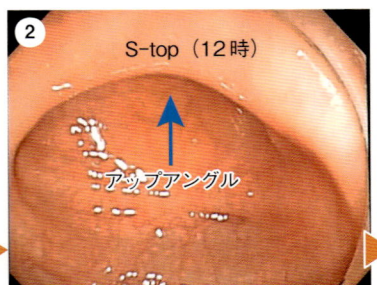

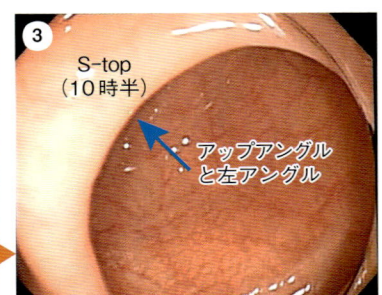

① Sの入り口
② S-top（12時） アップアングル
③ S-top（10時半） アップアングルと左アングル

2 SDJから脾彎曲まで

1) SDJへの挿入

❶ループ形成解除法では，ライトターンショートニング以外の短縮テクニックを使います．SDJを4時半方向にもってきて，屈曲の左端にダウンアングルと右アングルをかけてスコープを引きます
❷屈曲は4時半から3時，2時へと反時計方向に回転します
❸2時方向にきたら，アップアングルの右ターンで挿入します

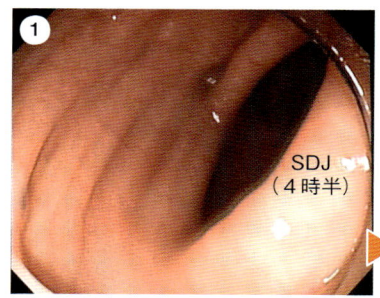

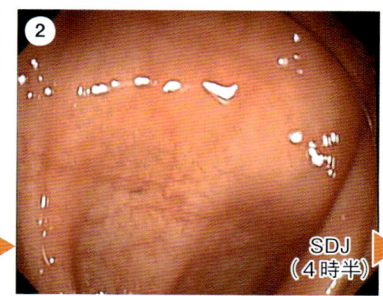

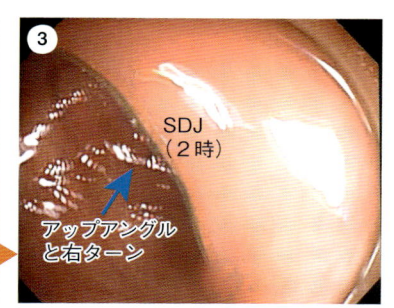

2) 下行結腸～脾彎曲までの挿入

❹SDJをアップアングルで挿入すると，次の管腔が左下にみえてきます
❺スコープヘッドを屈曲の上まで進めます．屈曲の左端にダウンアングルをかけます
❻スコープヘッドが左下方向に動きますので，次の管腔（脾彎曲）は右上方向からみえてきます

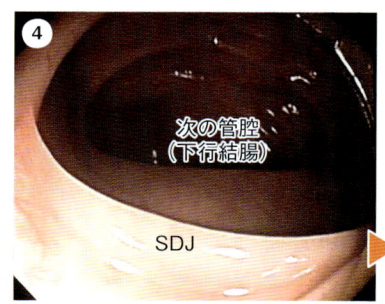

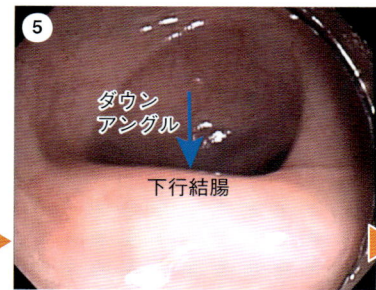

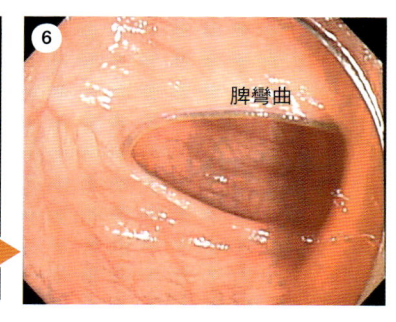

A．軽い右ターンで挿入する

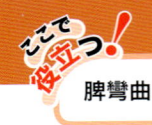

第4章 押さえておくべきループ形成解除法

ここで役立つ！ 脾彎曲

§3 脾彎曲から盲腸までの挿入

A．脾彎曲を12時方向に挿入

ここからは脾彎曲から盲腸までの挿入について部位別にみていきます．まずは脾彎曲の挿入です．ループ形成解除法では脾彎曲を左側臥位で挿入します．

1 脾彎曲から左横行結腸へ

1）脾彎曲

脾彎曲の対側粘膜にスコープヘッドをぶつけるつもりで，深くまっすぐにスコープを挿入します．フルにアップアングルをかけて，約10 cmスコープをまっすぐに押します

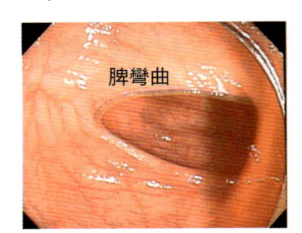

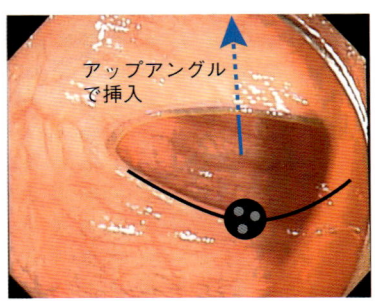

2）左横行結腸

❶スコープをまっすぐに押すと左横行結腸がみえますがそのままの状態でスコープを押してはいけません．S状結腸が再ループを描くのを防ぐために，約30°右ターンをかけます

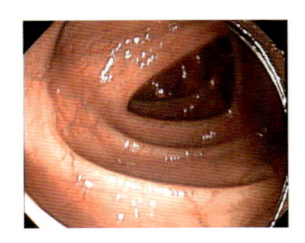

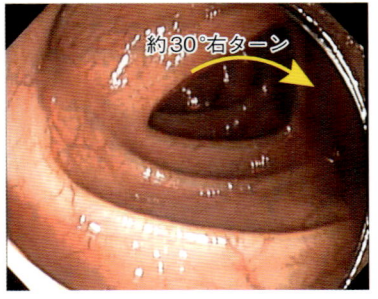

●第4章 押さえておくべきループ形成解除法　§3 脾彎曲から盲腸までの挿入

❷右ターンをかけたら，管腔の2時方向の粘膜に向かってスコープをまっすぐに押します

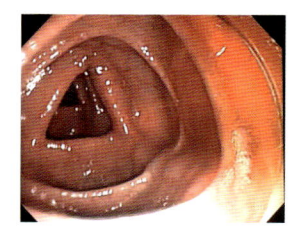

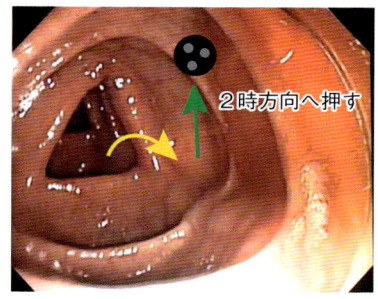

---

memo 脾彎曲のみえ方に注意

左側臥位と仰臥位で，同じようにスコープを構えたときに脾彎曲のみえ方が約90°異なります．左側臥位で12時にみえるように構えた状態で仰臥位に体位変換すると，脾彎曲は9時にみえるようになります．

軸保持短縮法では仰臥位で挿入するので，脾彎曲は9時から10時方向にみえてきます．ループ形成解除法では左側臥位で挿入するので，脾彎曲は12時から2時にみえてきます．

筆者も以前はこのみえ方の違いが不思議でした．スコープ抜去時に，下行結腸に水を溜めて仰臥位と左側臥位を比較すると確認できます．

左側臥位　　　　　　　　　仰臥位

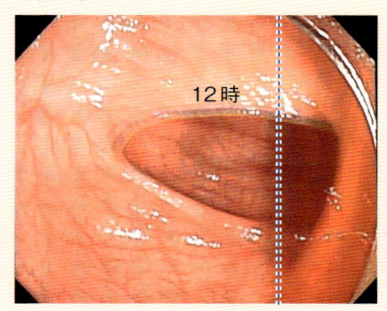

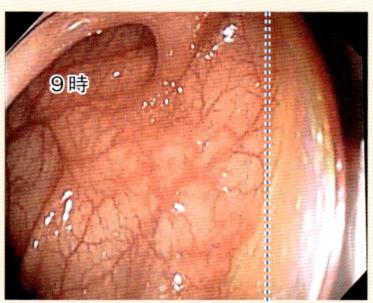

A．脾彎曲を12時方向に挿入　　229

第4章 押さえておくべきループ形成解除法

ここで役立つ！ 左横行結腸

§3 脾彎曲から盲腸までの挿入

B．左横行結腸を2時方向へ挿入

次に左横行結腸から横行結腸中部（MT）までの挿入をみていきます．左横行結腸では管腔の2時方向へ向かって右トルクで挿入していきますが，その際，アングルを操作してスコープヘッドを管腔の中央に維持します．またMTでは，左下にみえる屈曲を12時方向にもってくるテクニックが必要となります．

1 MTまでの挿入

❶ 左横行結腸では右トルクで管腔の2時方向の粘膜の直前まで挿入します

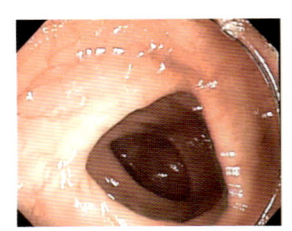

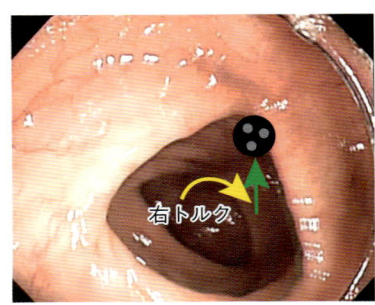

❷ 粘膜に近づくと管腔の中央が画面左下方向にみえなくなるため，ダウンアングルと左アングルで管腔の中央にスコープヘッドを戻します

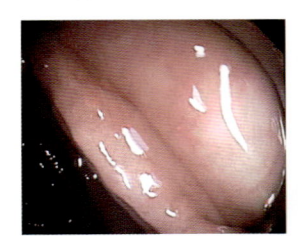

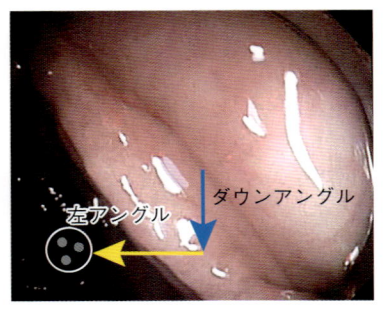

❸ 同様の操作を2～3回行うと，左下方向にMTがみえてきます

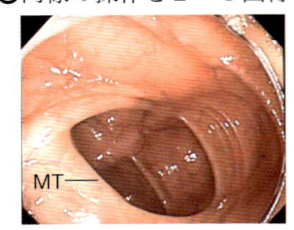

2 MTを12時方向にもってくるテクニック

1）左方向へのホバリング

ホバリングで画面上の屈曲の向きを変えます．スコープヘッドは屈曲よりも手前の位置で操作します．約120°左ターンしながらホバリングをします．矢印④が12時方向にきたら，スコープを屈曲の奥まで挿入してアップアングルをかけます．

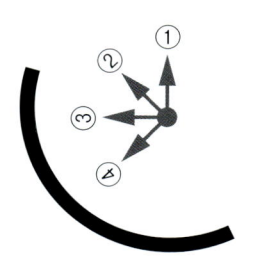

2）屈曲を時計方向に回転させる

もう1つのテクニックは，スコープを回転させずに屈曲そのものを時計方向に回転させます．スコープヘッドは屈曲よりも奥の位置で操作します．

❶ 7時方向の屈曲の右端にダウンアングルをかけます

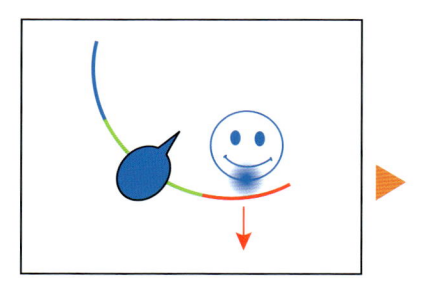

❷ 次に左アングルをかけます

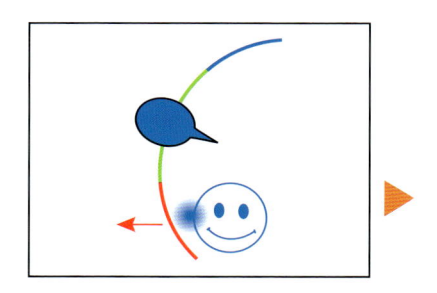

❸ 左上方向にきたら，左アングルとアップアングルをかけます

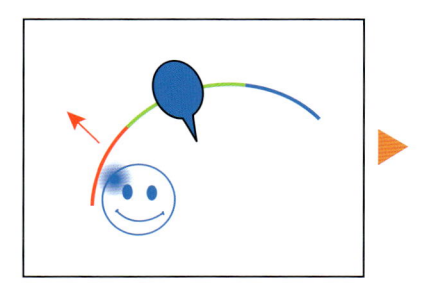

❹ 12時方向にきたら，アップアングルで挿入可能です

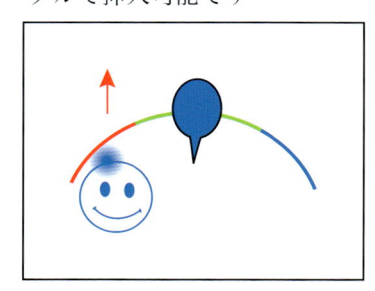

第4章 押さえておくべきループ形成解除法

ここで役立つ！ MTから肝彎曲まで

§3 脾彎曲から盲腸までの挿入

C．横行結腸中部から肝彎曲への挿入

横行結腸中部（MT）から肝彎曲への挿入をみていきます．MTの屈曲が弱ければ2時方向のままで肝彎曲まで挿入できます．屈曲が強い場合は左ターンしながらスコープを引く操作が必要となります．

1 MTから右横行結腸への挿入

❶MTの屈曲が鈍角のときは，左横行結腸と同様の操作で肝彎曲まで挿入可能です．MTの屈曲がきついときは，屈曲を越してから左ターンでスコープを引きます（短縮操作）．スコープヘッドが肝彎曲の対側に近づいたら，押さずに肝彎曲を挿入可能です

❷引きの途中でスコープヘッドが抜けてきたら，軽い右トルクでスコープを進めます．左アングルを適時使用して，管腔の左上にスコープヘッドを維持します

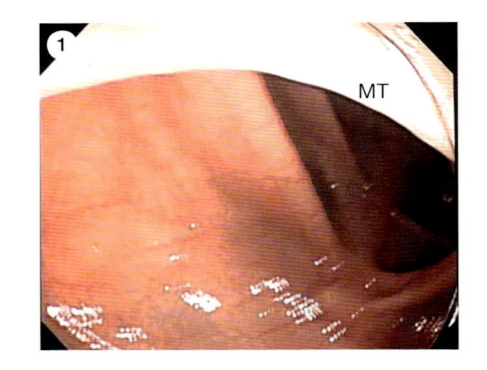

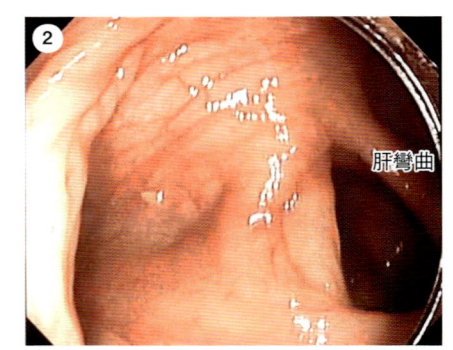

2 肝彎曲の挿入

屈曲の右上方向から挿入します．ライトターンショートニングと同様の操作で挿入します（**第3章§3参照**）．

　一般的には，スコープに軽い右トルクをかけて，ダウンアングルと右アングルをかけてスコープを引きます．正面の粘膜との距離を一定に保つことがポイントです．粘膜が近づくときはスコープを引きます．粘膜が遠ざかるときはスコープをまっすぐに進めます．

❶肝彎曲では屈曲を4時半方向にとっていきます
❷スコープヘッドを肝彎曲の屈曲の対側の最も深いところまで進めます
❸管腔の左上をスコープヘッドが通過するように操作します

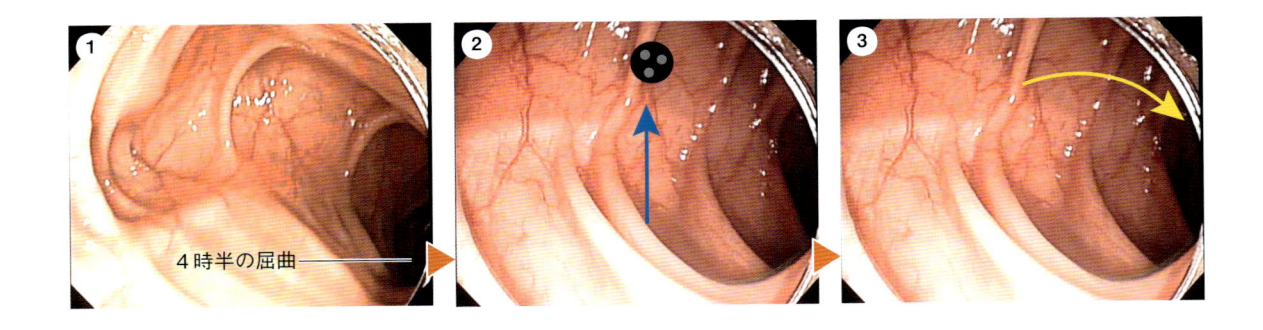

4時半の屈曲

C．横行結腸中部から肝彎曲への挿入

第4章 押さえておくべきループ形成解除法

ここで役立つ！ 上行結腸から盲腸までの挿入

§3 脾彎曲から盲腸までの挿入

D．上行結腸から盲腸へ

肝彎曲まで挿入したら，後は軸保持短縮法と同様です．スコープの進みが悪いときは，仰臥位にすると腸管のたるみがとれて容易に挿入可能となります．

1 上行結腸挿入の手順

❶ 上行結腸に挿入できたら，直ちに盲腸まで挿入できることが多いです．盲腸に挿入する前に上行結腸の肛門側で十分に空気を抜くことが大切です

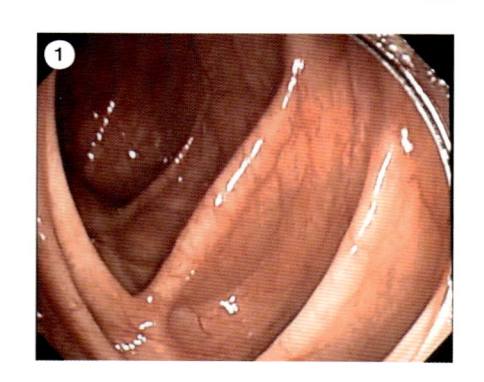

❷ スコープがなかなか進まなくなったら，スコープを肝彎曲近くまで引いてスコープのたわみをとることが大切です．右にターンしすぎていることが多いので，左ターンの引きでたわみを解除します．この操作によりMTが頭側にもち上がり，上行結腸へのスコープヘッドの挿入角度が緩やかになるので，スコープヘッドへの力の伝わり方がよくなります．画面の中央の粘膜に向かってまっすぐにスコープを進めて，粘膜にぶつかる寸前でダウンアングルをかけると深部挿入が可能となります

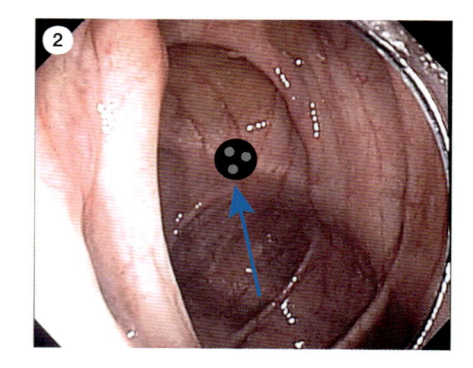

あとがき

　思えばTCSを始めたのは，約20年前になります．この間大きな流れがありました．
私が受けた大腸内視鏡挿入法の研修の順番としては，次のようなものでした．

① 従来のループ形成解除法
② 軸保持短縮法
③ 二木会流ループ形成解除法（二木会とは，松島クリニックの鈴木康元先生が始められた大腸内視鏡挿入法の勉強会の名称です）

　一方，研修医や他の先生方への指導法は，次のように変化してきました．

A．挿入困難になったところで介助する研修法
B．マンツーマン法で，直腸に挿入した直後から決まったパターンで挿入し，パターンから外れたら交代する研修法
C．ビデオカンファレンス法（二木会での勉強スタイルです．挿入ビデオを元に指導する方法）
D．ブログで動画を使い不特定多数の方へのトレーニング
E．本による写真と活字でのトレーニング（説明不足の分はDVDで補う）

　3つの挿入法を習得した過程について少し記します．まず，従来のループ形成解除法の研修は，大阪の岸和田徳洲会病院で廣岡大司先生にお教えいただきました．
　当時の私のテクニックといえば，道なりに行けるところまで挿入して進まなくなったらアップアングルで引っかけて引いてくるという簡単なものでした．決して器用な方でない私は1例目を成功するまでに約8カ月を要しました．
　研修の過程で精神的に追い込まれたこともあります．仕事から帰宅して，風呂の天井のしずくをみながら独り言をいっている私を，妻がみて心配していました．「腸はあんなに曲がりくねっているのだ．私が入らないのは不思議でも何でもない．あんなに曲がっているなかを，まっすぐに挿入できる周りの先生の方がおかしいのだ」と，今思えば半ばうつ病にかかる寸前でした．今では入らない方が不思議なくらいになっています．あのとき苦しんだ思い出が，より効率的な研修法を開発するきっかけになっていると思います．
　そんな私でしたが，兄弟子たちにも恵まれてESDで高名な豊永高史先生（現神戸大学准教授）の御指導のもと，約2年間で何とか10分程度で挿入できるまで上達できました．
　その後，福岡徳洲会病院に帰ったのですが，今思えば自分1人の検査を通しては2年間でほとんど成長できませんでした．
　そんななか，熊本県の服部胃腸科で勤務する機会を得ました．そこで初めて軸保持短縮法の研修を受けたのです．当初はERCPの研修が目的だったのですが，次第にTCSの魅力に引かれていきました．周りの先生からの評価は，「まだ幼稚園児みたいなものだな」というものでした．「そのようにいわれるのはもっと成長できる余地があるということかな」と，酷評されながらも何だか嬉しく思う自分がいました．

服部胃腸科の服部正裕院長や熊本地域医療センターの明石隆吉先生の厳しくも暖かい御指導のもと，その前の2年間とは全く違い，毎日の検査が発見の連続でした．

　服部先生は「私たちが10年かけてつくったものを若い先生たちは2〜3年で習得していく」と，研修に来ては成長して巣立っていく医師をみて半分嫉妬しながらも，惜しみなくお教えいただきました．4年もすると，ほとんど何も考えなくても3分前後で挿入可能な技術を身につけることができるようになりました．

　自分ができるようになったら次は指導です．しかし，軸保持短縮法は身につけるのも大変なのですが，教えるのはさらに難しいものでした．

　そんななか，ループ形成解除法の達人である鈴木康元先生に出会うことができ，新たな挿入法および効率的な研修法をお教えいただきました．軸保持短縮法では画面はよくみえないので，右手の感覚的な要素が多くなります．一方，ループ形成解除法ではスコープ画面を大切にします．上級者と同じような画面をつくろうとするのです．

　スコープ画面を大切にした指導法を採用して，研修に要する期間が飛躍的に短縮できました．はじめは5分前後で挿入する実力をつけるのに約6カ月かかっていましたが，3カ月，2カ月，1カ月間と徐々に短縮していったのです．まさに，私の研修速度の10倍以上の速さです．

　こうして，手とり足とり教えるマンツーマン法で教える自信はつきました．そんなとき，「ブログを始めて好評なら，ブログ本を出版したらどうだ」と松島クリニックの鈴木康元先生にアドバイスをいただいたのです．そこで早速ブログを開始することになりました．活字だけではとても表現しきれないと思い，毎日自作の動画を駆使した解説を掲載しました．こうして，直接教えることのできない不特定多数の方への研修が開始されました．これがうまくいったら沖縄から北海道の端の先生まで教えることができる．私にとっては夢のような挑戦でした．

　希望に満ちながらも不安いっぱいで始めたのですが，何とブログをみているだけでTCSができるようになったという信じられないようなコメントを多数いただくことができたのです．

　1年後，毎日の連載は終了して整理の段階に入りました．読者の方々から「ぜひ本にして下さい」というコメントが寄せられました．そこで研修医向けの書籍発行に熱心に取り組まれている羊土社さんに飛び込みで出版をお願いしたところ，快諾していただいたのです．

　いよいよ動画から活字によるレッスンへの挑戦です．しかし，言葉で表しにくい部分もあるのでDVDをつけて下さいとお願いしました．400日以上あるブログの記事と550本のビデオのなかから，内容を厳選して本書が完成したのです．

　これまで指導してくださった先生方に感謝するとともに，1年間ブログを愛好していただき暖かく見守ってくれて，成長してくださった読者の方々に感謝いたします．そして最後に，この企画を採用していただき，制作に至るまで快く対応してくださった羊土社企画担当の鈴木美奈子様，制作担当の中林雄高様，小野寺真紀様，DVD制作担当の熊谷諭様に心から感謝いたします．

　2011年7月吉日

仲道孝次

索引 INDEX

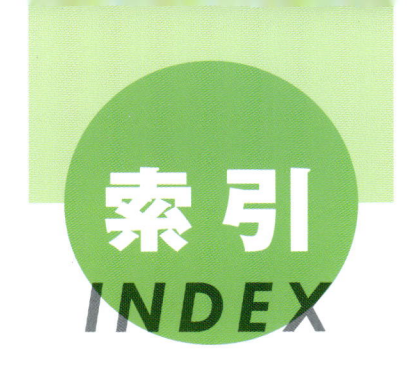

数字

3つの粘膜との間合い ———— 109

欧文

EGD ———— 115, 145
LR ———— 208, 221
MT ———— 142, 230
Nループ ———— 157, 164
RLR ———— 208, 215, 219
RS ———— 138, 206, 223
RSの走行 ———— 206
S-top ———— 28
SDA ———— 115
S状結腸 ———— 160, 199, 226
S状結腸後半 ———— 151, 180, 195
TCS ———— 20, 137
TCSの後半 ———— 25
TCSの前半 ———— 25

和文

あ行

アップアングル ———— 49
αループ ———— 157, 166
アングル操作 ———— 49
ウエスタングリップ ———— 163, 164
横行結腸中部 ———— 142, 230, 232
オーバーライトターン ———— 204

か行

下行結腸 ———— 28, 139, 227
構え ———— 41
画面のみえ方 ———— 131
γループ ———— 168
肝彎曲 ———— 140, 143, 232
吸引 ———— 117, 121
仰臥位 ———— 25, 158, 229
空気量 ———— 145
屈曲の上端 ———— 109
困難例 ———— 154

さ行

最小のライトターンショートニング ———— 132, 138
座標平面 ———— 122
左右アングル ———— 49
軸 ———— 20, 148
軸保持短縮法 ———— 20, 24, 137, 148
視点 ———— 131
自由腸管 ———— 199
上下アングル ———— 49
上行結腸 ———— 144, 234
上十二指腸角 ———— 115
上部消化管内視鏡 ———— 115
上部消化管内視鏡検査 ———— 145
スコープ画面 ———— 26, 27
スコープコントロール ———— 47
スコープの構え方 ———— 41

スコープの持ち替え方	43	排便コントロール	207, 213
スライド	149	半分浸水法	223, 225
スライドバイザムコーザテクニック	191, 193	左アングル	50
スラロームテクニック	117	左横行結腸	228, 230
接線方向	109	左側臥位	41, 156, 158, 229
全大腸内視鏡検査	20, 137	左ターン	97, 138, 206
送気	27	左ターンで挿入	178
操作部の握り方	47	脾彎曲	28, 137, 139, 140, 226, 228
		腹部圧迫	154

た 行

ターン操作	57	フッキングザフォールド	89, 160, 218
体位変換	155, 156	フッキングザフォールドの基本動作	95
体外ループ	41, 137	フッキングザフォールドの間合い	92
対側粘膜	85	ホバリング	30, 127
ダウンアングル	49	ホバリング操作	33
短縮	160	ホバリング用の座標	32

ま 行

短縮操作	171	間合い	64, 77, 85, 159
力加減	77	右アングル	50
直線化	141	右横行結腸	232
直線化確認操作	140	右側臥位	142, 154, 156, 158
直腸	137	右ターン	45, 206
透明フード	27, 65, 91	右トルク	140
土管	151, 195	盲腸	28, 234
土管短縮後	195		

や, ら 行

閉じた屈曲	174, 176	やじろべい	199
トライアングル	112, 137, 143	ライトターンショートニング	132, 160
トルク	121	ループ	20, 160
トルク操作	117	ループ解除	160

な, は 行

膿盆	186
ループ形成解除法	20, 206, 226

著者プロフィール

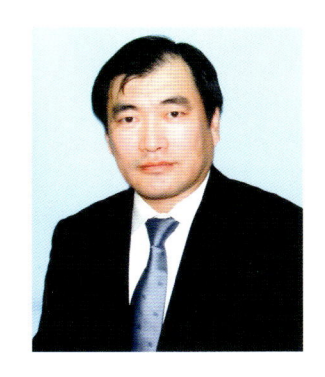

仲道孝次（なかみち こうじ）
福岡徳洲会病院消化器内科　部長

日本内科学会指導医
日本内科学会認定内科医
日本消化器内視鏡学会専門医

1990年　高知医科大学卒業
1990年　福岡徳洲会病院
1992年　岸和田徳洲会病院消化器内科
1994年　福岡徳洲会病院内科
1996年　熊本県服部胃腸科
2000年　福岡徳洲会病院消化器内科
2001年～松島クリニック（神奈川県）の鈴木康元先生の
　　　　指導を受ける
2009年7月　下記のブログを開設

TCSは2万件の経験．約100人の研修医の指導を経験する

■著者のブログ
「NACKの大腸内視鏡講座」http://ameblo.jp/nack6155/

1カ月で身につく！
ひとりで学ぶ 大腸内視鏡挿入法
身近な素材で練習できる、スコープ挿入上達のポイント

2011年8月20日　第1刷発行	著　者　仲道孝次
2020年3月25日　第4刷発行	発行人　一戸裕子
	発行所　株式会社 羊 土 社
	〒101-0052
	東京都千代田区神田小川町2-5-1
	TEL　　03（5282）1211
	FAX　　03（5282）1212
	E-mail　eigyo@yodosha.co.jp
© YODOSHA Co., LTD. 2011	URL　　www.yodosha.co.jp/
Printed in Japan	装飾　　堀 直子（ホリディ デザイン事務所）
ISBN978-4-7581-1044-0	印刷所　株式会社 平河工業社

本書の複写にかかる複製，上映，譲渡，公衆送信（送信可能化を含む）の各権利は（株）羊土社が保有します．
本書を無断で複製する行為（コピー，スキャン，デジタルデータ化など）は，著作権法上での限られた例外（「私的使用のための複製」など）を除き禁じられています．研究活動，診療を含み業務上使用する目的で上記の行為を行うことは大学，病院，企業などにおける内部的な利用であっても，私的使用には該当せず，違法です．また私的使用のためであっても，代行業者等の第三者に依頼して上記の行為を行うことは違法となります．

JCOPY ＜（社）出版者著作権管理機構　委託出版物＞
本書の無断複写は著作権法上での例外を除き禁じられています．複写される場合は，そのつど事前に，（社）出版者著作権管理機構（TEL 03-5244-5088，FAX 03-5244-5089，e-mail：info@jcopy.or.jp）の許諾を得てください．

羊土社のオススメ書籍

こうすればうまくいく！
大腸内視鏡挿入の基本とトラブルシューティング

樫田博史, 鶴田 修／編

基本の手技から部位別・被検者別の挿入のコツまで, 大腸内視鏡挿入のあらゆる困難を乗り越えるための秘訣が満載！ よく出合うトラブルへの対策を複数のエキスパートの視点から解説. 内視鏡医の悩みを解消する一冊！

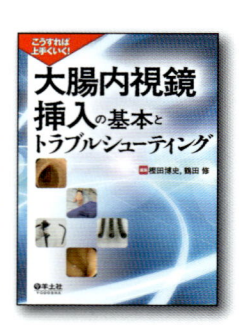

- 定価（本体8,000円＋税） B5判
- 228頁 ISBN 978-4-7581-1047-1

大腸内視鏡診断の基本とコツ
エキスパートならではの見かた・着眼点で現場の疑問をすべて解決

田中信治／監,
永田信二, 岡 志郎／編

大腸内視鏡診断の「そこが知りたかった！」を達人たちが解決！ 解剖から通常観察, IEEや病理も網羅. 若手内視鏡医から集めた「現場での疑問」に対しQ＆A形式で解説し, 確かな「診断力」が身につく！

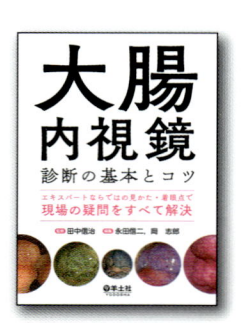

- 定価（本体8,000円＋税） B5判
- 231頁 ISBN 978-4-7581-1067-9

症例で身につける消化器内視鏡シリーズ
大腸EMR・ESD 改訂版
Case Studyで病変に最適な治療戦略を学ぶ

田中信治／編

大腸内視鏡治療を始める・実践力を磨きたい方に最適！ 手技の基本や, Case Studyから病変に応じた手技の選択, 偶発症対策なども学べます. 安全・確実な手技だけでなく, 判断力も身につく. Web動画付き！

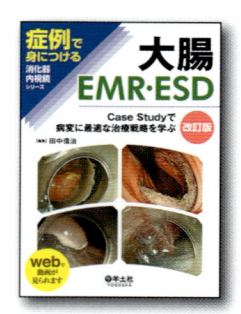

- 定価（本体11,000円＋税） B5判
- 382頁 ISBN 978-4-7581-1052-5

症例で身につける消化器内視鏡シリーズ
大腸腫瘍診断 改訂版
豊富な写真で上がる診断力、Case Studyで磨く実践力

田中信治／編

内視鏡挿入から染色・撮影, ガイドラインに則した診断まで, 基本を丁寧に解説. 様々な病変画像を掲載したQ＆A形式のCase Studyで, 実践力が身につく！ これから内視鏡診断を学びたい方におすすめ！

- 定価（本体8,000円＋税） B5判
- 303頁 ISBN 978-4-7581-1053-2

発行　羊土社 YODOSHA
〒101-0052　東京都千代田区神田小川町2-5-1　TEL 03(5282)1211　FAX 03(5282)1212
E-mail：eigyo@yodosha.co.jp
URL：www.yodosha.co.jp/

ご注文は最寄りの書店, または小社営業部まで